"十一五"国家重点图书

中国现代百名中医临床家丛书

李兴培

主编 宁建武 李永强 秦 毅

主审 李兴培

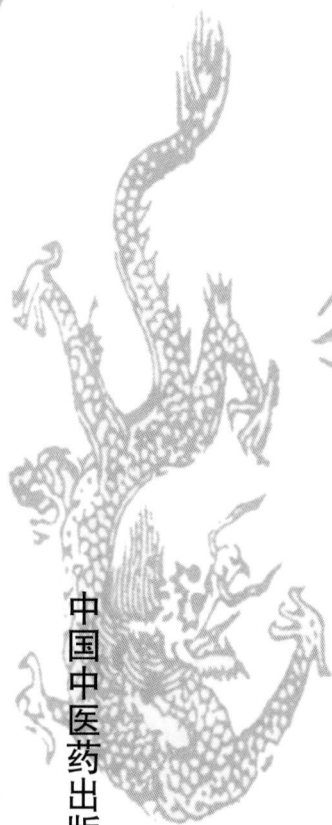

中国中医药出版社·北京

图书在版编目（CIP）数据

李兴培/宁建武，李永强，秦毅主编.—北京：中国中医
药出版社，2016.8
（中国现代百名中医临床家丛书）
ISBN 978 - 7 - 5132 - 3552 - 5

Ⅰ.①李…　Ⅱ.①宁…　②李…　③秦…　Ⅲ.①中医学-
临床医学-经验-中国-现代　Ⅳ.①R249.7

中国版本图书馆 CIP 数据核字（2016）第 177095 号

中 国 中 医 药 出 版 社 出 版
北京市朝阳区北三环东路 28 号易亨大厦 16 层
邮政编码　100013
传真　010 64405750
河北省欣航测绘院印刷厂印刷
各地新华书店经销
＊
开本 850×1168　1/32　印张 9.5　彩插 0.5　字数 221 千字
2016 年 8 月第 1 版　2016 年 8 月第 1 次印刷
书　号　ISBN 978 - 7 - 5132 - 3552 - 5
＊
定价　35.00 元
网址　www.cptcm.com

"十一五"国家重点图书

中国现代百名中医临床家丛书

主编　佘　靖

专家审定委员会(以姓氏笔画为序)

王永炎　石学敏　史常永

朱良春　任继学　李今庸

陈可冀　周仲瑛　路志正

颜德馨

《李兴培》编委会

前 言

　　中医药学博大精深，是中华民族智慧的结晶，是世界传统医学的重要组成部分。中医药学有着系统整体的哲学思想，内涵深厚的理论基础，行之有效的辨证论治方法，丰富多样的干预手段，以及注重临床实践的务实风格，既是中医药长期发展的宝贵历史积累，也是未来系统医学的重要发展方向，受到了海内外各界的广泛关注。中华民族五千年的繁衍生息，中医药的作用功不可没。当前，中国政府从构建和谐社会、推动经济社会协调发展、加快自主创新的战略高度，确定了进一步加强科技创新、全面推进中医药现代化发展的战略方针，已将中医药现代化作为科技发展的优先领域列入国家中长期科技发展规划。但是，要发展中医首先是继承，继承是发展的前提和基础。准确把握中医药的发展精髓和深刻内涵，继承其宝贵知识和经验，并使其不断发扬光大是我们的重要使命和共同责任。

　　继承包括书本经验的继承（前人经验）与临床经验的继承（现代人经验）两部分。中国中医药出版社是国家中医药管理局直属单位，是唯一的国家级中医药专业出版社，中医药出版社始终按照国家中医药管理局领导所要求的，要把中医药出版社办成"弘扬中医药文化的窗口，交流中医药学术的阵地，传播中医药文化的载体，培养中医药人才的摇篮"而不懈努力着。中国中医药出版社在《明清名医全书大成》《明清中医临证小丛书》《唐宋金元名医全书大成》《中国百年百名中医临床家丛书》编辑出版后，又策划了《中国现代百名中医临床家丛书》。

《中国现代百名中医临床家丛书》医家的遴选本着"著名""临床家"的两大原则。"著名"以国家中医药管理局公布的5批全国老中医药专家为标准。"临床家"是指长期从事中医临床工作，具有丰富临床经验、有医疗特色与专长者。

本丛书正文主要分4部分，即医家小传、专病论治、诊余漫话及年谱。

医家小传主要介绍医家经历，着重介绍从医的经历及学术思想的形成过程。

专病论治以中医的病证或西医的病名统医论、医话、医案几部分内容，以病统论，以论统案，以案统话，即把与某一病证相关的医论、医话、医案放在一起，使读者对这一病证的经验有清晰全面的了解，从不同侧面、不同角度了解这一病证辨证、治疗的独特经验。

本丛书的最大特点是把笔墨重点放在医家最擅长治疗的病种上面，而且独特经验不厌其详、大篇幅地介绍，医家的用药、用方特点重点介绍，写出了真正临床有效的东西，写出了"干货"。

诊余漫话则主要是医家们的读书体会、用药心得等。

年谱则按照时间顺序，将医家经历中具有重要意义的事件逐年逐月列出。

　　本丛书较为系统地总结了现代著名临床家的临床经验，并介绍了其从医过程，是现代中医学术发展概况的反映，它带有浓浓的时代色彩。本丛书的编辑出版是对现代著名临床家经验的梳理，也为人们学习、继承乃至发展中医学术奠定了基础。

中国中医药出版社

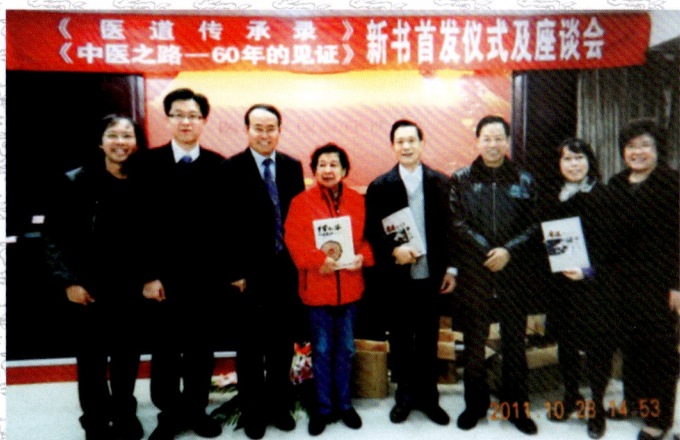

《医道传承录》《中医之路——60 年的见证》首发式:李兴培教授(右四)、
国医大师刘敏如教授（左四）、四川省中医药管理局局长杨殿兴
教授（左三）、成都中医药大学原校长李明富教授（右三）、
灵兰阁图书国际公司张丰总编辑（右二）

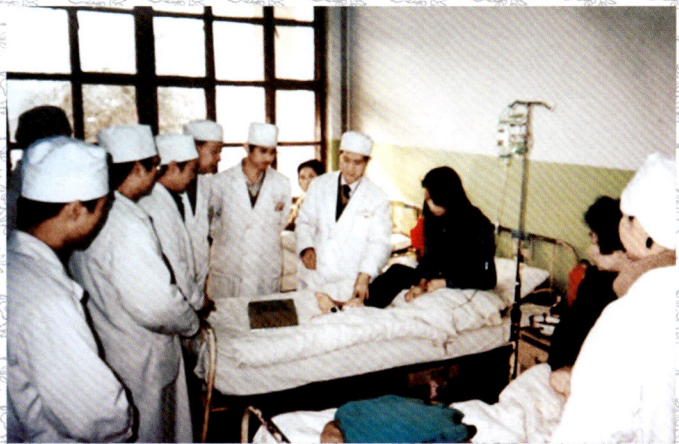

李兴培教授（右四）病区大查房

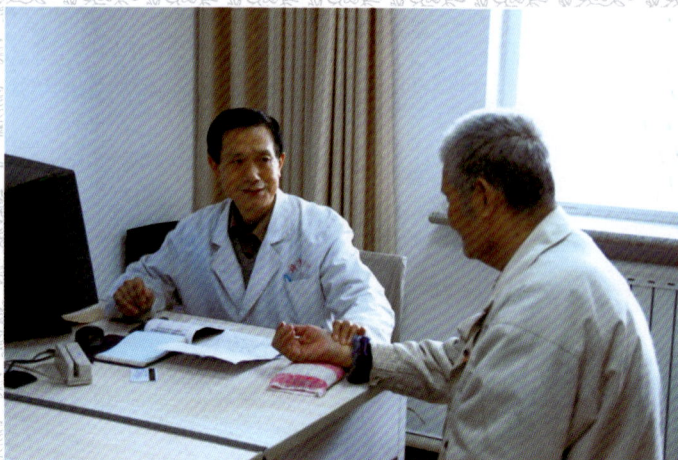
李兴培教授门诊接治患者

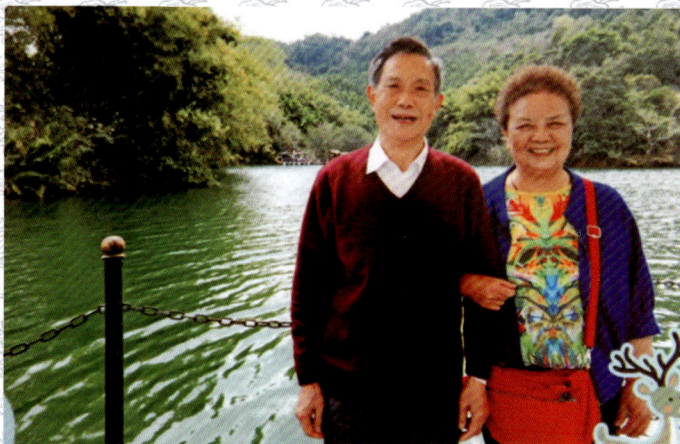
李兴培教授偕夫人游海南五指山市神玉湖

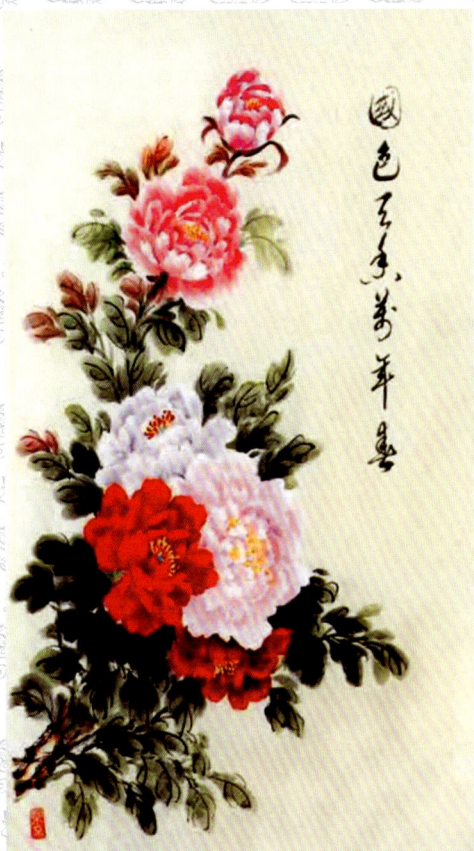

李兴培教授歧黄生涯六十载　王玖　贺　丙申年仲夏

休戚与共中医路，为国为民历沧桑；
杏坛甲子春秋月，桃李满园硕果丰。
尽仁心惠泽百姓，施妙术于民健康；
六十年济世活人，倾毕生德医并彰。

八旬画家王玖女士为李兴培教授作画赋诗：国色天香万年春

内容提要

　　本书系"中国现代百名中医临床家"丛书之一。李兴培，为全国首批老中医药专家学术经验继承工作指导老师，被国务院批准为"对我国医疗卫生事业有突出贡献"专家，享受国务院政府特殊津贴。他是我国中医院校首届毕业生，学成毕业后投身新疆医疗事业，矢志不渝，行医至今五十余载，潜心临床科研，屡有创获，擅长内、外、妇、儿、五官等多科疾病，对多种常见疾病见解独到。本书包括医家小传、专病论治、诊余漫话及年谱四部分，详细介绍了李兴培的临证经验及其验案分析。本书理论与实践相结合，可读性强，可供广大中医从业者及爱好者阅读参考。

目 录

医家小传

专病论治

李兴培

李兴培

诊余漫话

年　谱

李兴培

医家小传

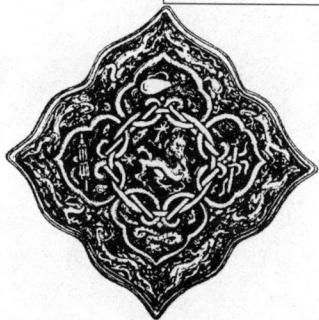

果断抉择，"情定"中医

1939 年 8 月 11 日，李兴培出生在四川彭县（现彭州）堋口乡关口（现丹景山）镇一个小商之家。关口坐落在川西平原西北素有"史前活化石"之名的龙门山系脚下，雪水自山中倾泻而出注入湔江，古有与李冰齐名之文翁在此筑堰分流，灌溉下游数百里沃野。李兴培在上学后见同学都会游泳，自感羞愧便偷学起来。虽然母亲反对，还有一次差点淹死，但依然学泳不辍，未几终于学会。尝从湔江激流险滩头与同伴踩着奔腾浪花直下畅游之乐，领略到从未有过的快慰。从此他学会乐观，吃苦，坚韧，认准的事"不干则已，干则必好"，直至晚年。

李兴培从小学四年级开始看小说和报纸，曾把镇上"书香门弟"家藏的小说都借来看，他明白了外面世界原来那样色彩缤纷，人世间充满着喜怒哀乐与忠奸善恶。

1950 年，考取并就读于四川省彭县中学（现彭州中学）。1956 年考入成都中医学院（现成都中医药大学）。

1958 年底～1959 年初，参加成都中医学院医疗队，赴青川县治疗梅毒和麻风。李兴培在队部参加板桥乡灭梅试点，兼管全队文书，主编和刻印《灭梅战报》，亲睹用秘方"三仙丹"治疗梅毒，疗程短、疗效好，并发口疮及呕恶者以中药与针刺处理奏效快捷，他将这些经验总结寄往北京，很快被卫生部《卫生工作通讯》全文刊登。他还初试"锋芒"，用针灸治愈一些风寒湿痹和脾胃病患者。

1959 年暑期返家，不断有患者来诊。如林场工人胡某患强直性脊柱炎，针大椎、至阳、肾俞、委中加艾灸，仅六诊剧痛消失，活动自如。王姓农妇左腋下窦道流清稀分泌物年余，以大蜈蚣一条焙干研末，洁净桑皮纸卷药捻，局部消毒后插入患处，一日一换，3天愈合。周姓3岁男孩患小儿麻痹后遗症，双下肢痿废不能站立行走，以膝代脚跪行或肘膝并用爬行，他受"肾主骨"理论启示组方治疗，断续服药90余剂，历时5个月，竟奇迹般地站立起来，仅行路时右下肢略显蹒跚，在家乡引起不小轰动。邻里黄妇左侧甲状腺囊肿1年余，肿块如鸭蛋大，遣《医学心悟》消瘰丸加味，服药3个月肿块消失。后两例是寒假回乡患者家属告知后，随访复诊确认疗效的。此后寒暑假回家，每天来看病者很多。

1960年初秋，成都中医学院医疗队赴苏轼故里眉山县（现为眉山市）巡回医疗。李兴培驻点某乡生产大队，一日深夜出诊，以针刺内关、中脘和足三里成功救治1例来不及送县医院手术的肠梗阻患者。几根小小银针奇迹般地避免一次腹部大手术，确实简便廉验和高效速效，这次特殊经历更坚定了他学好中医学的信心和决心。

献身新疆，矢志不移

在20世纪60年代初，对大学毕业生而言，"到边疆去"，"到农村去"，"到祖国最需要的地方去"是响彻云天的豪迈口号。性格内敛但生性要强的李兴培不甘愿落于人后，决意去条件艰苦落后的边疆干一番事业。年轻的李兴培怀着一腔矢志建设边疆的情怀，惜别天府之国首府成都，在风雪交加、滴水成冰的隆冬之际抵达乌鲁木齐，开始新的征程。

李兴培被分配到一个拥有 500 张病床的综合性省级中心医院——新疆军区生产建设兵团第一医院（相当于总院）工作。综合医院中医不分科，面对各科不断送来的会诊单，会诊的多属病情危重的患者，好些病种根本未曾见过，又没有上级医师指导，令李兴培这个初出茅庐的医生颇感掣肘。他思忖：医乃仁术，人命关天，岂仅有同情心而不学无术之人所能为之？于是横下一条心：学习！工作的责任感驱使他必须力争当个"全科医师"和"杂家"。

他从微薄的工资中硬挤出钱来购买中西医药书籍，订阅全国绝大多数中医药杂志。沉重的工作担子，促使他必须视读书、学习为生活第一需要，他利用所有业余时间和节假日看书、做笔记。他还尽量挤时间去院内、外图书馆（包括后来出差内地），进行文献追踪，中午则请工作人员把自己反锁室内饿着肚子继续查摘。

工作不断取得成绩，发表论文越来越多，李兴培的辛劳获得了同事、同行和组织的肯定，荣誉接踵而至。但时而也拌和着些许不和谐音，他都能反躬自省，正确对待，认为人生苦短，当以事业为重，问心无愧，无须为闲言碎语陷入莫名之苦恼。为力戒浮躁和固步自封，1982 年他将住处兼书房之陋室取名"自非斋"，藉以随时警示自己。

光阴荏苒，来疆瞬逾五十载。1972 年母校成都中医学院同该院商调李兴培回成都工作，但院领导苦留；1985 年卫生部报中央批准在全国抽调 15 名副高以上中医师进京工作，他是商调对象之一；他也曾有机会应邀去美欧执业。但李兴培最终选择服从边疆事业需要，留下继续工作，把人生最宝贵的青春年华和大半生精力献给新疆——他可爱的第二故乡！

按照中医学术源流学习和研究中医

1. 继承不离宗，经典未放松

《黄帝内经》是集战国和之前有关人体解剖、生理、病理、治则、摄生及彼时萌芽的边缘学科医学心理学、医学地理学和医学气象学等成果的鸿篇巨制，是中医学的活水源头。对疑难杂症，李兴培常通过追忆《内经》论述获得顿悟而设治。如临床初期，常悯肝硬化腹水患者痛苦，屡用逐水剂取悦一时，反快速复发，后从《素问·六元正纪大论》"大积大聚，其可犯也，衰其大半而止，过则死"中得到启示，治病当以正气为本，注意正邪消长，后期未待邪气退尽，以顾正为主奏效稳妥。某些怪异之证，诸药罔效，从脏腑学说觅法，尝获佳效。如一例夜游症患儿，10天来夜间起来活动、说话，次日不知其事，诊为"肝不藏魂"，予吴茱萸汤三剂而愈，后未再犯。

《伤寒杂病论》开四诊先河，建辨证论治体系，所创各方，后世尊为"经方"，大多药简功专效宏。李兴培曾以千金苇茎汤加味治肺脓肿，真武汤加味治疗阳虚型心衰皆获显效。李老最常用的经方达60余个。

2. 学宗百家，取精用宏

刘、李、张、朱金元四大家主火、崇土、攻下、养阴，各有特色；明·薛己强调先、后天并重；张景岳丰富和发展温补学说。李兴培杂取各家之长，以之治疗诸虚百损，尝取效凿然。他应用清代温病学派理论，治疗风热直犯肺卫，已经或将出现高热、咳嗽者，急予银翘散轻清透达，热势很快得以顿挫，鲜有转成肺炎者，确有截断扭转之效。治疗肾积水，属湿热稽滞、三焦不利，他以辛开苦泄之三仁汤治愈，平淡中洞见神奇。

其受清·吴尚先"外治之理，即内治之理"的启示，用贴脐或贴涌泉穴外治多种病症，每获捷效。如一患者胃癌术后粘连性肠梗阻，大便干结未解4天，腹痛剧烈，补液和胃肠减压罔效，因体质极度虚弱，不任手术，他会诊后，以大承气汤研末外用调敷脐部，2小时后即解出多量羊矢状大便，腹部剧烈胀痛消失，梗阻解除。

3. 名师授业，奠基厚实

李兴培一生幸得多位名师教诲。大学时曾受教于李斯炽、邓绍先、孔健民，他们是1936年创办四川国医学院的元勋，曾培养出500多名学生，成为川渝和邻省中医骨干力量。卓雨农先生学验俱丰，有"卓半城"的雅号，因其给大部分成都妇女看过病，他主讲《中医妇科学》。

1975年4月~1976年8月，李兴培赴中医研究院（现中国中医科学院）进修，他在老中医力量最强的西苑医院，随王文鼎、岳美中、赵锡武、钱伯煊和赵心波等中医泰斗深造；还就学术问题与正年富力强的方药中、耿鉴庭和郭士魁等名医问疑。他曾聆听内科每周危重疑难病例大会诊，每次王、岳、赵三老均参加，引经据典，讲述几十年读书心得和临床独到见解。20世纪80年代中期，李兴培陆续整理有关学术文章，其中王老3篇、岳老和赵老各4篇，分别发表于国内多家中医药杂志。

潜心临床科研，屡有创获

当年在北京，王文鼎先生回答了李兴培在治疗疑难重症时碰到的诸多问题，获益良多。王老还几度谆嘱他学术上"不要迷信老中医",多年后他才理解,恩师分明在激励他踏实学习,不断进取,敢于超越老师。岳美中先生尝强调"治急性病要有胆有识,治慢性病要有方有守"。几十年来他谨记师训,勤奋工作,悉心临证,埋首科研,屡有创获。

1. 发挥非药物疗法的治病优势

李兴培从小体弱多病,按"基因决定论"不属长寿家族。但他又感于民众寄望中医强身健体,决心发挥中医优势,靠锻炼"闯"出健身防病之路,奉献人民,同登寿域。1982 年,他根据中医经络学和腧穴学古今研究成果,参酌中西医有关衰老和抗衰老文献,编创"自我保健按摩",坚持锻炼 30 余年,现在已 77 岁,每天仍工作 5 小时,看大量患者,很少生病。曾将本法介绍给数百名中老年患者,举凡坚持锻炼者,确有增强体质、防病治病、延缓衰老之功效。

针灸治病简、便、廉、验。他大学阶段三度参加医疗队赴青川、绵阳和眉山除害灭病;工作后,多次到兵团、农村和工矿巡回医疗,以针灸治疗大量常见病、多发病与疑难病;几次出差,遇急性胃肠炎、急性荨麻疹和痛经等,均用针灸或拔罐治疗,简捷高效,深得好评。

2. 治疗研究常见病、多发病和危重疑难病证

54 年来他从未脱离临床,治疗各族患者逾 30 万人次,涉及各科病种。他认为临证、读书和写作,应与医教研的前瞻性有机结合,如所撰中医对三叉神经痛、丝虫病、乳糜尿和白塞病的认识和治疗的文章,在国内皆系首次文献综述,后经充实收入王琦主编的《危重疑难病证中医治疗进展》一书(湖北科技出版社,1989 年)。

同窗好友、国医大师郭子光领衔主编(中日合编)

《现代中医治疗学》（四川科学技术出版社，1996年第1版）礼聘他为编委，承担编写部分章节共计5万余字。其中丝虫病（包括微丝蚴、乳糜尿和象皮肿三部分）为第一次以完整疾病形式正式作为专节编入大型综合性中医临床专著。1997年该书被评为省级科技进步二等奖。

3. 血栓闭塞性脉管炎证治探索及新见解

1963年初起，他通过研究创制"活络通脉汤"加减治疗血栓闭塞性脉管炎甚效，致残率显著降低。同时，发现本病涉及免疫、内分泌和血流变失调，病变可由单指（趾）发展到多指（趾），单侧肢体发展到双侧肢体，上肢波及下肢、头部、腹部，充分说明其为致残率极高的全身性疾病，既往将其视作局部病变的观点是错误的。

4. 探索虫类药的临床应用与利弊得失

虫类药乃血肉有情之品，叶天士藉以推崇其补虚扶羸作用。李老认为虫类药如蜈蚣、全蝎、僵蚕、土鳖虫、地龙等何尝不是血肉有情之品？其除具较好祛风通络、活血化瘀、消积软坚作用，对虚损劳极，亦兼具良好补虚扶羸作用。故治吉兰-巴雷综合征、癌症性肌萎缩神经脱髓鞘等虚损病症选用上述药物，尝获卓效。

发现全蝎"催经"作用。在治疗多例女性风湿性或类风湿性关节炎、注射引起局部静脉血栓等的过程中，他发现用全蝎后，出现月经提前或刚净又至的"催经"作用，检索诸书尚无此记载。后遇闭经或月经明显滞后者，辨证方用之罔效，加全蝎后部分月经畅行。

蜈蚣、全蝎抗过敏、抗肿瘤问题。他从多年临床中观察到，有的呈现抗过敏作用，有的反致瘙痒加重，皮损增多。有的显示活血化瘀、消积软坚作用，个别则反致肿瘤增大，如一例多发性子宫肌瘤患者，经用药2月后肌瘤明

李兴培

显变大，最终手术切除。关乎此，迄今未见文献报道。有了失败，不可文过饰非，其因由亟待中西医药工作者通力合作，探究解决。

5. 治则方药和剂改研究略例

引经药研究。从张洁古的见解，远溯《神农本草经》（以下简称《本经》）、仲景"用药须分经络"，虽《医断》言"药物分经分脏不可拘泥"。《研经言》主张"药性有轻清重浊不拘归经"。见仁见智，阅历迥异使然。李老认为"药引论"较之西方"靶向治疗"毕竟要早两千年，乃撰《"引经报使"小议》一文，以申其说。

明矾研究。他工作翌年用广州黄体超中药厂内含明矾的"泻痢丹"治泻痢颇效；口腔科以 1% 明矾液漱口止血快；他用纱布蘸明矾末塞鼻治多例鼻衄（包括胡姓"再障"鼻衄不止，西法罔效），尝获止血佳效。从而激发他对明矾防治疾病的文献搜采。1979 年起，发表从基础研究到各科临床应用文献综述 4 篇，所治病症 250 种以上，其中有翔实临床验证者达 110 种。

童便研究。童便，即人尿，仅蒲辅周遗著提及治病达 28 处。他平素也观察童便对一些病证的疗效，结合博采古今文献，首次综述表明其具有扶正强壮，抗菌消炎，清热止血，润肤消斑，安神定痛，活血化瘀和抗癌抑癌等卓越功效。人尿与明矾，皆深具开发前景。

20 世纪 70 年代初，李兴培响应周总理"防治三病"号召，随新疆科分院专家和药剂科同志登天山采集唇形科植物全叶青兰，经提取有效成分治疗咳喘颇效。结合在天山上的发现，新疆本身就是个天然大中草药库，为此撰文建议有关部门，组织强有力的中草药资源考察队，摸清"家底"，筛选开发，使之更快更好地发挥巨大社会效益，为人类健康服务。

6. 致力当代名医学术思想及临床经验研究，编撰《蒲辅周研究》

李兴培还是在孩提时期，即尝闻老人提及成都有治病如神的蒲辅周、王文鼎等名医的大名。临床多年后，特别是在京亲睹众前辈对蒲老之尊崇与追忆，更加体悟到理论和古今名医经验之可贵。从 20 世纪 70 年代末开始，他巨细靡遗地阅读了介绍蒲老的所有文章、医案和专著，做了大量眉批、勾玄和笔记，旋即分门别类加以搜讨。

蒲老在梓、在蓉期间，每遇瘟疫流行，皆紧急制药施药，全活甚众，两地老辈人中迄今仍口碑载道。李兴培以《蒲辅周医案》和《蒲辅周医疗经验》两部代表作做统计，写成《从蒲辅周先生临床经验看辨证论治在急证治疗中的地位》一文，1982 年 12 月参加上海"全国首届中医内科急证学术研讨会"，并进行大会发言，当即受大会主席王永炎教授之邀进入大会秘书处与上海中医学院张天教授共同主笔大会文献综述。

1987 年他从多侧面、多角度写成《蒲辅周对中医体质学说的见解和应用》长文，出席北戴河"全国首届中医体质学说研讨会"，全文在 1988 年《辽宁中医杂志》11、12 两期连载。

20 世纪 80 年代初起，李兴培陆续在京、沪、穗、蓉、辽、浙等地中医刊物发表研究蒲老的系列文章，屡获老一辈中医专家和同行高度关注与鼓励，后来不断有学者建议结集出版。为弘扬蒲学，将蒲学研究引向深入，他高兴地采纳建议，并向拟收入专著的文章作者如沈仲圭、俞慎初、薛崇成、徐荣斋、丛春雨、刘正才等名老中医和蒲老爱子蒲志孝——发函，还利用赴京开会之机，登临高辉远、陈鼎祺和徐振盛等蒲老高足府上当面请教和征询意见。

1990 年 2 月，《蒲辅周研究》（主编李兴培，副主编陈鼎祺、丛春雨）作为我国第一部系统研究当代名老中医学术思想和临床经验的专著，由新疆人民出版社正式出版。本书汇集国内 11 位名家研究蒲老生平事略、学术渊源、治学态度、学术思想和临床经验的文章共 27 篇（李兴培 16 篇）计 23 万余字。为本书题词的有聂荣臻、王恩茂、陈敏章、胡熙明、董建华、路志正、姜春华；写序的有方药中、邓铁涛和耿鉴庭等领导及老专家。该书 2000 年 8 月第二次印刷。之后李兴培又相继发表研究蒲学文章 4 篇，计 2 万余字。

7. 编纂成都中医药大学首届毕业校友医文集《医道传承录》

2006 年 10 月，母校五十华诞，几十位名老中医欢聚蓉城畅怀时，一致认为新中国成立以来全国中医药成就巨大，动议出版一部同窗医教研成就的书。受大家重托，这部深具重大意义之综合性专著，由李兴培组稿终审。历经 4 年余努力，一部沉甸甸的凝聚几十年心血的多人集学术巨著"成都中医药大学首届毕业校友（1956～1962）医文集"《医道传承录》（上、下册）（刘敏如、李兴培、马有度主编），于 2011 年 10 月由香港灵兰阁图书国际公司出版。

8. 培育新人，不遗余力

1979～1999 年中，李兴培先后承担新疆医科大学中、西医本科，新疆中医药学会经典著作、急症和写作三个高级讲习班，医院两届西学中班主讲任务，石河子医学院西学中班、卫生厅基层中医师短训班、多批进修医师带教任务。培养各层次人才 1500 余人，其中很多成为各级党政领导，医教研工作中的骨干。有的还远赴欧美、加拿大等，让中医药为国外民众服务，扩大了中医药对世界的影响。

20 余年来，作为新疆中医药学会副会长兼学术工作委员会主任，他承担了《新疆中医药》杂志大量审稿任务。为了把《新疆中医药》办好，为了培育中青年骨干，他甘为人梯无怨无悔，赢得了学会、编辑部和同事的充分肯定，并认为这是他一贯"严"字当头的结果与延伸。

9. 孜孜以勤，创获颇丰

54 年来李兴培夜以继日地工作着。他善思敏悟，不断捕捉科研苗头，常抓不懈，先后荣获省级科技进步二等奖、四等奖各 1 项，厅局级成果 1 项；《蒲辅周研究》2001年 10 月获中华中医药学会学术著作优秀奖。他主持的脉管炎课题，京沪四位国家顶级中医专家"背靠背函评"一致建议二等奖，新疆中西医结合专家 1988 年则评为科技进步四等奖。对此，中医界有人士认为"中医成果应由中医专家评定"，他却不加申诉，非但毫无怨言，反而紧抓课题不放，继续积累病例，并请中国中医研究院（现中国中医科学院）西苑医院协助，完成有关基础实验研究，终于在 1993 年以"血栓闭塞性脉管炎 157 例临床观察和实验研究"之成果，在美国洛杉矶国际中医针灸学术会议上，一举获得"金奖"之殊荣。1998 年赴美国参加第四届世界传统医学大会暨科技成果大奖赛，设计和主持的《女健乐雪莲药垫治疗妇科病 134 例暨实验研究》获国际金像一等奖，并被授予"民族医药之星"荣誉称号。

李兴培在国家级和省级刊物上发表学术文章 100 余篇，科普文章 80 余篇；主编和参编已出版专著还有《中国中医理论暨临床经验》《现代中医治疗学》和《危重疑难病症中医治疗进展》等 20 余部。其生平和学术经验，为《世界名人录》《中国当代名人志》和《中国名医特技集成》等专著收载。他还有 4 部心血之著，将陆续完成，奉献国家，留给后代。

"老夫自知夕阳晚，不待催促赶路程。"他 1999 年退休，但是退而不休，连续 6 年把主要精力放在撰著《中医之路》、编审《医道传承录》的繁重工作中。2006 年返聘后，他热情接治大量患者、会诊各科病人，悉心指导年轻医师医疗科研工作。考虑已届高龄，病人较多，77 岁前，医院领导多次提出派车接送他上下班，他都婉言谢绝；医院多次限制患者挂号，他说："多年来组织上从各方面关怀和造就我，质朴宽厚的新疆各族人民，以博大胸怀接纳和培养了我，现在正是以我的知识和经验回馈他们的时候。在我的几十年医疗生涯中，不能出现拒绝前来看病的患者。"纵然他好几次生病，一只手打着吊瓶治疗，另一只手仍然坚持给患者看病处方。因于上述，有新疆主流媒体称他为"心里总装着患者的老中医"（2014 年 1 月 6 日《乌鲁木齐晚报》）。

专病论治

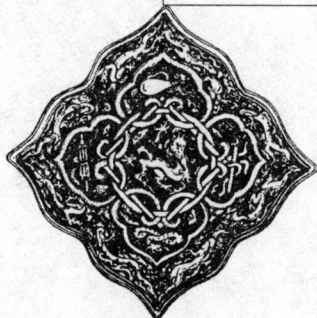

传 染 病

流行性腮腺炎

流行性腮腺炎为病毒引起的急性传染病，易发于冬春季节，治不及时易续发脑膜脑炎及睾丸炎等，发病年龄3～15岁，无特殊治疗药物，主要采取对症处理。本病属中医温毒发颐，俗称"痄腮"或"衬耳寒"，中医药疗效突出。

【验案辑要】

党某，男，3岁，新疆乌鲁木齐市百园路孩。2005年7月9日初诊。

病史：发热，体温38.5℃～39.2℃，左腮腺红肿疼痛2天。

现症：兼咳嗽，喉间痰多，胃纳不佳，大便干结，小便黄少，舌质红，苔薄黄腻，脉细滑数。

辨治：证属风热上扰，邪毒炽盛，肺气不利。治宜辛凉透表，清热解毒，宣肺宁嗽。方选银翘散合桑菊饮加减。

处方：金银花、连翘、桑叶、竹叶、杏仁、僵蚕各10g，菊花、黄芩、桔梗、浙贝母、前胡各6g，白茅根、芦根、麦芽各20g，炙甘草3g。

7月18日二诊：服上方4剂，烧退，左腮腺红肿疼痛明显减轻，余症皆减。上方加夏枯草、玄参、牡蛎各10g。续服4剂，未再发烧，咳止，左腮腺红肿疼痛完全消失，食纳正常，痊愈。随访半年，未见复发。

李兴培

【按语】

本病多因感染温毒，兼之内有积热，郁积于少阳，上蒸发为腮腺红肿、发热，症兼咳嗽。李老方予银翘散合桑菊饮加减，方中银、翘清热解毒，桑、菊辛凉透表清热，皆清风热佳品；芦、竹清宣达热、生津利尿，俾热有出路；黄芩清热散结；桔梗为诸药之舟楫，擅升清以降浊，能宣肺止咳，解毒利咽；杏、前止咳化痰，僵蚕疏风化痰散结。烧退症减后，以夏枯草泄热散结，玄参咸寒软坚，养肺阴以润燥，牡蛎安神软坚，浙贝止咳化痰散结，后三味即《医学心悟》化痰散结名方"消瘰丸"。诸药相伍，渊源有自，获效满意。

细菌性痢疾

细菌性痢疾简称菌痢，是志贺菌属（痢疾杆菌）引起的肠道传染病，主要病理改变为结肠弥漫性炎症。菌痢常年散发，夏秋多见，是我国的常见病、多发病。相当于中医"痢疾"范畴，中西医治疗均有比较好的疗效。中医对急性菌痢按湿热痢、寒湿痢和疫毒痢辨治；慢性菌痢则按休息痢与阴虚痢酌情遣方用药。湿热痢邪气未尽之时，断不可为减少大便次数而过早孟浪兜涩，否则"闭门留寇"，害莫大焉。

【验案辑要】

余某，男，40岁，微企老板。2008年9月5日初诊。

病史：大便下赤白黏冻4天，每天4～8次，伴里急后重。

现症：兼便前腹部阵阵疼痛，口干，心烦，眠差，不思饮食，舌质淡红，苔薄黄腻，脉滑数。

辨治：证属湿热痢，湿热俱盛，兼肠中滞气。法当清利湿热，佐以调气。方予葛根芩连汤合香连丸加味。

处方：葛根 20g，黄芩、木香各 10g，马齿苋 60g，地榆 30g，黄连 6g，炙甘草 3g。

9 月 11 日二诊：服上方 4 剂，痢下赤白消失，泻止，腹痛及里急后重减至微。上方去地榆、马齿苋，加白芍 15g、麦芽 30g。

7 月 15 日三诊：服上方 4 剂，诸症消失。续投香砂六君子汤 4 剂，以善其后。后因他疾来诊，述菌痢未复发。

【按语】

本例大便赤白黏冻，腹痛，里急后重，口干，心烦，舌红苔黄腻，病属中医之痢疾（湿热痢）。临床多责之湿热、疫毒外侵，或饮食不当，积滞肠中，气血阻滞，传导失司而发病，故选葛根芩连汤加味治之。葛根解肌清热，升阳止泻；芩、连清热燥湿解毒；木香行气导滞，乃"调气则后重自除"之佳品；马齿苋解毒止痢；地榆凉血止血，《本草正义》论其主"血痢"；甘草清热缓中。本案选方准确，用药简练，但确不乏将治痢的基本原则——去滞、调气、和血贯穿其中，以取良效。

肠伤寒

肠伤寒，系指西医之"伤寒"，乃伤寒杆菌引致的急性消化道传染病，其临床特点为持续性高热，特殊中毒状态（纳差、腹胀、耳鸣、耳聋、表情淡漠或谵妄等），相对缓脉，玫瑰疹，脾脏肿大，有者并发肠出血、肠穿孔等，夏秋季多发，平时散发。

本病属中医"湿温"病范畴，为有别于中医之"伤寒"，故有以"肠伤寒"名之。

【验案辑要】

验案 1

张某，女，28 岁，化工厂工人。1965 年 4 月 1 日初诊。

病史：头身疼痛，恶寒发热 2 天。咳嗽痰白，大便干结。传染科门诊检查：体温 39.8℃，急性病容，神清，口唇干，舌被厚苔，咽轻度充血，颈软；两肺闻及少许干鸣音；腹软，肝触及肋下两指，质中；脾肋下一指，质软；腹部见 3 个玫瑰疹。拟诊伤寒。服合霉素、使痛宁和水合氯醛不效，是晚体温升至 40.2℃。遂延李老诊治。

现症：兼面色晦黄而间黯，乏力肢软，口苦乏味，饮热少量，两日大便未行，溲黄，舌质及尖红，舌苔黄厚腻乏津，脉细滑。

辨治：为湿温病，证属湿伏中焦，蒙上流下，热重于湿。法宜芳香化湿，宣透疏表，清利下焦湿热。

处方：藿香、佩兰叶各 9g，金银花、薏苡仁各 12g，连翘 15g，黄连、木香、酒制大黄、芒硝各 6g，滑石 18g，甘草 3g。

服药 1 剂热退。又剂身困痛止，纳增口和，大便畅行。惟头顶部仍痛，口干渴喜冷饮，汗出，舌质红，苔黄，脉细滑不数。证属湿郁久而化热伤阴。上方去硝、黄，加玉竹、石斛各 9g，牡蛎 15g，育阴潜阳。2 剂后，渴止汗收，余况亦可。前方增损，又 4 剂康复。

按语 湿温为病，由于感受湿热时邪，邪热乖张所致。湿邪内蕴，脾滞不运，复感外邪，相合为病，即薛生白所谓"热得湿而愈炽，湿得热而愈横"。湿为阴邪，其性黏腻，蒙蔽清窍，不能发越则头剧痛；湿邪阻遏膜原，卫阳被抑，邪正交争，则恶寒发热；湿热郁滞中焦，气机

李兴培

不畅则乏力，胃液不行，脾不输津，则口干，口苦，多饮，苔黄燥；湿热蕴结下焦，则溲黄，便干；舌质红，脉滑数，湿热使然。李老在长期临床实践中悟出，湿热蕴结之证，若单用苦寒直折其热，则湿仍稽留，惟辛开苦降，轻宣淡渗，宣畅气机之品斡旋其间，始能使湿热分消。故药用藿香、佩兰芳香化湿而悦脾，快气宽中，能散表邪，又能化里湿；金银花、连翘宣透疏表，清气、血分热，乃清源洁流之意；黄连清解胃中湿热；大黄、芒硝攻下瘀热，合用通腑下燥，使邪有出路；薏苡仁健脾利湿；滑石、甘草清利湿热自小便而出。甘草尚用以缓和硝、黄之峻烈，亦照顾正气也。药物直中病机，首剂即热退，各症显著减轻。惟舌质红，苔黄，口干，渴喜冷饮，汗出，热炽伤阴可知，因加玉竹、石斛、牡蛎育阴潜阳，去硝、黄，2 剂而渴止汗收。续以前方出入，又 4 剂而愈，停药食疗调摄。

验案 2

马某，女，25 岁，乌鲁木齐县农民。1974 年 6 月 25 日初诊。

病史：畏寒、发热 29 天，体温 39℃，某省级医院内科 6 月 20 日曾给予阿司匹林及土霉素处理，某医院一中医师曾予小柴胡汤加桔梗均未效。肥达反应回报：伤寒"H""O"均 1/320。

现症：畏寒发热，发热甚于畏寒，体温 39℃，舌质红，苔薄白，脉细濡数。

辨治：证属表寒里热，热多寒少。法宜辛凉透表。方予银翘散加减治之。

处方：金银花 24g，连翘、白茅根、芦根各 30g，牛蒡子、荆芥、薄荷、淡豆豉、桑叶、菊花、黄芩各 9g，甘草3g。

7月1日二诊：服上方2剂后烧退。续服3剂，未再发烧，惟头晕，口渴，纳差，嗳气，舌光红无苔，脉细濡数。

处方：北沙参24g，麦冬、扁豆、山药各15g，玉竹、石斛、山楂各9g，甘草3g。

7月1日三诊：服上方3剂，纳已增，口渴稍减，头晕减但不清爽，乏力肢软颇甚。上方加太子参24g，生地黄15g，玄参、荷叶各9g。

两月后家人因病来诊，谓其服药3剂后，诸症消失，迄今一切正常。

按语　20世纪80年代初夏秋之交，李老屡用大剂银翘散治疗今之伤寒以及产褥感染，频频奏效。有同道置疑：伤寒即湿温，岂有用银翘散之理？他对此答曰：须知，上焦肺主气属卫，邪热初侵，卫分受之，未犯或将犯中道，正邪交争，邪气立脚未稳之际，肺卫症状尚在，根据"有是证，用是方"之理，径投大剂银翘散，自然方证合拍而奏佳效。

试观本例为青年农民，病程已达29天，仍畏寒壮热，正值邪气乖张，正邪交争进行殊死搏斗之际，脉细为虚，当属本虚标实。"急则治标"，但根据治病"一分恶寒不罢，即是表证未解"之警语，乃投予大剂辛凉透表之银翘散与桑菊饮合剂加减治疗，2剂退烧，又3剂巩效。因热邪伤阴，故银翘方更叶氏清胃汤增损，虽效但口渴仅稍减，头晕虽减但不清爽，乏力肢软颇甚，皆系病久气阴两伤较甚，故加太子参、生地黄、玄参以协同北沙参、麦冬、玉竹、石斛补气养阴，加荷叶清震且升脾胃清气而竟全功。

病毒性肝炎

病毒性肝炎，系由肝炎病毒引起的一类传染病。其病原体有甲型、乙型、丙型、丁型与戊型。临床分为急性肝炎（包括急性黄疸型肝炎、急性无黄疸型肝炎两种）、慢性肝炎（慢性迁延性肝炎与慢性活动性肝炎）、重症肝炎（包括急性重症肝炎、亚急性重症肝炎两种）、瘀胆型肝炎。本病按其症状、体征与病势分属中医"黄疸""湿热""胁痛""肝郁""癥积"和"虚损"等范畴。

（一）急性黄疸型肝炎

【验案辑要】

蒋某，男，33 岁，个体小商。1993 年 9 月 30 日初诊。

病史：右胁疼痛，双目及皮肤发黄，小便深黄，口干口苦，纳差 1 周。检查：肝肋下 3cm，有压痛。肝功能化验：黄疸指数 316，谷丙转氨酶 1000U/L。诊断：急性黄疸型肝炎。

现症：兼乏力，腹胀，小便黄，舌白脉细数。

辨治：证属阳黄，湿热俱盛。法当清热利湿除黄。方遣茵陈蒿汤、茵陈五苓散、栀子柏皮汤加减化裁。

处方：茵陈 30g，栀子、大黄、黄柏各 10g，白术、泽泻各 12g，猪苓、茯苓、秦艽、郁金各 15g，金银花、白茅根、麦芽各 30g，桂枝 6g，炙甘草 3g。

服药 3 剂，即见黄疸显著减轻，精神、纳谷渐振。上方去桂枝、秦艽、麦芽，加蒲公英 30g。三诊时黄疸继续显著减轻，腹胀已消失，纳佳且馨，继上方加桃仁 10g、丹参 30g。又 3 剂，黄疸退净，尿色转清澈，各况佳。再上方更大黄为 3g、茯苓 30g，加神曲、麦芽各 30g，砂仁、白蔻各 6g 巩效。断续服用至 28 剂时，检查肝功能正常，各症消失，半年后随访，从事正常工作，多次复查肝功能均正常。

【按语】

《金匮要略》云："脾色必黄，瘀热以行。"复云："诸病黄家，但利其小便。"李老谨遵古训，驾驭病机，熔茵陈蒿汤、茵陈五苓散、栀子柏皮汤为一炉，增损化裁。茵陈蒿汤清利湿热；茵陈五苓散清利湿热，化气利水；栀子柏皮汤清解郁热；佐双、茅清热，导热下行；秦艽化湿退黄，上药相须为用，使黄疸从二便利出。李老谓："肝郁必气滞，气滞必血瘀。"故用郁金行气解郁，利胆退黄；麦芽疏肝和胃；益以丹参、桃仁活血化瘀，既能加速黄疸之消退，又有助于软肝缩脾，减缓或避免肝纤维化之发生；佐以蒲公英清热解毒，近代已证明其为保肝佳品；曲、麦、砂、蔻醒脾利湿，胃气得复，余邪自去；甘草和中缓急，顾护胃气。诸药协同，共奏湿热兼瘀俱除，短期康复之殊功。

（二）亚急性重症肝炎

亚急性重症肝炎，昔称"亚急性黄色肝坏死"，是急性重症肝炎发病 10 天以上、8 周以内，出现黄疸迅速加深，困乏，纳著减，恶心呕吐，重度腹胀与腹水，明显出血倾向，肝脏缩小，嗜睡，进而昏迷，谵妄，抽搐，若不及时抢救，10 日~3 月内可致肝功能衰竭，发生肝昏迷。本病相当于中医学的"胁痛""黄疸"，俗称"瘟黄""胆黄"等范畴。

【验案辑要】

赵某，男，35 岁，新疆兵团第六师天山化工厂干部。1978 年 2 月 11 日初诊。

病史：患者 5 年前曾因纳差、乏力、尿黄，检为"无黄疸型肝炎"，经治"痊愈"，之后 GPT 一直较高。1 周前出现纳差、乏力、尿黄、厌油、恶心和腹胀等，诊为"慢性活动性肝炎"，于 1977 年 12 月 8 日收住我院传染科。入院后用维丙肝、肝乐和能量合剂（ATP、辅酶 A）等，仍低热，体温 38℃，12 月 13 日出现恶心加剧、头晕、头痛和烦躁等，黄疸进行性加重，肺肝浊音界缩小，腹部叩呈鼓音，无腹水，当即考虑为：①亚急性黄色肝坏死；②肝昏迷。即予谷氨酸钠、地塞米松等静点 3 天后好转。继之加用康得灵、复肝丸及速尿。盖肝功能损害明显加重，II20U，VDB 双相，胆红素 2.0，ZnT18U，TTT18U，TFT（4＋），ALT148U。B 超：肝小复波密集，少量腹水。遂邀李老会诊，给服中药治疗。

现症：症见精神委顿，巩膜轻度黄染，头部晕重，神疲乏力，口渴少饮，心烦易怒，对病恐惧，不时啼哭，口苦口臭，右胁疼痛，纳差恶心，夜寐甚差，小便发黄，大便色白，全身关节酸冷，舌质淡红，苔黄厚腻，脉洪大虚数。

辨治：证属湿热渐盛，阴寒犹存，肝郁脾虚，气滞血瘀。治当清热利湿，温肾散寒，疏肝健脾，活血化瘀。方遣茵陈蒿汤、茵陈术附汤、茵陈五苓散合剂化裁。

处方：茵陈、茯苓各 30g，猪苓 25g，泽泻 15g，炒白术 12g，栀仁、大黄、桂枝、熟附片各 10g，大腹皮 20g，金钱草 60g。

3 月 31 日二诊：服上方 3 剂后各症减轻，尿量增多。

一周后呕恶消失，腹胀减轻，食欲增加，大便转黄。又3
剂后，尿量日达3000～4000mL，巩膜黄染明显减轻，食
纳转佳，精神明显增进。上方继用，另加：①甜瓜蒂粉
0.2g，吸鼻，1次/周（共2次）。②明矾末，1g，饭后
服，3次/日，以利湿消水。考虑病久缠绵不愈，系缘
"穷必及肾"，法更补气健脾，益肾柔肝。

处方：党参、菟丝子各12g，茵陈、酸枣仁、麦芽各
25g，山药、陈皮各9g，木香、五味子各6g，制首乌、女
贞子各15g，茯苓、楮实子各30g。

5月22日三诊：服上方7剂后，巩膜黄染完全消退，
腹已不胀，叩诊示腹水征（-）；B超复查示肝微小波密
集，未见腹水。再服11剂，精神、眠纳、二便正常，舌
苔白略厚有津，脉细数，踵前法巩固治疗。

处方：党参、菟丝子、枸杞子各12g，炒白术9g，茵
陈、茯苓、制首乌、白蒺藜各15g，郁金、麦芽各25g，
丹参20g，山药10g，陈皮、木香各6g，楮实子30g。

服上方至6月15日，复查肝功能示完全正常，症状、
体征消失，临床痊愈，出院。

后于1981年、1983年、1984年曾三度发现ALT增
高等肝功能轻度损害，均经短期服中药治疗获愈，迄今已
逾30年，身体健康，安享晚年。

注：患者服中药后，曾短程并用西药有氨苯喋啶、双
氢克尿噻、速尿、氯化钾及门冬氨酸钾镁等。

【按语】

本案属中医"急黄"范畴。李老认为，其病机主要责
之于肝、脾、肾三脏功能失调。治宜肝、脾、肾同治，疏
木达郁，暖水燥土，方选茵陈蒿汤、茵陈五苓散、茵陈术
附汤加减化裁。方中茵陈配附子以温化寒湿而退黄，附、

桂温阳化气。盖理法方药合辙，脾阳得振，寒湿得化，瘀黄得退，肝络得通，诸症悉解。现代药理研究表明，茵陈能明显减轻肝脂肪变性坏死，促进胆汁分泌；白术能减少肝细胞坏死，促进肝细胞再生；泽泻有明显扩血管作用。同时痰湿瘀积致血行不畅，瘀血内生，故在清热化湿方中加活血化瘀之药，可起相得益彰的作用。二诊考虑久病缠绵不愈，"五脏之伤，穷必及肾"，故在"实脾"基础上加菟、枣、药、味、首、贞、楮，益肾柔肝。历经上述治疗，水暖，土和，木达，病乃向愈。过程中以甜瓜蒂粉吸鼻法，导源于《本草纲目》所载"热病发黄，用瓜蒂为末，取大豆大小一团吹鼻中，轻则半日，重则一日，流取黄水乃愈"。本案用后，顽黄退净，信不诬也。现代研究证实，甜瓜蒂具有保护肝细胞、增强细胞免疫、抗肿瘤、催吐等功能。甜瓜蒂通过鼻黏膜给药，虽具剂量小，起效快，生物利用度高，且无肝脏首过作用等优异之处，但其刺激性较强，呼吸道会出现诸多不适，故使用剂量及方法，应进一步加以研究解决。

循环系统疾病

冠心病

冠心病是由于血液黏稠、类脂质过多沉着于冠状动脉壁，形成了粥样斑块，导致血管腔狭窄或梗阻，血液循环障碍，使心肌缺血、缺氧，临床以胸闷、胸痛、心悸和气短为其特征。具体可见心绞痛、心肌梗死、心力衰竭、心脏扩大等病症。本病属中医学"胸痹""心痛""心悸"等范畴。

中国中医科学院西苑医院在 20 世纪 60～70 年代，以"冠心Ⅱ号方"等为代表主方体现的活血化瘀治则研究为重点突破口，从基础到临床观察活血化瘀方药对心血管疾病的疗效和疗效机制，取得了开创性成就，雄辩地证明中医中药治疗在该领域有明显优势。李老认为，本病多病程久远，耗气伤正，久则湿盛生痰，痰凝气滞，瘀血由生，痰瘀互结，阻遏心脉，遂发为胸痹、心痛和真心痛。故当予益气养阴、化瘀豁痰，生脉饮、瓜蒌薤白半夏汤、冠心Ⅱ号方、桃仁四物汤和血府逐瘀汤都可酌情选用。20 余年来，李老从临床实践中创制"冠心通舒汤"，以之为主进行加减化裁，对冠心病心绞痛，甚至发生急性心肌梗死，及时灵活用之颇效。但对急性心梗，应当：①立即加压输氧，同时安抚患者消除其紧张情绪；②针刺内关穴（双侧），得气后，留针 10～15 分钟，每隔 2～3 分钟提插捻转 1 次，手法宜稍重，亦可用电针仪维持；③外用宽胸气雾剂或心痛气雾剂喷舌下及咽部；④或酌情舌下含化麝香保心丸，或心宝，或服冠心苏合丸。心绞痛缓解后，转入内服辨证论治汤剂，对气阴两虚较甚者，辅以静点生脉注射液。缓解期应以食疗，辅以适当空气清新处散步为主，逐步过渡到选择太极拳、八段锦或五禽戏等健身为主，酌选冠心丹参滴丸或复方丹参滴丸，瘀血较甚者可用通心络胶囊服用。无论治疗或巩固疗效，不可一方一法到底，应及时复查，根据客观检查报告，结合症征舌脉，随时调整治疗方案，以提高疗效。治疗还应注意活血化瘀"中病即止"，力避"药过病所"，消戕正气。

【验案辑要】

验案 1　气阴两虚，胸阳不振，痰瘀互结

令某，男，46 岁，新疆医科大学某学院干部。2010 年 1 月 14 日初诊。

病史：左胸闷痛 3 周，起于从高处跳下剧烈震荡致此，入住某附属医院经检为"冠心病心绞痛"，服硝酸甘油片痛止，但之后经常发作，遂来李老处就诊。

现症：兼气短，口干，心烦，上唇鼻唇沟边起蚕豆大溃疡，自云吃狗肉以后引起，酒客，已嘱终生戒除。舌微黯，苔薄黄，脉细数。

辨治：证属气阴两虚，胸阳不振，气滞血瘀，痰瘀互结。治当补气养阴，开胸散结，豁痰化瘀。方予自拟经验方"冠心通舒汤"治之。

处方：北沙参、薤白各 30g，瓜蒌壳、郁金、半夏各 10g，麦冬、赤芍、丹参、陈皮、川芎、红花、延胡索各 15g，三七末（冲服）、炙甘草各 6g。

3 月 6 日二诊：服上方 3 剂，气短、胸闷痛明显减轻，口干时甚，上方加菊花 10g，山楂 15g。服药 6 剂，气短、胸闷痛减至微，唇疡愈。续服上方 18 剂，诸症消失后无复发征象。

按语　突遇剧烈震荡，伤及气血，气血逆乱，气滞血瘀，胸阳不振，痰瘀互结，不通则见左胸闷痛；瘀久化热，耗气伤阴，兼之狗系阳物，其肉大辛大热，该患食之犹"火上浇油"，更伤其阴，则口干、心烦，脉细数为阴津亏虚；舌微黯为瘀象。药用北沙参、麦冬补气养阴；薤白、瓜蒌壳、郁金、半夏、陈皮通阳散结，开胸理气；赤芍、丹参、川芎、红花、延胡索、三七活血化瘀；炙甘草健脾益气，调和诸药。服上方 3 剂，气短、胸闷痛明显减轻，仍口干。上方加菊花、山楂清热化积，温和扩冠。续服半月余，诸症已，未再犯。

验案2　气阴两虚，心、肝、胆失调，痰瘀互结

王某，女，53岁，乌鲁木齐米东区三道坝镇人。2007年12月23日初诊。

病史：头晕痛15年余，胸闷痛、气短、心悸1年余。先后在省级医院检查发现高血压；心电图示前壁心肌缺血，诊断为冠心病、脂肪肝、胆囊炎、右肾积水。9月30日因"脑干出血"住入某省级医院，好转出院。历用多种中西药物（具体不详），见效不大。

现症：兼胸闷痛有堵塞感，上腹牵及右胁不适，口干，心烦，偶夜间惊悸，烘热汗出，舌质红，苔薄白，脉细数。

辨证：证属气阴两虚，心、肝、胆失调，痰瘀互结。法当补气养阴，心、肝、胆同调，豁痰化瘀。方予冠心通舒汤、酸枣仁汤合黄连温胆汤加减治之。

处方：北沙参、丹参、炒枣仁各30g，麦冬、赤芍、郁金、茯苓、桑寄生各15g，瓜蒌壳、竹茹、半夏、薤白、枳壳、陈皮、知母各10g，三七末（冲服）、黄连各6g，炙甘草3g。

服上方5剂后，气顺，气短、胸闷痛、心悸已不著，各状况稍好转，右侧腰痛，上方加桑寄生15g。服药9剂，口干及烦除，头晕、惊悸、烘汗与腰痛未再出现，睡眠明显好转。续服21剂，疗效尚巩固，仅有时睡眠稍差。

按语　头晕痛、胸闷痛、气短、心悸，辨证为气滞血瘀，痰瘀互结，痹阻胸阳无疑，药用北沙参、麦冬补气养阴；郁金、瓜蒌壳、竹茹、半夏、薤白、枳壳、陈皮燥湿化痰，行气导滞，开胸散结；知母、黄连清热泻火除烦；

丹参、赤芍、三七活血化瘀通脉；半夏、陈皮、茯苓、甘草乃二陈汤，燥湿化痰，理气和中；炒枣仁养心安神敛汗；桑寄生滋补肝肾。服药 5 剂后，气顺，气短、胸闷痛、心悸已不著，服药 9 剂，口干及烦除，头晕、惊悸、烘汗与腰痛未再出现，睡眠明显好转。

验案 3　气阴两虚，胸阳不振，痰瘀互结

朱某，男，42 岁，新疆巴音郭楞蒙古族自治州干部。2008 年 7 月 26 日初诊。

病史：胸闷胀痛半年余，加重 1 周。在州医院及新疆医科大学某附属医院行有关检查，提示为前壁下壁心肌缺血，有高脂血症史 11 年，确诊为冠状动脉粥样硬化性心脏病。曾服多种西药（不详）仅有微效。

现症：左胸闷胀痛，兼有胸部常有压榨感，以上每因劳累、饮酒加重，有时走 100～200 米即出现头晕，气短，乏力，口干，心烦，眠差时甚，面、唇、舌质发黯，舌质红，苔薄垢而腻，脉细涩。

辨治：证属气阴两虚，胸阳不振，气滞血瘀，痰瘀互结。法当补气养阴，开胸散结，豁痰化瘀。冠心通舒汤加减治之。

处方：太子参、炒枣仁各 30g，麦冬、赤芍、丹参、郁金、橘红各 15g，葛根、薤白各 20g，瓜蒌壳、半夏、川芎、红花各 10g，三七末（冲服）6g，炙甘草 3g。

服上方 30 剂，精神大振，左胸闷胀痛及压榨感明显好转，烦除眠佳，诸症俱减，时头部有沉闷感。将上方太子参改为西洋参 10g，加菊花 10g、荷叶 15g、草决明 20g，三七末加量至 6g。续服 30 剂，诸症基本消失。心电图复检：T 波由倒置转为低平，ST 段由明显压低转为轻度压低。TG 由 7 降低至 1.89，为近些年来的最低值。

停汤药，以上方 5 倍剂量按法研为极细末之散剂，装瓶密贮。每次 6g，一日 3 次，饭后半小时以白开水送服。

按语　症见胸闷胀痛，兼有胸部常有压榨感，劳累、饮酒加重，面唇舌质发黯，乃气滞血瘀使然；气滞血瘀，脉络痹阻，气血精微不能达于四末，故见头晕、气短、乏力；气滞血瘀，瘀久化热伤阴，则口干、舌质红；热扰心神则心烦、眠差；脉细涩为气滞血瘀之征。药用太子参、麦冬补气养阴，生津润肺；郁金活血止痛，行气解郁，清心凉血；橘红、瓜蒌壳、半夏理气宽中，燥湿化痰，开胸散结；薤白通阳散结，行气导滞，丹参、赤芍、川芎、红花、三七活血化瘀通脉；炒枣仁养心安神；葛根解肌生津；炙甘草健脾益气，调和诸药。服上药月余，精神大振，左胸闷胀痛及压榨感明显好转，烦除眠佳，诸症俱减。因时头部有沉闷感，虑及气阴两虚，肝火上攻于头目，故上方太子参更为西洋参补气养阴，因西洋参具有补益元气之功，加菊花、荷叶、草决明疏散风热平抑肝阳。三七倍量，以奏活血化瘀之功。又服药一月，取得心电图复检示 T 波由倒置转为低平，ST 段由明显压低转为轻度压低，TG 由 7 降低至 1.89 的满意疗效。

冠心病陈旧性心梗、心绞痛

【验案辑要】

乔某，男，71 岁，乌鲁木齐市某中学退休老师。2011 年 12 月 13 日初诊。

病史：反复胸闷、胸痛、气短 10 余年，加重 1 月余。经某省级医院多普勒心脏彩超检查示：陈旧性心肌梗死，左室壁瘤形成，左心扩大，左心房血栓？左室功能减退。CT 示：多发性脑梗，脑萎缩，颈总动脉及右锁骨下动脉粥样斑块形成。经友人介绍来李老处就诊。

现症：面色微黯，形体瘦削，眼眶及颧部深陷，呈大肉陷脱状，头晕，烦躁，声低气怯，口干渴，喜冷饮，心悸怔忡，心率 98 次/分，胸闷痛有压榨感，盗汗，每周有 2～3 个夜间，熟睡中胸闷痛、气憋醒，须坐起，纳甚差，不思食，便秘，舌紫黯，苔薄黄，脉细濡数。

辨治：胸痹心痛，证属气阴两虚，胸阳不振，气滞血瘀，痰瘀互结。法当补气养阴，开胸散结，豁痰化瘀。方予冠心通舒汤加减治之。

处方：西洋参、郁金、半夏各 10g，麦冬、赤芍、丹参、陈皮、川芎、红花各 15g，瓜蒌壳 12g，葛根 20g，生地黄 25g，柏子仁、薤白各 30g，炙甘草 6g。

2月3日二诊：服上方 7 剂，心悸及夜间憋醒消失，口干渴、心烦稍减，食欲及精神明显好转，走路下肢已有力。上方加知母、白薇各 15g，百合 30g，枳壳各 10g，生姜 0.5g。

服上方后，胸闷痛及夜间盗汗消失，曾因要事停药，夜间胸闷痛、憋醒又作，次日开始不间断服药，夜寐佳，再无胸闷痛憋醒之情况。连续服药 21 剂，诸症消失，心率 76 次/分。嘱坚持天王补心丹、通心络胶囊常量服用，以资巩固疗效。

【按语】

患者执教数十年，爱岗敬业，桃李天下，积劳成疾，因罹多种心脑血管疾患。李老据脉证认定，病久元气及真阴俱伤，以致大肉陷脱，形销骨立，胸阳不振，病久入络，气滞血瘀，痰瘀互结，故遣用西洋参、麦冬气阴双补；瓜蒌壳、薤白、半夏、陈皮开胸化痰散结；郁金疏郁化热痰功著；赤芍、丹参、川芎、红花、葛根活血化瘀，

李兴培

33

祛心脉之瘀滞尤佳；生地黄养阴补肾，对远年之疾尤宜，且尚有"除血痹"之功；柏子仁养心宁神安眠，仅服 7 剂即获显效，心悸及夜间憋醒消失。二诊加知母、白薇、百合、枳壳、生姜（微量），旨在增强养阴清热，宁心安胃，以冀整体调整，诸症若失。

冠心病急性前侧壁心肌梗死

【验案辑要】

李某，女，50 岁，吉木萨尔县北庭乡农民。2009 年 6 月 9 日初诊。

病史：左胸闷痛、心悸、气短 1 月余，5 月 7 日突然以上症状加剧，急送某省级医院检为"急性前侧壁心肌梗死，心绞痛"。经治疗半个月好转出院，即来李老处就治。

现症：左胸闷胀痛每日发作 6～8 次不等，有时夜间气憋醒来，心悸怔忡较甚，心率可达 102 次/分，症兼头晕目花，口干心烦，渴喜冷饮，多汗，时纳稍差，便秘，舌质红，苔薄黄，脉细数。2006 年曾行脑 CT 检查示：散在小灶性脑腔梗。

辨治：证属气阴两虚，胸阳不振，气滞血瘀，痰瘀互结。法当补气养阴，开胸散结，豁痰化瘀。方予冠心通舒汤、参麦饮、小陷胸汤合剂化裁。

处方：西洋参、半夏各 10g，麦冬、赤芍、丹参、全瓜蒌、陈皮、川芎、红花各 15g，柏子仁、薤白各 30g，黄连、三七末（冲服）、全蝎、炙甘草各 6g。

6 月 17 日二诊：服上方 7 剂，左胸闷胀痛每日仅轻微发作 1～2 次不等，夜间已不再气憋醒来，心悸怔忡已很轻微，口干心烦消失，汗收，食欲及精神转佳，惟头晕时甚，上方加天麻 10g、葛根 20g。服上方 22 剂，诸症消失，停药，食疗调摄。建议内服天王补心丹、通心络胶囊，常量服用1个月，以巩固疗效。

11月21日因口腔溃疡和失眠1周来诊，谓完全停汤药3个月来，仅近1个月来偶有轻度胸闷和心悸。

【按语】

本患症见左胸闷痛、心悸、气短乃气滞血瘀、痰瘀互结、痹阻胸阳，阻滞心脉使然；心脉瘀阻，久则耗气伤阴，头晕目花，口干心烦，渴喜冷饮；热结于内，热逼汗出；热结于内，耗气伤津，故见便秘，舌质红，苔薄黄，脉细数。药用西洋参、麦冬补气养阴；瓜蒌壳、薤白、半夏、陈皮开胸散结，行气导滞；赤芍、丹参、川芎、红花、三七活血化瘀；柏子仁养心安神，对快速型心律失常甚效；全蝎搜逐经络窍隧之风痰，通络止痛功著。黄连清热燥湿泻火，《本草正义》云其"能泄降一切有余之湿火，而心、脾、肝、肾之热，胆、胃、大小肠之火，无不治之"。服药1周，左胸闷胀痛、心悸显著好转，口干心烦消失，汗收，食欲及精神转佳，惟头晕时甚，故加天、葛息肝风，平肝阳，解肌退热。计服药22剂，诸症消失。

高血压

高血压病是以持续性动脉血压增高，头晕、头痛最为多见症状的慢性疾病。《素问·至真要大论》云："诸风掉眩，皆属于肝。""肾虚则头重高摇，髓海不足则脑转耳鸣。"《千金翼方》指出："肝厥头痛，肝火厥逆，上攻头脑也。"足见，肝阴暗耗，肝阳偏盛，或肾水不足，水不涵木，致肝阴亏虚，肝阳上亢，而见头痛、眩晕。

【验案辑要】

韩某，男，42岁，新疆独山子市十三区东方花苑小区居民。2010 年 9 月 19 日初诊。

病史：头晕痛 2 年余，加重半个月。血压 150/110～
105mmHg，在某省级医院诊为"高血压病"。

现症：兼颜面发赤，头胀，目干涩，口干舌燥，心
烦，睡眠差，食纳欠佳，自幼迄今时流鼻血或鼻涕中带
血，腰酸痛，有嗜酒史，舌质绛红，苔薄黄，脉细弦数。

辨治：证属阴虚内热，痰瘀互结，心肾不调，肝阳上
亢。法当养阴清热，豁痰化瘀，调理心肾，平肝降逆。方
予天麻钩藤饮、蒺枯百郁天麻夏术汤合酸枣仁汤化裁。

处方：天麻、川芎、半夏、白术、知母、杜仲、郁金
各 10g，钩藤、桑寄生、生地黄、赤芍、丹参、茯苓各
15g，牡丹皮 12g，百合、夏枯草、白蒺藜、炒枣仁
各 30g。

10 月 6 日二诊：服上方 2 周诸症逐渐消失，入冬以
来左腰及足微有冷感，血压 130/90mmHg。上方加独
活 10g。

其家人因病来诊，谓其服上方 30 剂，血压一直正常，
已无何不适感，亦未见鼻衄。

【按语】

面赤头胀，目干涩，口干舌燥，心烦，乃肝阳上亢，
肝火犯肺，伤及肺络，溢于清道故鼻衄；舌绛红苔薄黄，
脉细弦数系湿热内蕴。李老用天、钩、枯、蒺平肝祛风，
清泻肝热；酸枣仁汤清肝除烦，宁心安神；杜、桑补益肝
肾；夏、术健脾燥湿化痰；地、芍、丹、芎、郁，行气活
血，凉血止血。药证合辙，服药 2 周，诸症消失。后因左
腰及足冷感，加独活祛风散寒。续服 30 剂，血压一直
正常。

高血压性心脏病

高血压性心脏病以持续性动脉血压增高为主，晚期累及心、肾、脑等器官。临床以头晕、头痛为特征，伴胸闷、胸痛、心悸等症状。属中医学"眩晕""头痛""胸痹""心悸"范畴。

【验案辑要】

马某，男，65岁，乌鲁木齐市居民。2008年11月2日初诊。

病史：头晕痛、胸闷胀痛15年，血压220～140/110～80mmHg，在某省级医院行有关检查，诊为"高血压性心脏病"，曾服多种中西药（不详），疗效时好时差。

现症：左胸闷胀痛，兼胸部常有压榨感，以上每因劳累、饮酒加重，有时走100～200米即出现头晕，气短，乏力，口干，心烦，两天来3次少量鼻衄，眠差时甚，易饥，大便干结难下，面唇舌质发黯，舌质红，苔薄垢而腻，脉细涩。

辨治：气阴两虚，胸阳不振，气滞血瘀，痰瘀互结。法当补气养阴，开胸散结，豁痰化瘀。方予参麦饮、冠心通舒汤合小陷胸汤加减治之。

处方：北沙参、野菊花、夏枯草、炒枣仁各30g，麦冬、瓜蒌仁、赤芍、丹参、地龙、川芎各15g，薤白20g，半夏、黄连、郁金各10g，山药45g，炙甘草3g。

服上方7剂，鼻衄、易饥消失，头晕及精神好转，胸闷胀痛及压榨感显著减轻，心烦偶作，睡眠改善，大便仍干结。上方瓜蒌仁加量至30g（捣），续服14剂，诸症基本消失，血压156/90mmHg。嘱以天王补心丹、天麻钩藤颗粒常量服用1～3个月，以资巩固疗效。

李兴培

【按语】

本案忧郁恼怒，肝失条达，肝郁化火，阳亢火生，上扰清窍，故见头晕痛；肝郁气滞，胸阳不振，血运不畅，气滞血瘀，痰瘀互结，不通则痛，故见胸闷胀痛，胸部常有压榨感；气血瘀滞，瘀久化火伤阴，气阴两虚，热扰心神，故见头晕，气短，乏力，口干，心烦、眠差；热邪犯肺，灼伤肺络，故见鼻衄；热邪犯胃，消谷善饥，故易饥；热灼肠道，肠道津液枯竭，故大便干结难下；面唇舌质发黯，舌质红，脉细涩为气阴两虚，气滞血瘀之征。药用北沙参、麦冬益气养阴；野菊花、夏枯草清肝泻火；半夏、黄连清化痰热；薤白、郁金开胸散结，行气解郁，活血止痛；赤芍、丹参、地龙、川芎活血化瘀；炒枣仁养心安神；瓜蒌仁润燥化痰，润肠通便；山药益气填中，脾肾兼顾；炙甘草调和诸药。服药7剂，鼻衄、易饥消失，头晕及精神好转，胸闷胀痛及压榨感显著减轻，心烦偶作，睡眠改善，因述大便仍干结。上方瓜蒌仁倍量以润肠通便，续服14剂，诸症基本消失。

呼吸系统疾病

支气管炎（肝咳）

支气管炎分急、慢性两种。急性支气管炎由感染病毒、细菌或烟尘微粒等物理、化学因素，刺激支气管黏膜而引起。慢性支气管炎，可由急性支气管炎转化而来，也可因支气管哮喘、支气管扩张等疾病，酿致支气管分泌物引流不畅，血液循环供应不充分或气管周围纤维组织增生而形成，以致反复发作，缠绵难愈。本病属中医学"咳嗽""喘证"和"痰饮"范畴。《素问·咳论》云："五脏六腑皆能令人咳，非独肺也。"肝咳，系指咳时牵引两胁作痛，剧烈时转侧躯体也受限，转侧两胁部胀满之证候。当以调肝以疏缓肺金之急迫，病自愈也，体现了中医特色。

【验案辑要】

唐某，女，65岁，家住乌鲁木齐市幸福路幸福花苑。2009年7月21日。

病史：反复咳嗽1月余，曾用过中西药物（具体不详），依然如故，特来就诊。

现症：口咽干燥，心烦，右胁烧灼感，时觉有股气窜行于腰胁腹之间，纳差，不思食，厌油腻性食物，口中异气，便溏，舌苔薄黄，脉细濡数。

辨治：证属木火刑金之征，法当清肝抑木。

处方：北沙参、生地黄、柏子仁各15g，郁金、桑寄生各12g，金银花、菊花、黄芩、香附、白芍、川断、丹参各10g，桔梗6g，甘草3g。

服药3剂，右胁烧灼感及气窜行腰胁腹感消失，咳嗽与口干心烦著减，上方去川断。服药7剂，诸症悉除。3个月后随访，未再复发。

【按语】

本案咳嗽月余，历治罔效。李老细询之，有口干心烦，右胁灼感，气窜腰胁腹，纳差便溏，呈现一派肝旺及肺之征。药用郁、香、芩、菊、银、丹、芍，清肝火，疏肝气；沙、麦、地养阴润肺；柏子仁调肝安神；桔、草利咽止咳；桑、断益肾，协同沙、麦、地共襄金水相生之盛举。本案之治，再度说明问诊与审证求因之重要性，为医

李兴培

者当谨记之！

支气管炎（膀胱咳）

膀胱咳，系咳嗽时出现小便失禁者。肺为水之上源，主治节，若咳嗽肺气不宣，则膀胱气机失约；脾主气，居中焦，通调水道，失常则可致水气泛滥。《黄帝内经素问·咳论》："肾咳不已，则膀胱受之。膀胱咳状，咳而遗溺。"足见本案虽名为"膀胱咳"，实则与脾肾更是攸关。

【验案辑要】

姜某，女，28 岁，乌鲁木齐市克西路金阳小区。2011 年 4 月 10 日初诊。

病史：4 年来举凡咳嗽，大多数情况下均控制不住小便，尿在裤中，很为苦恼。

现症：咳嗽，吐白色泡沫状痰，声音嘶哑 7 天，咳嗽时不能控制小便，尿于裤中，时多时少，症兼畏寒乏力，口干不渴，心烦急，足凉痛，舌苔薄白，脉沉迟细缓。

辨治：证属脾肾阳虚，暗伤阴液，肺气不利。法当温补脾肾，益气育阴，宣畅肺气，化痰止咳。沙麦宣肺健脾益肾汤加减治之。

处方：北沙参 30g，黄芪、麦冬、桑寄生各 15g，当归、杏仁、陈皮、浙贝、蝉蜕、前胡、枇杷叶、川断、乌药、菟丝子各 10g，木蝴蝶 20g，甘草 3g。

4 月 15 日二诊：服上方 5 剂咳止，未遗溺，惟足心凉甚，饮药过多致大便稀溏。

处方：上方加独活、枸杞各 10g，砂仁 6g，以散寒益肾，温胃健脾。

4 月 20 日三诊：服上方 5 剂，咳而遗溺均未复发，足心凉止，大便正常。上方加杜仲、覆盆子各 12g，再进

李兴培

5 剂，以加强补肾摄纳，巩固疗效，而竟全功。随访 1 年半，再未出现类似症状。

【按语】

"乌药"一味，《本草求真》云其："逆邪横胸，无处不达，故用以为胸腹逆邪要药耳。"《本草述》："理其气之元，致其气之用……于达阳之中而有和阳之妙。"《本草从新》："上入脾肺，下通膀胱与肾。"其在四脏腑间斡旋，有其自身独特作用，都充当了"信使"与传递作用，可谓一专多能，药尽其用，多管齐下，全面兼顾而得瘥。

大叶性肺炎

肺炎按解剖学分类有大叶性肺炎、支气管肺炎、间质性肺炎，多因肺炎链球菌引起急性感染。大叶性肺炎，起病急，寒战，高热（39℃～40℃），胸痛，咳嗽，吐铁锈色痰；病变广泛可伴气促和紫绀。重症有烦躁、谵妄等神经症状，及感染性休克。中医学称"风温""肺热咳嗽"。

【验案辑要】

俞某，女，43 岁，农民。1965 年 6 月 7 日初诊。

病史：咳嗽八九天，但寒不热（虽值夏天仍着棉袄），无汗时烦，头痛，胸痛，全身呈游走样痛，渴喜热饮，昨日咳血少许，某省级医院拍片诊为"大叶性肺炎"。

现症：咳嗽之痰，似为脓样，痰中带血，舌质淡红，苔薄白而润，脉浮紧略数。

辨治：证属太阳风寒两伤，肺热甫起。法当发汗解表，清宣达热。方遣大青龙汤加茅芦根治之。

处方：炙麻黄 6g，桂枝、杏仁各 9g，石膏、白茅根、芦根各 30g，大枣 3 枚，生姜、炙甘草各 3g。

6 月 11 日二诊：服上方 2 剂血止，胸痛消失，口已不干，余症依然。惟昨日又咳血两口。仍用上方，桂枝减半量。

7月15日三诊：因他疾来诊，云服上方3剂毕，诸症告痊，迄今仍佳。以后多次相遇，皆言可正常从事田间劳动。

【按语】

李老认为，本案伤于风寒邪气，风寒外束，毛窍闭塞，现但寒不热而头身疼痛、无汗等表实之症；邪实在表，脉乃浮紧；里热扰胸，而见烦躁；热动络脉，咳血作焉。此太阳病风寒两伤，营卫同病之证，急宜解表清里之大青龙汤。因思病逾7日，热动络脉，已见咳血，遂益以芦根、白茅根辅佐石膏清宣达热止血，且监制麻、桂、姜之过度辛温燥烈，故2剂而血止，胸痛亦痊。复见又咳血两口，桂枝减半量投服，病乃向愈。此例关键在于认证正确，否则遇太阳病脉微弱，汗出恶风之表里俱虚证，误投发汗峻剂大青龙汤，势必造成大汗亡阳，手足厥冷，筋惕肉瞤之逆证。但若见病逾7日，又遇咳血，不敢解表清热，诚惶诚恐，畏首畏尾，滥施苦寒止涩，祸不旋踵。辨证论治之重要性，于斯可以概见。

肺心病并呼吸衰竭

肺源性心脏病（肺心病），多由于慢性支气管炎、肺结核、矽肺、尘肺等长期肺疾病使肺组织弹性减弱，肺泡扩大形成肺气肿，引起肺循环阻力增高，肺动脉压增高，导致右心室肥厚、扩张形成肺心病。该病有急性与慢性之分。每因感染等因素发病，即加重心肺功能之损害，出现右心衰竭或肺功能衰竭，或二者同时并存。肺功能衰竭，症见呼吸困难、紫绀明显加重、头痛、头晕、神志昏蒙、嗜睡、昏迷，或躁狂、谵妄、震颤、抽搐等，因为颅内压增高，血压亦可增高，呼吸可增快或明显减慢，节律可不规整，此时状况称为肺脑综合征或肺性脑病。

本病属中医学"痰饮""咳喘"与"肺胀"范畴。李老认为，本病合并重度感染、呼衰之极期患者，应中西医结合治疗，立即输氧，有心衰者酌用洋地黄，口服中药金连花软胶囊，静点清开灵、双黄连注射液，对控制感染、减轻脑部症状甚效。一俟正胜邪祛，则当转入气阴双补，健脾和胃，以杜生痰之源，并辅以食疗，调理善后。

【验案辑要】

马某，女，75岁，新疆巴州工商局退休干部。2009年7月24日初诊。

病史：以咳嗽、气喘10年，发热、咳嗽、气喘及神志昏蒙5天之主诉，诊为①慢性支气管炎急性发作、肺气肿、肺心病、Ⅱ型呼衰；②右股骨颈粉碎性骨折内固定术后；③胸腰椎骨折；④Ⅱ型糖尿病，曾于7月1日入住某省级医院呼吸科ICU病房。此前曾因骨折及行右股骨颈粉碎性骨折内固定术住于巴州某部队医院。后以乏力、纳差、嗜睡，5月25日住入巴州某州级医院，因27日起持续高热、意识障碍进行性加重，6月2日急转某省级医院，诊断同上，经治17天好转，于6月19日出院。出院后5天，又出现发热，咳喘，胸闷，呈进行性加重，以上述诊断急返某省级医院住院治疗。体检：急性病容，表情痛苦，强迫体位。体温38.8℃，呼吸20次/分，脉搏92～110次/分。桶状胸，肋间隙增宽，叩呈过清音，呼吸音粗，双肺可闻及湿啰音。胸部（双肺）CT检查：①肺气肿，两下肺感染；②双侧胸腔积液。补充诊断：肺性脑病。即予：重症监护，报病危，心电监护，指脉氧监测，24 小时中心给氧氧气吸入。经抗菌（包括多种进口抗生素）、消炎、控制呼衰及水电平衡、全身支持疗法等（具体不详），病情未见好转，急邀李老会诊。

现症：其女代述，神志昏蒙，乏力嗜睡，循衣摸床，两手乱动，气息迫促，不离输氧，面色微红，时醒呼烦，口干舌燥，噩梦纷纭，偶现惊恐，胸闷心悸，阵发咳嗽，痰黄欠利，发热不退，体温 37.8℃～38.8℃，舌质鲜红，苔黄呈少许点状分布乏津，脉细滑促数。

辨治：证属外感风热，热痰壅肺，上蒙心窍。法当疏风清热，润肺化痰，清心除烦，醒脑开窍。方予千金苇茎汤、鱼桔汤合黄连温胆汤加减化裁。

处方：（1）鱼腥草、芦根、柏子仁各 30g，黄芩、连翘各 12g，竹叶、桃仁、竹茹、桔梗、枳壳、半夏、橘红、茯苓、菖蒲、郁金、僵蚕、蝉蜕各 10g，黄连 6g，甘草 3g。3 剂，日 1 剂。加水浓煎成 200mL，分 4 次自鼻胃管温热注入。

（2）双黄连注射液 10mL 加入 5％葡萄糖生理盐水 250mL 中缓慢静点，1 次/日。

（3）安宫牛黄丸 6g，早晚各服 1 次，均开水化为糊状，自鼻胃管温热注入。

7 月 27 日二诊：经上述方案治疗，当晚即能安然入睡，循衣摸床消失，惊恐、烦躁大减，体温波动在 37.4℃～38.5℃，心率 88～101 次/分，每当热退之后即呼怕冷，咳嗽，痰黄稠欠利，气促，乏力，口干，白天嗜睡。属邪热伏匿少阳，正气大虚，伤阴劫液。拟和解少阳，益气养阴，辛凉透邪，清宣肃肺熔为一炉治之。

处方：（1）西洋参、竹叶、桃仁、冬瓜仁、桔梗、半夏、橘红、郁金、僵蚕、蝉蜕各 10g，麦冬、薏苡仁、板蓝根各 15g，鱼腥草、金银花、白花蛇舌草、芦根各 30g，柴胡、黄芩、连翘各 12g，甘草 3g。日 1 剂。加水浓煎成 200mL，分 4 次自鼻胃管温热注入。

（2）安宫牛黄丸，剂量服法同前。

8 月 15 日三诊：服上方 7 剂后，体温下降，波动在 37.1℃～37.8℃，心烦大减，气息舒缓，撤除输氧及鼻胃管。上方柴、芩减量至各 10 克，去板蓝根、鱼腥草、白花蛇舌草、连翘服之。因乘坐椅式手推车去户外游玩，时间稍久，穿衣稍薄，受凉风吹拂，顿生寒意，即返病房，体温升至 38.3℃。翌日恢复二诊原方原量服之，热势再度下挫。仍续服上方 7 剂，至 8 月 12 日后，体温下降波动在 36.8℃～37.2℃间，恶寒大减，时烦身热，轻咳痰黄稠，睡眠好转。停服安宫牛黄丸，汤剂改服人参白虎汤、竹叶石膏汤合千金苇茎汤加减。

处方：西洋参、麦冬、薏苡仁、生地黄、山药各 15g，竹叶、桃仁、冬瓜仁、半夏、知母、茯苓、僵蚕、蝉蜕各 10g，芦根、石膏、柏子仁、百合、麦芽各 30g，大枣 3 枚，甘草 3g。日 1 剂。加水浓煎成 150mL，分 3 次，饭后半小时热服。

9 月 3 日四诊：服上方 3 剂后，体温下降波动在 36.6℃～37.2℃间，心烦减至微，惟口干渴较甚，睡眠及纳谷均欠佳，大便干结难下，须外用开塞露通便。乃于上方去冬瓜仁、半夏、蝉蜕、大枣，加玄参、石斛、大黄（另后下）、芒硝（另后冲化）各 10g，炒枣仁、莱菔子各 30g，黄连 6g，生地黄加量至 25g，桃仁加量至 12g，百合减量至 20g。服 6 剂后，体温下降至 36℃或以下，精神大振，气色正常，烦除渴止，偶有一二声轻咳，吐少量白痰，大便顺畅日一次，睡眠安稳。上方去大黄、芒硝，服药 9 剂，精神佳，眠纳二便正常。为巩固治疗，并加强骨折恢复，改服益气养阴、活血化瘀、补肾续骨之剂。

处方：西洋参、麦冬、白芍、薏苡仁、蛇床子、川断、骨碎补各 15g，桑寄生、狗脊各 12g，当归、蜂房、仙灵脾、怀牛膝各 10g，葛根、柏子仁、刘寄奴各 30g，三七末（另包，一日 3 次冲服）、炙甘草各 3g。日 1 剂。

服上方 7 剂后，可下床扶"学步车"行走，每日 3 次，每次约 10～15 分钟，兴致颇高。上方加地龙、杜仲各 10g，疏调旬日显效出院。回家后，上方加减服药 1 个月，基本康复。近 5 年来病情平稳，无何痛楚，生活基本自理。

【按语】

本案患者为 75 岁高龄女性，分娩 4 胎，有咳促、糖尿病史 10 年，显示正气早已受损。后突然摔伤引致右股骨颈粉碎性骨折及胸腰椎压缩性骨折，身心横遭巨大打击，元气大伤，故"邪之所凑，其气必虚"，易于感受风寒邪气，遂引发缠绵难愈之上感，甚至高热、呼衰。证属外感风热，热痰壅肺，上蒙心窍。法予疏风清热，润肺化痰，清心除烦，醒脑开窍，方遣千金苇茎汤、鱼桔汤、升降散合黄连温胆汤加减。

二诊时见每当热退之后即呼怕冷，是为邪在少阳之征，但咳嗽，痰黄稠欠利，气促，口干，表明肺内热痰阻遏仍甚；乏力，白天嗜睡，气阴两虚明显，故以小柴胡汤、银翘散、千金苇茎汤、鱼桔汤与生脉散合剂化裁。服二诊方 7 剂颇佳，体温降至 37.1℃～37.8℃，去板蓝根、鱼腥草、白花蛇舌草、连翘。孰料户外活动受风，当晚体温升至 38.3℃，缘于素体阴阳两虚，外寒内热，但以阴虚火旺为主，即便外感风寒，也每多迅速化热，是故

李兴培

恢复二诊原方原量服之，热势再度下挫至 38℃ 以下。

三诊时，虑及经以上治疗，病情虽然明显好转，但基于毕竟正虚阴伤，邪热久羁，余热不退，留连于肺胃，故改疏生脉、人参白虎汤、竹叶石膏汤合千金苇茎汤加减。气阴两虚之病证，李老常用沙参麦冬汤加减治之。考方中沙参，《中国医学大辞典》载："属阴入肺经，兼入脾肾两经，为补阴泻火之品。"麦冬，《名医别录》谓："疗虚劳客热，口干燥渴……保神，定肺气，安五脏。"百合，《本经》主治邪气腹胀，心痛，利大、小便，补中益气。甘草，《本经》言归心、肺、脾、胃经，"主五脏六腑寒热邪气"，《名医别录》记载其"温中下气，烦满短气，伤脏咳嗽，止渴……解百药毒"，确具益气养阴、清肺和胃与宣达余邪之作用。此犹《温病条辨》所云："燥伤肺胃阴分，或热或咳者，沙参麦冬汤主之。"其上焦篇温疟第 51 条自注："重胃气，法当救胃阴何疑。制阳土燥金之偏胜，配孤阳之独亢，非甘寒柔润而何！此喻氏甘寒之论，其超卓无与伦比也。叶氏宗之，后世学者，咸当宗之矣。"

过程中呈现邪却阴伤，便干难下，遂益以大黄、芒硝，内寓桃仁承气汤，佐莱菔子（捣），化瘀泄热，荡积通便，辅以百合地黄汤、百合知母汤养阴清心益肺，以及李老以柏子仁易酸枣仁，成为没有酸枣仁的酸枣仁汤，考柏子仁与酸枣仁养心安神同功，惟柏子仁更长于治疗快速型心律失常，故以其易酸枣仁用之而收佳效。

本例李老会诊时，患者长子称，几次住院，费用已达 40 万元之多。用中药短期即控制病情，收效迅捷，所以无论从疗效之卓越，还是从为国家和个人节省大量经济开支来讲，显而易见中医药有着巨大的优越性。

李兴培

支气管哮喘

支气管哮喘，现代医学认为是一种变态反应性疾病，以其病因复杂，发病呈突发性，并进行性加重，酿致支气管痉挛，并发肺气肿、肺心病和心衰等多脏器病变，治疗颇感掣肘。

本病属中医学"哮喘""肺胀"和"水肿"等范畴。病因不外风、寒、湿、热或肺虚、肾虚等。李老按以下原则进行调治：①实证，发作时胸膈满闷，呼吸急促，不能平卧，喉中痰鸣如水鸡声。暴寒引动者，恶寒，痰白，苔薄白，脉浮紧，射干麻黄汤主之甚效；属热者，发热，痰黄，舌质红苔薄黄或黄腻，宜三拗汤加葶苈子、桑白皮、地龙、大黄等治之。②虚证，呼吸急促，低声气怯，懒言自汗，舌苔薄白，脉细濡，宜以北沙参、太子参、麦冬、女贞子、巴戟天、胡桃肉导入都气丸（六味地黄汤加五味子）中煎服。③缓解期，服补中益气丸，扶助正气；或用河车大造丸，益气养阴，大补肺肾。保持乐观豁达，适当辅以在洁净环境中散步，或太极拳、八段锦类锻炼，有增进体力，防止复发之助益。

【验案辑要】

胡某，女，48岁，饮食服务公司职工。2009年5月9日初诊。

病史：17年前不明原因引起哮喘，发作时呼吸急迫，喉中痰鸣，胸闷气憋，在某市中心医院诊为"支气管哮喘"，经治病情得以控制。之后，每当闻到如油漆等不良气体，或天气骤变、劳累或生气等皆可诱发，曾因此多次住院。1周前稍有感寒，哮喘又作，咳痰不利，某医院诊为支气管哮喘并感染，以朴敏舒坦、可力舒等超声雾化以祛痰平喘，并用阿奇霉素等药，因屡治乏效，经友人介绍来李老处治疗。

现症：面色及皮肤萎黄，神疲乏力，动则气喘，无咳嗽，但喉间痰鸣，用力始能咳出黑黄色痰少许，口渴喜温，睡眠极差，经常彻夜不寐，不思饮食，肚腹膨胀，小腿下 1/3 至足呈可凹性水肿，大便秘结，2 日一行，舌质红，苔薄黄花剥，脉细滑而数。

辨治：证属气阴两虚，肺热灼津，热痰阻闭。法当补气养阴，清化热痰，降逆平喘。予沙参麦冬汤、千金苇茎汤、葶苈大枣泻肺汤、己椒苈黄汤、三子养亲汤合剂化裁。

处方：北沙参、葶苈子、鱼腥草、莱菔子、石韦各 30g，麦冬、芦根、薏苡仁、桃仁、苏子、白芥子、防己各 15g，竹叶、冬瓜仁、白果各 10g，椒目、大黄（另包后下）各 6g，炙甘草 3g。

5 月 18 日二诊：服上方 7 剂，哮喘明显好转，睡眠已佳，可一觉到天亮，为近年来所罕有，食纳增进，大便爽软，已能帮助家里干些家务活。上方莱菔子、桃仁、苏子、白芥子减量至 10g，加茵陈 30g，栀仁、郁金各 10g，丹参 15g。

服药 1 周，哮喘减至微，浮肿消失，肤黄基本消退。守方略有加减，续服 30 剂，哮喘消失。半年后随访，哮喘未见复发。

【按语】

患者病久气阴两伤，痰瘀壅遏肺中，阻塞气道，咳喘达 17 年，多次发病住院，其正气虚甚可知。初诊时，现面黄、乏力、喘促、纳差、水肿，乃正气大伤、脾虚水泛之征，病之"本"也。"胃不和则卧不安"，故常彻夜不寐;"肺与大肠相表里",因肺气不利致便秘。动则气喘,喉间痰鸣,用力始能咳出黑黄色痰少许,显系热痰瘀浊胶结胸中,为关键性主症,病之"标"也。李老揣度权衡认定为标本俱急,遂予标本同治,旋投北沙参、麦冬、薏苡仁、炙甘草补气养阴、健脾利湿,俾"扶正祛邪";鱼腥草、芦根、桃仁、竹叶、冬瓜仁大剂甘寒清肺豁痰、生津护胃化浊,佐石韦平喘与利水相兼,伍以桃仁、丹参化瘀,相须为用,对肺进行"内冲洗",有较好涤荡热痰瘀浊败腐之"祛邪扶正"作用。所合用之三子养亲汤加白果,下气平喘效确;佐《金匮要略》名方"己椒苈黄汤"清热平喘,通便消肿;佐茵陈蒿汤加郁金,旨在清利湿热。统观全方,可谓病机、治则、方药紧扣,奏效堪称理想。

肺癌术后

肺癌又称原发性支气管肺癌,为生长在支气管黏膜或肺泡上的恶性肿瘤,近些年来发病率以惊人速度不断上升,男性明显多于女性,好发年龄为 40~60 岁。其病因主要是吸烟、工业废气和大气污染。肺癌恶性程度高,预后差,约 80%患者诊断确立后 1 年内死亡,中位生存期 6 个月左右,其中腺癌 4~9 个月,小细胞癌为 5 个月,鳞癌为 7~8 个月。肺癌总的 5 年生存率仅 5%~10%。故早期发现,尽快手术并采取综合措施是提高 5 年生存率之关键。其中中医辨证论治的介入,对提高疗效有着十分重大的意义。

【验案辑要】

高某,男,59 岁,新疆兵团第四师某团中学教师。2008 年 6 月 28 日初诊。

病史:2004 年 3 月因咳嗽不止 2 个月,发热半月,赴某医科大学肿瘤医院,经支气管镜检查确诊为"右肺中

下叶中分化鳞癌"，于 3 月 30 日行"右肺中下叶切除术＋
纵隔淋巴清扫术＋肺大泡切除术"，未发现转移灶。行常
规化疗结束已 3 年。术后出现胸凉，咳嗽，气促，虽曾服
用中、西药（不详），仍迁延不愈，遂来李老处就治。

现症：兼恶寒，有时背凉，乏力嗜睡，易于感冒，尤
以秋冬春季更是感冒频繁，常伴以轻咳无痰或少痰，痰色
白，偶尔咳吐黄痰，气促较甚，口苦但不干渴，纳减，舌
质淡红，苔薄白，脉沉细濡。

辨治：肺脾气虚，痰湿内停，胸阳不振。法当健脾益
肺，宽胸豁痰，温振胸阳。方予参麦四逆汤、归芪建中
汤、瓜蒌薤白半夏汤合来复汤加减化裁治之。

处方：党参、黄芪各 30g，熟附片、桂枝、瓜蒌壳、
薤白、半夏、当归、生姜各 10g，麦冬、山茱萸、陈皮、
山药各 15g，炙甘草 3g。

11 月 24 日二诊：服上方 4 剂，于胸凉了无寸效。服
药至 11 剂，胸凉大减，仅手术刀口处尚微有凉感，气促
显著好转，姜、附恢复各 10g 剂量，上方加黄精、薏苡仁
各 15g。服至 11 月 24 日，胸凉已，气促仅微作。

2009 年 10 月 18 日二十诊：病程逾 6 年，胸凉背时凉
5 载，已于秋末消失，冬春皆无。

关于用附片的问题：因胸凉较甚时，曾在辨证汤方
中，两度先用熟附片、生姜各 10g，乏效，加量至各 30g
（先另煎两小时），1 次 4 剂，方中虽有麦冬制燥，但在有
桂、姜、夏、党、芪情况下，亦出现舌尖溃疡；1 次 7
剂，后改为附、姜各 10g，用 2 周。

前后连续或断续计服汤药 186 剂。仿"冬病夏治"原
则，2008 年 9 月初和 2009 年 10 初，曾分别制就以生脉饮、
玉屏风散、五味异功散、百合固金汤合剂化裁，加黄精、

李兴培

山茱萸、葛根、山药、三七、贝母、瓜蒌壳、仙鹤草、白花蛇舌草等组成的肺、脾、肾三脏并补之散剂药（其中党参改为红参 60g、西洋参 30g）分别服用 2 个月，总共持时 3 年，困扰其胸凉、背凉和咳促消失，体力明显增强。患者谓："过去周围一有人感冒，自己总'逃不掉'。服中药 3 年来，冬春季仅以鼻咽炎轻咳为主的轻度感冒 1 次（以微辛轻解、疏表宣肺之剂，5 天病愈），为几年所罕有。"达到完全康复。虽似治标之治，实乃治本之图，俾标本同治，病乃向愈。亦防止了肺癌之再发，其意义实可圈可点。

现已停药 4 年，正常生活。

【按语】

肺为娇脏、"清虚之府"，因而病多化燥伤阴，尝治以清肺养阴。然此案为肺癌术后，出现畏寒，胸背发凉，咳嗽气促，乏力嗜睡，易于感冒，显系一派肺脾气虚，痰湿内停，胸阳不振之征。故治疗从始至终以扶阳益气为治疗大法，万稳而进，奏效满意。倘株守"清肺养阴"一法，则非但无功，肯定反增病势，其失远也！

对该患者的治疗，旨在既要治疗癌症术后并发症，同时更要防止癌之复发与转移，诚如张元素云"养正积自消"，故扶正抗癌对于癌症的治疗至关重要。二者相辅相成，不可偏废，不啻为标本同治之成功范例。

消化系统疾病

食管憩室

食管憩室是食管壁层局部向外膨出形成的圆形袋装或囊状突出，有似挂在食管壁上的一种带状物，小如黄豆，大如鸽蛋或比鸽蛋更大。该病多发生于 40 岁以上的中老年人。属中医学"噎膈""胃脘痛"等范畴，为久罹肝郁，火热灼津，气痰阻滞所致。

【验案辑要】

游某，女，44 岁，1982 年 2 月 13 日初诊。

病史：患者 4 个多月前出现咽喉部不适感，吞咽不利，经当地医院治疗（用药不详）乏效，转来我院就诊，以"吞咽不利待查"收住入院。检查：咽红，扁桃体肿大，经食管钡透提示：食道中段见一局限扁平形突龛，边界锐利，诊断为食管中段憩室。

现症：咽喉部热辣感，吞咽不利，胃脘痞满，吐清水，心悸眠差，时烦。舌质淡红，苔薄白，脉细弦。

辨治：病属中医"噎膈"范畴，乃长期肝气郁结，乘脾伤中，痰热胶结，胃失和降。治当清热化痰，和胃降逆。方遣半夏厚朴汤合小半夏加茯苓汤增损，酌加清化痰热、养阴生津和养心安神之品治之。

处方：半夏、厚朴、射干、柿蒂、石斛、黄芩、生姜各 10g，茯苓、知母、柏子仁各 15g，蒲公英 30g，麦冬 12g。6 剂，每日 1 剂，浓煎，分 3 次温服。

2 月 20 日二诊：药后，咽部热辣感及心烦悸全除，余症依然。乃专事斡旋气机。

处方：半夏 12g，厚朴、苏梗、射干、台乌药、枳实各 10g，柿蒂、茯苓、威灵仙各 15g，麦芽 25g，木香 6g，生姜、炙甘草各 3g。42 剂，日 1 剂，浓煎，分 3 次温服。

4 月 1 日三诊：药后各症显著好转，舌质黯，苔白腻，脉细。李老认为，痰热稽久，必耗气伤阴，当扶正与祛邪并行，法予补气养阴，疏肝降逆，化痰散结。遂改投旋覆代赭石汤、半夏厚朴汤合剂化裁之。

李兴培

处方：北沙参 25g，麦冬、茯苓各 15g，代赭石（砸）30g，半夏 12g，旋覆花、柿蒂、香附、射干、厚朴各 10g，大枣 3 枚，生姜、甘草各 3g。2 剂。

药后食管钡透摄片报告：食管边缘光滑，黏膜规则，未见异常征象。续以原方巩效，旬日痊愈出院。

【按语】

本案治疗以半夏厚朴汤加柿蒂、台乌药、威灵仙、麦芽、木香理气降逆；射干、石斛、黄芩、知母、蒲公英、麦冬清化痰热，柏子仁养心安神。李老谓，该患病程 4 月，本虚标实，虚实夹杂，即肝逆犯胃，胃受克戕为虚，治疗当"制木必先安土"。痰热遏久，耗气伤阴，当扶正与祛邪并行。法予补气养阴，疏肝降逆，化痰散结。此法深符"调顺阴阳，化痰下气，阴阳平匀，气顺痰下，胸噎之疾，无由作矣"（《济生方》）之旨。因认证准确，增损有度，故获佳效。诚如李东垣所谓："善治病者，惟在调和脾胃。"

贲门狭窄

贲门狭窄包括食管-胃吻合口狭窄、化学灼伤致食管狭窄、贲门失弛缓症术后狭窄等良性狭窄，以及贲门癌等所致恶性狭窄。症见进食困难，严重影响营养摄入，导致水电解质紊乱，严重者危及生命。属中医学"噎膈"范畴，诚如李中梓所云："忧思悲恚，则脾胃受伤，津液渐耗，郁气生痰，痰阻不通，则气上而不下，妨碍道路，饮食难进，噎膈所由成也。"故临证每以开郁行气，化痰散结为施治大法。

【验案辑要】

王某，女，28 岁，吐鲁番红柳河园艺场。1983 年 6

月 23 日初诊。

病史：咽部异物感、吞咽困难 3 月余。胃肠钡透示贲门通过受阻，贲门入口有 1cm 长狭窄段，狭窄段以上即食管下段呈囊性扩张，并有轻度逆流征象，管壁柔软，钡剂通过缓慢。诊断为贲门狭窄。1980 年曾因十二指肠球部溃疡合并出血，用药治疗而愈。现经亲戚介绍来院请李老治疗。

现症：兼泛泛欲吐，食入即吐，吐出物为胃内黏液及少量食物，上腹胀满，时烦，舌淡红，苔薄白，脉细。

辨治：从患者病史、证象与舌脉综合观之，当属肝郁脾虚，湿遏中州，痰凝阻滞，微有化热，治宜和胃降逆，化痰解郁，佐以清热；遂用温胆汤、半夏厚朴汤合剂化裁。

处方：竹茹、川朴、陈皮、香附各 6g，半夏、枳壳、郁金各 9g，苏梗、青皮、佛手各 4.5g。

7 月 15 日二诊：服上方 20 剂，烦除热平，余症依然。仍用前法施治。

处方：太子参 25g，枳壳、台乌、苏梗、槟榔、青皮、射干、厚朴各 10g，半夏 12g，茯苓、陈皮各 15g，胖大海 4 枚，沉香 6g，生姜、甘草各 3g。

7 月 25 日三诊：服上方 10 剂，因服汤药过多，仍呕吐而畏惧服药。吐即药减，嘱采多次、少量、冷服法。惟仅能进薄粥少许，自感气息上逆迫至咽部，胸满烦闷，舌质淡红，苔薄白，舌边有齿痕，脉细而沉涩。法予补气降逆，安中和胃。投旋覆代赭汤、半夏厚朴汤、大黄甘草汤合剂加味，并嘱戒气恼、节饮食。

处方：明党参、代赭石、威灵仙各 30g，麦冬、茯苓各 15g，半夏 12g，枇杷叶、旋覆花、枳壳、苏梗、厚朴各 10g，大黄 6g，大枣 6 枚，生姜、甘草各 3g。

9 月 30 日四诊：服药后食纳日益增进，5 剂后基本正常，25 剂后每天可进 400g 米饭，胃肠钡透示贲门狭窄较前好转。服至 40 剂，病情有反复，进食后有上顶感，时胃痛与咽部异物感，兼少腹疼痛，舌苔中后黄腻，舌边有瘀点，溯及有长期气郁史及劳累过度史，舌边瘀点，脉细而涩。证属宿瘀为患，血府逐瘀汤主之。

处方：桃仁泥 12g，柴胡 3g，当归、生地黄、川牛膝各 10g，枳壳、赤芍、甘草各 6g，桔梗、川芎各 5g。

服上方 11 剂后，少腹疼痛著减；又 4 剂少腹痛止，进食气逆上顶感显著减轻。1983 年 10 月 19 日以显效出院调理。出院后续服上方 2 个月，气郁则间服半夏厚朴汤合甘麦大枣汤加威灵仙、天冬、代赭石，各症逐渐消失，恢复正常田间劳动。1984 年 9 月 22 日来院，复查食管钡餐透示：食管贲门段已正常。嘱继续戒气恼，节饮食，忌刺激性食物，停药，进行饮食调理。2 年后，陪婆母来院治病，告知康复如常。

【按语】

本病初期多实证，但该患病程 3 个月，缠绵不愈，胃气更伤，是为气血两虚，虚实相兼之证。《素问·平人气象论》云："人无胃气，曰逆，逆者死。"故"有胃气则生，无胃气则死"诚至理名言。因此，李老认为，治当首重调气，扶脾和胃。故初投半夏厚朴汤加味以和胃降逆，化痰解郁，佐以清热。俟烦除热平，即在上方中加大剂太子参补脾益胃；胖大海开宣肺气，因肺为气之主，肺朝百脉；以大队理气燥湿化痰药行气消积，降逆除满，多次少量冷服，10 剂吐即显著减轻。三诊再予旋覆代赭汤、半夏厚朴汤、大黄甘草汤加枇杷叶、威灵仙，补气降逆，安胃和中。俟胃气得复，太子参易为明党参鼓舞清阳，健运中气。药后食纳日增，5 剂后基本正常，25 剂后可食400g，胃肠钡透示贲门狭窄较前好转。后因病情反复，兼少腹疼痛，舌边有瘀点，脉沉细而涩，李老认为肝郁气滞久则血瘀，遂投血府逐瘀汤加减。计服药 15 剂，少腹疼痛得瘥，进食气逆上顶感显著减轻。出院后再以上方续服，气郁时服半夏厚朴合甘麦大枣汤增损，各症消失。此先后次第有序，方可言治。1 年后胃肠钡透示食管贲门段已正常。后曾随访 18 年，安然无恙。

贲门失弛缓症

贲门失弛缓症又称贲门痉挛，是食管神经肌肉功能障碍所致的一种疾病。其主要特征是吞咽食物时食管下端括约肌不能正常松弛，以致食物不能顺利通过。属中医学"噎膈"范畴，系气郁日久，耗伤阴津，痰气胶结，胃失滋润和降引起。

【验案辑要】

谢某，男，31 岁，企业工人。1981 年 2 月 20 日初诊。

病史：饮水进食，吞咽困难，食物反流，泛泛欲吐 3月余。在某省级医院胃肠钡透诊断为"贲门失弛缓症"。

现症：兼胸膈痞满，舌质黯，苔薄白，脉细弦。

辨治：肝郁气滞，胃失和降，气痰交阻。治宜和胃降逆，理气化痰。

处方：龙骨、龙齿（先煎）各 30g，竹茹、半夏、枳壳、陈皮、茯苓、旋覆花各 10g，山药、柿蒂各 15g，生姜、丁香各 6g，甘草 3g。日 1 剂，水煎，2 次分服。

2 月 27 日二诊：服药 6 剂，食物上逆以致不能进食

李兴培

逐日好转，及至缓解，仅偶尔食之过猛过多有上述情况，口苦。舌质黯，脉弦。上方加威灵仙 25g，服 10 剂后，虑及久病气虚，方中加参须 10g 扶正气，半夏 15g、陈皮 25g 行气开郁。服 14 剂后，证情平稳，但仍时时抑郁，胸胁部窜痛。乃肝气郁结，郁久兼瘀之象。宜疏肝解郁，和胃降逆，佐以化瘀。

处方：柴胡、青皮、香附、竹茹、苏梗、川朴、旋覆花、柿蒂 10g，枳壳、半夏各 12g，赤芍、陈皮各 15g，桔梗、生姜各 6g，甘草 3g。14 剂。

服药 2 周，吞咽顺利，各症渐瘥。食管钡透证实钡剂通过顺利，仅见贲门区膈下段略有痉挛征象，出院食疗调治。追访 21 年，一切如常。

【按语】

《景岳全书·传忠录》云："善治精者，能使气中生精。"当和胃降逆治之，故初诊方中用龙骨、龙齿镇静除热，孕育真阴，潜静冲激；温胆汤燥湿化痰，降逆和中；丁香柿蒂汤加旋覆花下气降逆止呕；山药、甘草健脾和胃。6 剂后即见食物上逆及不能进食逐日缓解，仅偶尔饮食过猛，食物上泛，食管后有阻塞感，仍为痰气交阻之征。《本草图解》谓威灵仙"搜逐诸风，宣通五脏，痰水"。李老经验，本品尚有良好的平降逆气功效。因证情不稳，时上腹窜痛，为久病则损伤正气，故予参须扶助正气，加大半夏及陈皮用量助下气降逆、化痰散结。然该患究系肝郁过久，以致气滞血瘀，故兼胸胁窜痛，以致久服疏肝调气之品未见寸效。遂予疏肝解郁，和胃降逆，佐以化瘀。方予半夏厚朴汤、丁香柿蒂汤、香附旋覆花汤和柴胡疏肝散等合剂通变化裁，仅服 14 剂即见功，吞咽顺利，各症皆瘥。食管钡透证实钡剂通过顺利，仅见贲门区膈下段略有痉挛征象，予出院调治。从本案全治程窥知，虽治疗方药多进退于调气药类中，但具体到病机、治则与方药的统一上，又不容假借。如前半部分重点以和胃降逆为主，虽曾获症状减轻及至缓解之佳效，但不久又故态复萌。细究之，乃患者肝气郁结已久，致气滞血瘀，胸胁窜痛，始投疏肝理气与化瘀并行而获佳效。

慢性萎缩性胃炎

萎缩性胃炎，以胃黏膜退化、胃壁变薄、胃腺萎缩为其特征。检查发现胃萎缩区黏膜隆起，黏膜下血管萎缩即可确诊。病由胃溃疡长期炎性刺激，分泌胃酸功能减退，胃酸减少或缺乏，产生一系列临床症状。属中医学"痞满""胃脘痛"等范畴。缘病程久远，饮食不节，过食辛辣及荤腥炙煿之品，胃阴已虚，黏膜失濡受损发为本病。该病当前已被医界广泛视为癌前病变，应予足够重视。

【验案辑要】

黄某，男，40岁，乌鲁木齐华凌市场员工。2010年6月4日初诊。

病史：胃脘部疼痛不适3年余，加重1年余。近月在某省级医院纤维胃镜检查为慢性萎缩性胃炎（活动期）。曾自购西药服用，自感作用不大，朋友介绍来诊。

现症：形体瘦弱，头晕痛，乏力，无论饥饱，上腹部烧痛，吃甜食后更甚，经常心烦，失眠，纳稍差，口干喜冷饮，四肢发凉，下肢尤甚，大便干，苔薄白，脉细缓。

辨治：证属气阴两虚，肝胃失和。法当益气养阴，调和肝胃。方予沙参麦冬汤、百合知母汤、酸枣仁汤、枳术丸、左金丸合剂化裁。

处方：北沙参、百合、薏苡仁、麦冬、炒枣仁各

30g，黄芪、八月札各 15g，白术、茯苓、陈皮、枳壳、香附、知母各 10g，郁金 12g，黄连、吴茱萸各 6g，生甘草 3g。

9月25日二诊：服上方 7 剂后，除仍眠差外，各症减轻。原方再进 7 剂，精神好转，胃烧已，心烦止，眠转佳，去左金丸。

续服 40 剂，胃脘部已无不适，饮食正常，身体消瘦已有明显改善。纤维胃镜复查：慢性萎缩性胃炎消失。随访 5 年，可正常工作。

【按语】

李老治疗胃阴虚，恒以沙参麦冬汤加减治之。《温病条辨·治病法论》言："治中焦如衡，非平不安。"沙、麦、百、草四药甘平入中焦，性清润补而不腻，滋而不滞，有轻灵之性，使中焦枢机得运，平淡含升降，亦"以平为期"。又沙、百俱禀天地清利之气，其气薄以升，其性以降。《汤液本草》："脾苦湿……欲缓，急食甘以缓之。"百合，味甘入心，心为脾之母，《本草经疏》言其得土金之气，而兼天之清和，故味甘平，亦应微寒无毒。入手太阳、阳明，亦入手少阴。四药相须为用，整体调整，寓意深远。以此为核心，结合证型变化，协同百合知母汤、酸枣仁汤、枳术丸、左金丸气阴并补，肝肾同调，层次分明，疗效卓著。本案用中医治疗获愈，表明从广义角度看，癌症可防。关键着眼于两个"早"：早期发现，早期治疗。

胃幽门窦溃疡

胃黏膜被腐蚀，形成疮面就是胃溃疡。多由自主神经功能障碍，精神紧张，劳累过度，饮食不当，使胃酸和胃蛋白酶分泌过多，胃平滑肌痉挛，胃肠黏膜抵抗力降低，胃酸侵蚀和食物机械性摩擦损伤所致。主要症状是有规律性的慢性上腹部疼痛，多在进食 1 小时内发生，2 小时后缓解。本病属中医学"胃脘痛"范畴。多由饮食失节，嗜酒无度，或其他脏腑功能失调，伤及脾胃，中气不升，浊阴不降，气滞不通则剧痛；胃气不行，上逆则呕吐；脾胃虚寒，阳气不运，水饮停聚则泛酸；久病入络，脉络损伤则呕吐咖啡样物。

【验案辑要】

顾某，男，27 岁，新疆兵团工三师二团。1967 年 12 月 7 日初诊。

病史：上腹部疼痛、呕吐泛酸 2 年余，加重 2 天，并吐咖啡样物 2 次。胃肠钡餐透视为：胃幽门窦溃疡。历用维生素 C、氢氧化铝、普鲁本辛、股动脉封闭及内服 5％普鲁卡因等治疗 2 个月，再次胃肠钡餐透视为：胃幽门部仍有龛影，慢性胃炎。期间先后 4 次呕吐咖啡样物，每次 300～400mL，经化验证实为血液。疑为顽固性溃疡所致，故于 12 月 7 日邀外科会诊，考虑手术治疗。因患者对手术顾虑重重，未曾同意，故当日邀中医科会诊。

现症：兼神疲乏力，阵发性腹痛，腹胀，恶心，失眠，舌苔薄白，脉细濡缓。

辨治：证属中阳虚弱，胃脘急痛。治宜温中补虚，缓急止痛。方予黄芪建中汤、二陈汤合金铃子散进退出入治之。

处方：黄芪、龙骨、煅瓦楞子、延胡索各 12g，桂枝 6g，白芍、炒川楝、半夏、茯苓、陈皮各 9g，丁香 1.5g，大枣 3 枚，炮姜 4.5g，炙甘草 3g。

1968 年 1 月 5 日二诊：上方服后，各症逐渐减轻，服至 28 剂时，吐血两口。旋改弦易辙，予收敛固涩、缓急止痛之剂。

处方：龙骨 15g，白及、侧柏叶各 12g，茜草、延胡索、川楝子各 9g，炮黑姜 6g，生大黄、炙甘草各 3g。

进此方后再未吐血，疼痛日减及至消失。后期方药，间有增损。共服 45 剂，胃钡透复检并摄片示：胃溃疡愈合。痊愈出院。

【按语】

本案症兼神疲乏力，舌苔薄白，脉细濡缓，皆水谷精微不能输布全身之一派虚象。李老认为，脾胃阳虚病势缠绵之胃脘痛，当温中补虚，缓急定痛，方选黄芪建中汤化裁。久病入络，兼之胃阳虚弱，中焦失于健运，血行迟滞，气滞血瘀，佐以金铃子散行气活血，化瘀定痛；中阳虚弱，运化失司，每致水湿内停，症见呕恶泛漾，益以二陈、丁香温运之；龙骨、瓦楞子宁神制酸；中阳既虚，又屡伴出血，故生姜炮黑，取法温涩；频见泛酸，遂去饴糖；盖药证相符，奏效故捷，诸症渐减。惟服药至 28 剂时，吐血两口，"急则治标"，法更敛涩缓急之剂治之，间有个别增损，前后计服药 73 剂，溃疡愈合。

现代药理试验研究证实，黄芪建中汤可防止大白鼠结扎幽门所致胃溃疡的发生，并抑制胃酸分泌，减少游离酸总酸度，使胃液 pH 值上升，可能系本方取效之基本原理。应予指出的是，所投方中，龙骨、瓦楞子、白及庇护疡面，中和胃酸对胃壁的消蚀作用，特别是其本身所具生肌敛口作用，对促进溃疡面之愈合更是不容忽视的；余如侧柏叶、茜草皆止胃出血之佳品；生大黄消炎，疏通瘀血之窒滞，引血下行而归经，尚具一定敛涩性而止血。综上所述，表明本案之疗愈机制是综合性的。

胃黏膜脱垂症

胃黏膜脱垂症,是指胃窦部黏膜通过幽门管脱入十二指肠。本病属中医学"胃脘痛""呕吐"等范畴。其病机为中气下陷,脏器失固。脾居中焦,脾气健运有赖肝气之疏泄条达。肝气失疏则克伐脾胃,脾胃虚弱则脘胀纳差,血生化不足致心神失养,夜不成寐;脾阳不运则水湿内停,故尝呕吐涎水,阻遏气机运行则疼痛。

【验案辑要】

潘某,男,51岁,乌鲁木齐市长青村村民。1967年9月12日初诊。

病史:上腹痛胀,呕吐3年余,某省级医院检查诊断为胃黏膜脱垂症。

现症:呕吐物为食物及涎水,食纳较差,经常彻夜不寐,苔薄白,脉弦。

辨治:证属肝脾不和,中气下陷,心气虚弱。法当疏肝理脾,补中益气,养心安神。方予补中益气汤、四逆散、柴胡疏肝散合剂化裁。

处方:柴胡、五灵脂、黄芪、党参、延胡索、柏子仁、酸枣仁各10g,香附、怀山药各12g,龙骨15g,枳实、苍术、厚朴、青皮、陈皮各6g,炙甘草3g。3剂。

服药3剂后,上腹痛及眠差均较前好转,呕吐显著减轻,食欲转佳。虑其病久入络,再予上方增损,先后益以大队行气活血之品如小茴香、桃仁、槟榔、广木香、白蔻、莪术、没药、半夏曲、紫苏等。服药至28剂时,胃肠钡透示:胃黏膜脱垂症消失。又予上方稍有加减调治月余,剑突下膨隆部痛胀减并有所缩小而出院。

李兴培

【按语】

　　李老认为，本案本虚标实，但标本俱急，故治宜补中益气、疏肝降逆、养心安神并行，标本同治。此即如张景岳所云："善治脾者，能调五脏即所以治脾胃也。"方中黄芪、党参、山药补中益气，山药补而不滞，补脾气益胃阴以御肝之克伐；柴胡、枳实、甘草疏肝理气，和胃降逆；苍术、厚朴、陈皮、甘草为《太平惠民和剂局方》（以下简称《局方》）平胃散，辛香燥湿，健脾除胀；青皮、香附疏肝解郁；延胡索、五灵脂活血、行气、止痛，通利血脉而消散瘀血；龙骨收敛固涩；柏子仁、酸枣仁养心安神，益肝柔肝，以免肝气横逆；后益以小茴香、桃仁、槟榔、木香、白蔻、莪术、没药和半夏曲，旨在行气、化瘀、醒脾，俾肝气条达，脾阳得升，胃气得复，诸症渐除，胃黏膜脱垂症终于获愈。李老认为，补气健脾俾生化有源，亦复摄持之权，非特全身性症状得以好转甚或缓解，亦有助于恢复胃黏膜之固有舒缩功能，故协同配伍，取效卓然。

胃癌术后

　　胃癌是指发生在胃窦、胃小弯侧、胃底、胃体和贲门部位的一种常见癌症。胃癌多发于 40～60 岁间，男性发病率比女性约高 4 倍，多由胃息肉、胃溃疡、萎缩性胃炎日久失治，恶化所致。本病全国年死亡率男性为 20.93/10 万，女性为 10.16/10 万。大多数为腺癌，少数为鳞癌等，其扩散以直接蔓延和淋巴管转移为主，血管以肝转移常见，晚期经血管尝转移至脾、骨、肾及中枢神经等脏器。早期症状不明显，或时嗳气、饱胀、纳减、隐痛等。属中医学"反胃""胃反""胃脘痛"和"积聚"等范畴。

临床尝按肝胃不和、脾胃虚寒、胃热伤阴、气滞血瘀和痰浊中阻等证型，结合辨病施治，对部分患者确能起到缓解甚至控制病势发展，提高生存质量的良好作用。

【病案辑要】

王某，男，61岁，本院退休工人。1990年9月18日初诊。

病史：1988年12月份因胃癌在我院肿瘤外科施以根治手术，继之进行化疗4个疗程后，一直感到疲乏无力，且呈进行性加重。1990年6月29日B超示：肝左叶单发性囊肿，腹膜淋巴结肿大。7月3日纤维胃镜检查示：轻度吻合口炎。肿瘤科意见：不排除癌症复发与转移。7月20日肌电图示：神经源性损害①双胫后轴索受损，伴远端脱髓鞘；②左腓神经索轻度受损。7月25日神经内科会诊意见：①癌肿并周围神经损害；②癌肿性肌肉待排。8月6日肌电图示：神经源性损害①左右正中神经轴索受损，伴远端脱髓鞘；②左、右尺神经轻度受损。因治疗颇乏良策，嘱出院回家休息。经西医施以多种方案对症处理（具体不详），病情无任何起色，患者痛苦失望中，着其长子急请李老到其家中出诊。

现症：面色黧黑，极度消瘦，时有面部肌肉抽搐，精神衰疲，侧卧蜷缩于床，声低气怯地直呼"全身酸痛，双腿软弱无力，翻身困难，不能行走，怕冷，睡觉不好，没有食欲"，表情痛苦，甚是悲观与焦躁不安，舌质淡苔薄白，脉沉细濡缓。

辨治：胃癌术后化疗并发神经源性损害；肌痹、痿躄。证属癌毒浸淫，气血亏虚，脉络痹阻。法当补气养血，活血通络，扶正抗癌。方予扶正消积汤合当归补血汤加减治之。

处方：黄芪、白花蛇舌草各 60g，半枝莲、白芍各 30g，炒白术 12g，茯苓、木瓜、八月札各 15g，当归、橘红、五加皮、怀牛膝各 10g，炙甘草 6g。日 1 剂，水煎服。

1990 年 10 月 29 日二诊：服上方 45 剂后，精神大振，面部抽搐显著减轻，已能下地活动。时稍乏力，纳略差，舌白根微黄厚腻，脉细濡数。乃脾虚失运，宜健脾益气，扶正抗癌法治之。

处方：黄芪、白花蛇舌草、半枝莲各 30g，薏苡仁、太子参、茯苓、白芍、八月札各 15g，炒白术、山药、防己各 12g，橘红、当归各 10g，甘草 3g。

1991 年 2 月 8 日三诊：服上方 58 剂，期间因面部抽搐加蜈蚣两条，全蝎 6g，龙骨、牡蛎各 25g，钩藤 15g，以镇潜浮阳，息风解痉。至 2 月 8 日，面部抽搐止，精神可，纳谷佳，故暂停药观察。

1991 年 3 月 8 日四诊：停药半月，现下肢沉困酸楚，冷感，时麻，纳谷可，胃适，眠安，舌白，脉细缓。虑及气血亏虚，肝肾不足，血脉不和。予益气健脾、理气和血法治之。

处方：黄芪、白芍、太子参、白花蛇舌草各 30g，鸡血藤 25g，薏苡仁、茯苓、八月札各 15g，炒白术、防己各 12g，橘红、炙甘草 3g。

1991 年 4 月 5 日五诊：述服上方 21 剂，下肢有力，冷麻大减，面肌仍时有轻度抽搐，舌白，脉细缓。上方加蜈蚣 2 条，全蝎 6g。

1993 年 4 月 6 日六诊：断续以上方 2～3 天服 1 剂，服一个月停药一周，再服，计服 180 剂，抽搐止，诸症消失。舌白，脉细缓。予下方巩固治疗。

处方：黄芪、百合、白花蛇舌草、地龙各 100g，壁虎、浙贝母、甘草各 50g，共研极细末。6g，1 日 3 次，饭后半小时温开水冲服。

上方连服三料，诸症消失，停药之初，常抱孙子在院内玩耍，能去粮店购粮，肩扛一袋面粉直上二楼家中，显示康复如初。停药至 2015 年 2 月已逾 20 年，虽届 85 岁高龄，除身体稍瘦削，白内障致视力障碍，生活自理，每天尚能独自从事一定户外活动，无任何（包括癌症）复发征象。患者 2015 年 3 月 22 日，因突发"心功能Ⅳ级，心房纤颤"，抢救无效辞世。

【按语】

《素问·逆调论》曰："营气虚则不仁，卫气虚则不用，营卫俱虚，则不仁不用，肉如故。"意即最终导致肌肉痿废，产生知觉与运动障碍。脾主运化，主四肢肌肉，本案胃癌术后症见全身乏力，腿软不能行走，证属癌毒浸淫，大伤元气，脾虚不运，气血亏虚，不能荣润肌肤筋腱所致。李老径遣"扶正消积汤"加减，方中黄芪、太子参、炒白术、山药、茯苓、薏苡仁、白芍、当归、八月札、甘草健脾益气，养血活血；白花蛇舌草、半枝莲清热解毒抗癌。故服后精神可，已能下地行走。后因面部抽挛，故加全蝎、蜈蚣、龙骨、牡蛎、钩藤，以镇潜浮阳，祛风解痉，化瘀通络。三诊时，因下肢沉困酸楚，皮凉身麻，舌白，脉细缓，证属气血亏虚，肝肾不足，血脉不和。法更益气健脾，理气和血法治之。方中黄芪、当归、白芍、太子参、薏苡仁、茯苓、炒白术、橘红健脾益气，补养气血；鸡血藤、八月札、防己理气活血通络，白花蛇舌草清热解毒抗癌；炙甘草健脾益气，调和诸药。上方加减调理两年余，各况佳，精神可，故又予黄芪、百合、白花蛇舌草、地龙、壁虎、贝母、甘草，扶正抗癌巩固治疗。基本健康生活长达 20 年，期间患者生活自理，常在院内行走，询其身体情况，自述感觉良好，无任何不适。诚如张元素云"养正积自消"，故扶正抗癌对于癌症的后期治疗至关重要。

癌毒致病最为迅速，凶悍刁蛮，无孔不入，不论五脏六腑，四肢百骸，经络窍隧皆可侵入，有者可使人出现凶险证候，短期即可殒命；有者致人痿废，带病终生，故被公认为"人类大敌"，观是例可知。本案贵在患者、医生与家人三者相互紧密配合和长期坚持治疗，终于使如此痼疾大症达到完全治愈，难能可贵。

《素问·阴阳应象大论》云："形不足者补之以气，精不足者补之以味。"后者叶天士认为以血肉有情之品最佳。李老认为，本案中所用全蝎、蜈蚣、地龙、壁虎等诸虫类药，除具有很好之抗癌、抑癌作用，亦属血肉有情之品，不可轻忽。

对患者的治疗，旨在既要治疗癌症术后并发症，同时更要防止癌之复发与转移，二者相辅相成，不可偏废。本案不啻为标本同治之成功范例。

脂肪肝

由于酒精和肥胖等原因致使肝脏脂肪代谢发生障碍、脂类物质代谢的动态平衡失调，脂肪在肝组织内堆积，若其堆积量超过肝重量的 25％以上，或在组织学上有 50％以上肝细胞脂肪化时，即称为"脂肪肝"。本病相当于中医学"肝满""肝胀"等范畴。李老认为，本病缘于肝郁气滞，痰瘀互结，故宜疏肝行气，豁痰化瘀，方遣小柴胡汤、柴胡舒肝散合剂化裁治疗甚效。

李兴培

【验案辑要】

李某，女，45 岁，乌鲁木齐市红十月小区居民。2009 年 5 月 24 日初诊。

病史：右胁牵及右肩胛下轻微胀痛不适半年余，多普勒彩超示肝回声不均匀，脂肪浸润。诊为脂肪肝。

现症：右胁轻微胀痛，伴乏力，眠稍差，便干结，舌质淡红，苔薄白腻，脉弦数。

辨治：证属肝郁气滞，痰瘀互结。法予疏肝行气，豁痰化瘀。方遣小柴胡汤、柴胡舒肝散合剂化裁。

处方：柴胡、黄芩、半夏、香附、桃仁泥、枳壳各 10g，赤芍、丹参各 25g，北沙参、郁金、鸡血藤、牡蛎各 15g，炒枣仁、莱菔子各 30g，甘草 3g。

6 月 10 日二诊：上方服 14 剂，精神已佳，右胁及肩胛下胀痛消失。

后以原方时略有增损，共服 49 剂，复检彩超示：肝回声均匀。

【按语】

本案李老观其脉证，责之为肝郁气滞，痰瘀互结，遂遣小柴胡汤合柴胡疏肝散，直以柴胡辛升疏肝，柴、芩相配，使气机左升右降，通畅无滞，肝郁得舒，条达复常；香、郁、枳、夏、莱合用疏肝，协同柴胡以解郁，亦化痰消积。桃、芍、丹、鸡活血化瘀，协同柴、牡软肝缩脾，防止肝纤维化；酸枣仁敛肝宁心以安眠；沙参滋养肝阴，甘草调和药性。两方合用加减，疏肝理气，豁痰化瘀，紧扣病机，其效乃著。

酒精中毒性肝损害

酒精中毒性肝损害，是长期大量饮酒导致肝细胞变性的一种进程缓慢的全身性疾病。若不尽早戒酒或失治，有恶化为肝硬化或肝癌之虞，不可不慎。本病有逐年急剧增长之趋势。

本病属于中医学"积聚""鼓胀"等范畴。针对不同病机，李老尝采用疏肝健脾、清利湿热、活血化瘀和消积软坚等法则，其中有一法单用者，更多为两法联用，或三法联用，分进合击治疗，极其灵活，多数获效佳良。

【验案辑要】

彭某，男，31岁，乌鲁木齐市北园路居民。2002年2月27日初诊。

病史：右胁下胀痛5年余，饮酒史8年余，其饮白酒量不大，开始数日饮一次，每次30～50mL，逐渐次数及饮酒量增多，到近两年来每饮必醉，面赤，呕吐或不吐，继则昏睡至次日中午。稍过一、二日，又复饮酒如前状况。此次酒醒后，昨日其父母陪其去某军区总医院检查肝功能结果：ALT 192U/L，AST 263U/L。多普勒彩超示：胆囊壁欠光滑，肝回声不均匀，脂肪浸润。早期肝硬化。心电图示：陈旧性高侧壁疤痕。

现症：一脸倦容，乏力嗜睡，面色黯红，二目轻微充血，口唇燥裂，时烦，胸脘闷胀，嗳气，口干口苦口臭，纳少，大便时干时稀，舌质紫黯，舌体胖大边有齿痕，苔黄厚腻乏津，脉沉细弦滑数疾。

辨治：证属湿热郁遏，气滞血瘀，痰瘀凝聚，心肝脾受损。治当清利湿热，健脾豁痰，活血化瘀，调肝养心。方遣龙胆泻肝汤、六君子汤合桃红四物汤合剂化裁。

处方：柴胡、党参、白术、当归、黄芩、栀仁、龙胆草、桃仁泥各10g，夏枯草、蒲公英、茵陈、赤芍、丹参、陈皮、茯苓各15g，郁金12g，麦芽、白茅根各30g，甘草 3g。

3月29日二诊：服上方6剂，口干苦、唇燥裂与心烦减轻，目充血消失，去白茅根，加石见穿30g。续服21剂，精神已佳，巩膜黄染消退，右胁及胸脘胀痛及嗳气大减，已思食，上方去黄芩、陈皮。昨日肝功能复查结果：ALT163U/L，AST77U/L。

4白27日三诊：陆续服前方27剂，精神眠纳二便均佳，黄燥苔转为薄微黄苔，脉沉细濡微数。4月26日肝功能复查 ALT40U/L，AST30U/L；多普勒彩超示：胆囊壁正常，肝回声同前；心电图示正常。

【按语】

《诸病源候论》指出"酒者，水谷之精也，其气剽悍而有大毒，入于胃则酒胀气逆，上逆于胸，内熏于肝胆，故令肝浮胆横，而狂悖变怒，失于常性，故云恶酒也""酒性有毒，而复大热，饮之过多，故毒热气渗溢经络，浸溢腑脏，而生诸病也"。酒为湿热之邪，大量饮酒，伤中碍运，水谷而变生水湿、痰浊、邪热，导致肝失疏泄、脾气壅滞。纵酒无度，病情发展，气血痰湿凝聚于胁下，造成积块。李老认为，饮酒导致湿热之气蕴积于体内，损伤肝脾，疏泄失常，气血运行失调，引起气滞、血瘀、痰（湿）阻，久之则正气虚损及心肝脾失调，证属本虚标实，遵仲景"见肝之病，知肝传脾，当先实脾"之旨，投予六君子汤补脾益气，燥湿化痰，即培土荣木，健脾护肝；佐以龙胆泻肝汤，清利肝胆湿热，妙在泻火不伤阴，祛邪不伤正。《素问·调经论》："病在血，调之络。"故用桃红四物汤化瘀柔肝，防止肝硬化的发生。现代药理研究证实，龙胆泻肝汤还具有抗炎、镇痛、保肝、利胆、抗病毒、抑菌等作用。全程法度严谨，灵活变通，终获佳效。

李兴培

胆囊切除术后综合征

胆囊切除术后综合征（PCS），系由于胆囊切除术后所出现的与胆系病变有关的临床症候群，也称胆囊摘除后遗症、再发性胆道综合征。PCS 的治疗目的是消除病因，控制感染，使胆道引流通畅。单纯的"对症治疗"收效不佳。因此，治疗前必须探讨病因，明确诊断。治疗方法分非手术与手术治疗。本病属中医学"胁痛""胃痛""泄泻"等范畴。

【验案辑要】

于某，男，31 岁，乌鲁木齐市河南路豫东小区居民。2011 年 4 月 24 日初诊。

病史：1 年半前因胆结石行胆囊切除术，之后即一直上腹不适，时有胀痛，经对症处理乏效，即来李老处诊治。

现症：乏力，上腹牵及右胁时作胀痛，嗳气，口苦，纳差，稍进油腻食物或生冷食物，或进食量稍过，即腹痛腹泻，时欲作干呕，苔薄白，脉细濡数。

辨治：证属少阳邪热迫胃。法当和解少阳。方予小柴胡汤合二金四逆散加减。

处方：柴胡、黄芩各 12g，太子参、枳实、半夏、香附各 10g，金钱草 25g，郁金、赤芍、延胡索各 15g，大枣 3 枚，生姜、甘草各 3g。

5 月 24 日二诊：服上方 8 剂，胀痛止，嗳气平，口苦显著减轻，纳增，仍便溏，上方去金钱草，加砂仁 10g。服药 8 剂，各况本佳，吃面包及蛋糕后引起胃痛，嗳气，厌食，腹泻，上方加神曲 30g。

服上方 24 剂，除偶有大便微溏，诸症平复，精神食

李兴培

纳均佳。12 月 16 日因他疾来诊，云上症已愈。

【按语】

本案病机为少阳邪热迫胃，少阳枢机不利，横逆犯胃。《灵枢·四时气》曰："邪在胆，逆在胃。"患者虽去胆，但肝内胆管与毛细胆管尚存，失于疏泄，通降失常，夹肝气逆行犯胃，致胃气失和，肝胆胃气机阻滞，可发生肝胃气痛。《临证指南医案·胃脘痛》有"久痛入络"之说，均可为本案作注。故选方小柴胡汤合二金四逆散加减，小柴胡汤为和解剂，具有和解少阳之功效。四逆散为和解剂，具有调和肝脾，透邪解郁，疏肝理脾之功效。两方合用则疏利肝胆之功明显，方中赤芍、延胡索皆活血化瘀定痛之品，导入金钱草、郁金疏利肝胆，四药合用入络消散。后方去金钱草，以防疏利苦寒伤正，在方中一直用太子参的情况下，加砂仁醒脾，神曲助运，与李老"攻邪不伤正"的主张有异曲同工之妙。

急性胰腺炎

胰腺炎是胰腺消化酶对本器官消化所致的炎症性疾患。症见上腹部突然持续性剧痛、恶心呕吐和发热等，血清淀粉酶大于 500U，尿淀粉酶大于 300U，及血淀粉酶/肌酐清除率大于 6%，多为急性胰腺炎。常见水肿型与出血坏死型两种。胰腺中医古称"膵""散膏"和"肾脂"。本病属中医"腹痛""泄泻""胰胀""脾心痛"和"胃心痛"等范畴。多因外邪侵犯、饮食不节和情志不畅等诱发，治当以通为用，清热散结、导下止痛。

【验案辑要】

薛某，男，44 岁，山东籍，本院检验师。1985 年 1 月 14 日初诊。

病史：7天前因上腹部疼痛，其痛向左胁及腰部放射。后缓解，但进油腻肉食并受凉后，又引起上腹部剧痛难忍，并进行性加重。化验：血淀粉酶 218U，尿淀粉酶 640U。B超示：胰腺反射光点增强。诊为"急性胰腺炎"，于 1985 年 1 月 14 日收住消化科。当日即请李老会诊。

现症：上腹部剧痛难忍，其痛向左胁及腰部放射，乏力，干呕，不思食，时腹胀满，大便略溏，舌苔薄黄，脉弦细数。

辨治：证属少阳证伴里热结实，法当和解少阳，清热散结。方予大柴胡汤加减。

处方：柴胡 12g，枳实、黄芩、白芍、半夏各 10g，生姜 6g，大黄、炙甘草各 3g。并用西药维生素 B_1 C、酵母片、普鲁苯辛常量。

1 月 25 日二诊：用上述药物后，各症日渐好转及至缓解。化验复查：血淀粉酶 133U，尿淀粉酶 333U。痊愈出院。

【按语】

李老认为，患者腹胀满剧痛并左胁苦满放射，表明病在少阳；干呕、心下痞满不思食，说明病邪已入阳明，便溏下利为热结旁流征象。方遣大柴胡汤既不悖少阳禁下原则，又可和解少阳，疏肝理气，通腑泄浊，内泄热邪。细析之，方中柴胡清热解毒；芍药化瘀舒挛；黄芩解热镇静、护肝利胆；枳实促进胃肠运动；大黄利胆、泻下、化瘀、解除肠麻痹，促进微循环与肠蠕动，使胰胆管压力降低，抑制胰蛋白酶、胰淀粉酶及胰脂肪酶活性，起到预防肠内有毒菌群过度生长，保护肠黏膜屏障等功效。全方抑制胰腺分泌，降低血管通透性，降低肠壁水肿发生率，减

李兴培

少毒素吸收，保护胃肠道，降低括约肌张力与促进胆汁排泄，病证结合施治，使少阳阳明合病得以双解，可谓一举多得。

泌尿系统疾病

慢性肾小球肾炎

慢性肾小球肾炎简称慢性肾炎，系指以蛋白尿、血尿、高血压、水肿为基本临床表现，起病方式各有不同，病情迁延，病变缓慢进展，有不同程度肾功能减退或恶化倾向，及最终发展为慢性肾功能衰竭的一组肾小球疾病。其病理类型及病期不同，主要临床表现各不相同，疾病表现呈多样化。本病属中医学"腰痛""水肿""虚劳"等范畴。临床尝责之脾肾阳虚、肝肾阴虚、湿热蕴结进行治疗，鉴于正气亏虚较甚，或正虚邪实，一旦辨证准确，当守方稳进，以待正胜邪却，正气充旺，病自痊愈。

【验案辑要】

高某，女，32岁，新疆乌苏县（现为乌苏市）居民。2012年10月21日初诊。

病史：4个月前因左腰痛、四肢浮肿20天，当地医院对症处理，给服金水宝及三金片肿减。但1个月来又出现下肢浮肿，尿检示蛋白3＋，潜血＋，粗颗粒管型1～2个/HP，经邻居介绍来李老处就治。

现症：畏寒，困倦乏力较甚，腰痛，时有尿痛，纳差，便溏，眠差，舌质淡红，苔薄白，脉细濡。

辨治：证属阳气亏虚，脾为湿困，水气泛滥，气滞血瘀，肝肾不调。法当温阳补气，健脾利湿，活血化瘀，养心调肝。方予双玉坤茅米雪欢马苋陈汤加减治之。

处方：黄芪、白茅根、益母草各60g，白术、防风各15g，薏苡仁、六月雪、玉米须、酸枣仁、合欢皮、马齿苋各30g，陈皮10g。

11月10日二诊：服上方15剂，浮肿显著减轻，畏寒、腰痛、尿痛及便溏消失，纳增，尿检示潜血＋、蛋白＋。服药既效，毋庸更张，原方黄芪加量至90g，另加贯众20，射干10g，山药15g。

12月12日三诊：服上方30剂，眠佳，尿检示蛋白3＋，潜血＋，上方加藕节30g，槐花15g。

2013年5月11日五诊：服上方30剂，于3月27日在乌苏市人民医院复检小便示正常。为巩固疗效，上方去益母草、马齿苋、藕节，续服30剂，后小便常规复检示正常。

【按语】

本案从临床表现看，属"水肿"阴水类型，证属阳气亏虚，脾为湿困，水气泛滥，气滞血瘀，肝肾不调。选方未用实脾饮而以自拟双玉益茅米雪欢马苋陈汤施治，有其特点。该方以玉屏风散为主，以芪、茅、益大剂量应用，确立益气利湿、活血之大法，参合苡、雪、玉、苋利湿解毒；枣、欢调理心肝，合欢皮尚兼较好之利湿功能，用药精审，尤其前后大剂量黄芪应用，固气摄精（蛋白为精华物质），契合病机，颇值玩味。

肾积水

肾积水是由于泌尿系统的梗阻导致肾盂与肾盏扩张，部位常见于肾盂、输尿管交界处。其原因分先天性与后天性两种，以及泌尿系外与下尿路病因造成的肾积水。现代医学常依据病因实施手术治疗。本病属中医"腰痛""淋证"范畴。

【验案辑要】

刘某，女，40岁，乌鲁木齐市克西路锦华苑小区居民。2013年4月1日初诊。

病史：1年前因右侧腰腹痛，在军区总医院行彩超检查，发现右侧肾积水、右侧输尿管不畅，因工作忙未予处理。近半月来小便欠畅，右腰腹、大腿部酸困，再去军区总医院彩超检查示双侧肾积水；纤维胃镜检示胆汁返流性胃炎。即来李老处要求服中药治疗。

现症：兼小便时有滞塞感，右腰腿酸胀时痛，乏力，心烦，口干苦，时渴喜凉，上腹时有不适，纳减，眠差，舌质红，苔黄腻，脉细濡数。

辨治：证属脾肾两虚，心火偏亢，湿热稽滞，兼有血瘀。法当健脾益肾，宁心化瘀，清利湿热。方选春泽汤、八正散、酸枣仁汤合剂化裁。

处方：太子参25g，生地黄、猪苓、茯苓、泽泻、萹蓄、赤芍各15g，竹叶、杜仲、川断各10g，白术、瞿麦各12g，滑石（布包煎）20g，金钱草、炒枣仁各30g，木通6g，甘草3g。

4月23日二诊：服上方7剂，小便转畅，尿痛已无。再进上方7剂，精神大振，心烦口干渴消失，15日行经量少色黯有块。上方加益母草30g。服上方7剂，月经量增多，色正无块，背部时有不适。

处方：太子参、金钱草、白茅根、炒枣仁、石韦各30g，杜仲、川断、郁金、怀牛膝各10g，猪苓、茯苓、泽泻、萹蓄、虎杖各15g，白术、瞿麦各12g，滑石（布包煎）20g，桂枝 6g，甘草 3g。

上方服 7 剂，尿畅，诸症消失。于 5 月 10 日军区总医院彩超复检示肾积水消失。

【按语】

本案从临床表现看，属中医"淋证"中之"热淋"。《景岳全书·淋浊》在认同"淋之初病，则无不由乎热剧"的同时，提出"久服寒凉"，"淋久不止"有"中气下陷和命门不固之证"，并提出治疗时"凡热者宜清，涩者宜利，下陷者宜升提，虚者宜补，阳气不固者温补命门"，对淋证病因病机的认识及治疗方法更符合临床。本案病机为脾肾两虚，心火偏亢，湿热稽滞，兼有血瘀，治法凸显扶正与祛邪并举，以春泽汤为主，虚实并重，方中参、术健脾化湿，杜、断补肾以助肾之气化，此为治本。猪、茯、泽、萹、瞿、滑、木、甘、金钱草通利小便，清热除湿，地、芍凉血化瘀，病、证、方契合，见效迅捷。前后两诊中炒枣仁、白茅根之用颇具深意，炒枣仁入肝、心经，有和阴阳之用；白茅根色白入肺，通利肺络，启"肺主治节"之能，流畅气机，邪去正复。

前列腺增生小便艰涩伴痔疮出血

前列腺增生症是一种老年男性的常见病，以少腹拘急，小便淋沥不畅为主要临床特征。属中医"癃闭"范畴。《素问·宣明五气》云"膀胱不利为癃，不约为遗溺"，明确指出病因病机为气化不利，与三焦、肾、中气有密切关系。隋唐时代，已提出了用盐行脐区熨与灸的治法。金元朱丹溪提出探吐"开上窍利下窍"的治法。明清张景岳、李中梓等使本病的理法方药趋于完备，张氏还记录了以猪胞鹅翎鼓气入膀胱的先进导尿法。可以说，前人对本病的治疗已积累了较丰富的经验。

李老强调，对本病的治疗切不可囿于一方一药，应具体分析病情属性治疗，针对性强，疗效始称满意。他将本病分为四个类型，其一为阳不化气、水湿逗留，症见畏寒乏力，小便不畅，宜用五苓散化气行水；其二为气阳两虚，水湿逗留，症见终日疲惫不堪，畏寒，小便难出，方予春泽汤化裁，可益以适量黄芪、熟附片；其三为下焦湿热，气化不利，症见小便滞塞难解，时有尿痛，或小便带血，治用八正散合滋肾通关丸加减，药如萹蓄、瞿麦、猪苓、茯苓、栀仁、酒制大黄、知母、黄柏、虎杖、怀牛膝等，加减得当，鲜有失效者；其四为脾肾阳虚、水气泛滥，症见神疲乏力，气短懒言，畏寒，四末欠温，小便困难，身面微肿，治当用黄芪茯苓汤合真武汤加减。以上各型，伴小便窘迫难下者，酌加白蒺藜、丹参、皂刺、甲珠；尿血者，酌加三七末（冲服）、琥珀末（冲服）、藕节、白茅根、贯众、蒲黄、小蓟、花蕊石等，加减得当，鲜有失效者。但临证时，因年龄、体质、地域、气候、饮食和精神情志之不同，见证层出不穷，务必细审详辨施治，始有望取得上乘疗效。

【验案辑要】

孙某，男，82岁，台北市忠孝东路。2010年4日16日初诊。

病史：（其女代诉，下同）①小便困难2月余，加重3天。②痔疮出血8天。台北某医院诊为"摄护腺（前列腺）肥大""混合痔出血"。经对症处理（具体不详）乏效，遂紧急来越洋电话会诊。

现症：乏力，头晕痛，咽干苦，渴喜冷饮，但量不多，心烦气躁，眠纳欠佳，每夜小便10余次，淋涩憋坠难下，偶有尿道灼痛感，舌质红，苔薄黄，脉沉细数。

辨治：证属气阴两虚，下焦湿热，气化不利。法当养阴清热，凉血止血。方予沙麦茅藕韦蒺虎归导赤汤加味治之。

处方：（1）内服方：西洋参、竹叶、当归各 10g，麦冬、生地黄、槐花、虎杖各 15g，白茅根、藕节、生地榆、石韦、白蒺藜各 30g，木通 6g，甘草 3g。

（2）外用方：蛇床子、苦参、五倍子、地龙、枳壳各 30g，明矾末（另兑）10g。日 1 剂，浓煎后，早晚熏洗肛门后坐浴，共半小时。

4 月 18 日二诊：当晚内服、熏洗肛门后坐浴各 1 次，小便艰涩难解好转，痔疮出血明显减少，情绪随之好转，已能入寐；次日早餐后又内服、熏洗肛门后坐浴各 1 次，解小便顺畅，痔疮出血停止。

4 月 25 日三诊：续用上述方案 7 天，痔疮出血未作，小便大部分时间畅快，仅偶尔排尿稍迟滞，有轻微艰涩感。停外用药，内服方加益母草、皂刺各 30g，甲珠 10g。

前后治疗 40 天，5 月 24 日电话告知，排尿艰涩完全消失，小便一直正常，精神眠纳均佳，即嘱停药食疗调摄。此后一直未犯，2016 年 3 月 18 日半夜死于心脏骤停。

【按语】

本案属中医"癃闭""便血"范畴，由于下焦湿热，膀胱气化不利故见小便困难，淋涩憋坠难下，偶有尿道灼痛感；湿热蕴结下焦，损伤魄门络脉故见便血；湿热上攻于颠顶则乏力，头晕痛；湿热蕴结于上焦，累及脾胃，脾胃健运失常，故见咽干苦，渴喜冷饮，但量不多，心烦气躁，眠纳欠佳；舌质红为阴虚；苔薄白为脾虚。李老方遣参麦茅藕韦蒺虎归导赤散加味，方中西洋参、麦冬益气养阴；生地黄、白茅根、地榆、槐花、藕节清热凉血止血；石韦、木通、竹叶、虎杖清热泻火，利尿通淋；白蒺藜平肝；当归养血活血；甘草调和诸药。并外用苦参、五倍子、明矾等坐浴以清热燥湿、收敛止血。内服、外用并举，当晚即见小便艰涩难解好转，痔疮出血明显减少。翌日仍内外兼治，排尿顺畅，痔血停止。续服上方 7 天，痔血未作，小便大部分时间畅快，偶有排尿稍嫌迟滞、微有艰涩感。内服方加益母草、皂刺、甲珠活血利水、化结消癥。历经 40 天治疗，排尿正常，已无任何不适。

痛风

痛风一病，系机体嘌呤代谢紊乱所致的疾病，每因高尿酸血症续发急性痛风性关节炎等，该病呈逐年明显增加之趋势。古人谓其"肥贵人"多罹，诚如《丹溪心法》所云："肥人肢节痛，多是风湿与痰饮流注经络而痛。"亦即平素嗜肥甘荤腥炙煿者，每致内生湿热，久之煎熬津液为痰，浸淫筋脉，阻遏气血运行，产生关节红肿疼痛。

【验案举例】

安某，男，52 岁，新疆邮政管理局干部。2010 年 7 月 16 日初诊。

病史：双足外踝红肿疼痛 2 年，加重 1 月余，血尿酸 $521\mu mol/L$。

现症：全身乏力，腰膝酸软，经常大便溏薄，昨日因饮食不慎引起上腹不适，恶心，腹泻 5 次，为稀便，舌苔薄白，脉细濡。

辨治：证属湿热痰浊下注，筋脉气血阻痹。法宜清利湿热，化浊消痰，舒筋活络，蠲痹定痛。方予五妙散加味。

处方：藿香 12g，苍术、黄柏、木瓜、陈皮、五加皮、怀牛膝各 10g，防己、威灵仙、萆薢、秦艽各 15g，土茯苓 60g，薏苡仁、忍冬藤各 30g，甘草 3g。日 1 剂，水煎服。

7月23日二诊：服上方后，双外踝肿痛逐日减轻，3天后消失，但下楼时仍感不适，再进 4 剂，肿痛未作。上方土茯苓减量为 30g，加黄芪、白茅根各 30g，伸筋草 10g，续进 18 剂，精神佳，疼痛消失后甚为巩固，复检尿酸 310.20μmol/L。病愈，停药观察，随访 2 年，未见复发。

【按语】

对此病，李老尝投自创经验方"六妙汤"（苍术、黄柏、五加皮、防己、土茯苓、薏苡仁）加减治之。方中藿香、苍术、陈皮和中化浊消痰；苍术、黄柏、五加皮、怀牛膝、防己、土茯苓、薏苡仁清利下焦湿热；木瓜、防己、威灵仙、萆薢、秦艽、忍冬藤，除湿邪蠲热痹，舒筋活络止痛。黄芪补气健脾助运，有增强渗利水湿之功。诸药相须为用，俾湿热痰浊邪气得以清化，筋脉痹滞得通，自然红肿消退，疼痛消失。

俗云："病家不忌嘴，医生跑断腿。"话丑确理端。如痛风可防可治，李老建议患者忌烟酒、花生、烧烤食物、动物内脏、海味和鱼类等，必不可少。

肾癌血尿

肾肿瘤种类较多，且多为恶性，预后不良，其中肾癌约占肾肿瘤的 85% 以上，确诊后未加治疗者常在 1 年内死亡，个别生存 2～5 年。血尿、腰痛和肿块为其三大典型症状体征。肾癌血尿，治疗难度较大，倘若治疗及时，中医标本兼治，对部分病例能够收到较好疗效。

【验案举例】

刘某，男，52 岁。乌鲁木齐苇湖梁煤矿干部。1982年 5 月 15 日初诊。

病史：患者近 4 年来反复血尿，发作期尿三杯试验为"全程血尿"；多次肾盂造影无异常发现。历服中、西药物（具体不详）不效。近 2 个月来，尿出即为血块，且尿道涩痛，排尿困难，曾服用中药，检阅处方，不外滋阴降火、苦寒直折，依然乏效。

现症：血尿不止，内夹血块，小便时尿道涩痛，兼见腰痛，尿频，头昏乏力，舌质淡红，苔薄黄，脉弦劲而数。

辨治：证属下焦热结，伤及血络。治当清热凉血，化瘀止血。方予小蓟饮子化裁。

处方：小蓟饮子加蒲黄、花蕊石。

5 月 23 日二诊：服上方 7 剂后，仍尿出大量血块，尿道滞塞疼痛，苦不堪言。重审病机，显系气滞血瘀所致。急改疏活血化瘀，方予少腹逐瘀汤增损。

处方：当归、蒲黄、地龙各 10g，川芎、赤芍、没药、延胡索、炒五灵脂、川牛膝各 6g，炮姜炭 3g。3 剂，水煎服。

5 月 25 日三诊：服上方 3 剂未效。原方加太子参60g、黄芪 30g。2 剂后血尿减，再剂后白天尿色清澈，早晚仍尿血。旋即改投血府逐瘀汤，服 3 剂后，肉眼血尿消失，除感乏力及腰部微痛外，余无不适。尿检：蛋白微量，高倍视野红细胞 10～12 个。再次行静脉肾盂造影，见右侧肾盂充盈缺损，疑占位性病变而转泌尿外科。手术证实为右侧肾癌。

6 年后，患者死于肾癌合并肝、腹膜、脾转移致消化道出血伴全身衰竭。

【按语】

此为尿血夹瘀错进凉涩，活血化瘀廓清溲溺之典型案例。

癌症一病，系机体正气先虚，外感或内伤诸因素引起气滞、痰凝、血瘀，久遏酿毒而致。癌邪久稽，更耗伤正气，癌毒肆虐，血络损伤则尿血，瘀血不行，凝结成块，阻塞溺道，则尿时频痛。初用小蓟饮子清热利尿，止血用生蒲黄、花蕊石旨在止血而不留瘀。然究属杯水车薪，了无寸效。忽忆前贤有云："见血休止血。"今患者尿出大量血块，示离经之血殊多。瘀血不去，焉能复还故道？遂投王清任少腹逐瘀汤增损，服 3 剂未效，虑及有形之血殊难速补，今患者病久正气大伤，无形之气须当急固，遂原方加太子参 60g、黄芪 30g，以补气摄血。仅服药 2 剂，白天尿色清澈，惟早晚仍尿血。旋改投血府逐瘀汤活血逐瘀、理气止痛，肉眼血尿消失。

本案虽未能将肾癌治愈（患者手术证实为肾癌后，未再用中药治疗），但中医药确将困扰达 4 年之久的肉眼血尿消除，亦足征中医治疗学"审证求因"原则之极端重要性。

神经系统疾病

三叉神经痛

三叉神经痛在中老年人中为较常见疾病，尤其是女性患者较多。中医学认为，头为诸阳之会，十二经脉，三百六十五络皆上注于面。外感风热，邪热犯胃，胃火熏蒸，循经上攻头面而发病。七情内伤，肝气郁结，郁而化火；或因肾阴不足，水不涵木，阴虚阳亢，肝胆之火升腾。肝火循胃络上扰面颊而发病。或久病入络入血，瘀血内阻，络脉不通，不通则痛。

【验案辑要】

苗某，男，79岁，乌鲁木齐退休干部。2008年6月4日初诊。

病史：右眉上及面部疼痛6年，加重1年余，经某省级医院诊为右眼支及面支三叉神经痛，一直服用西药（不详），仍疼痛经常发作。经友人介绍前来李老处就治。

现症：头面痛发作时如电击样剧痛，每晨流涕达2小时，须随流随搌，时而流泪，牙痛，目胀干涩多矢，口干，心烦，睡眠每晚仅4小时左右，舌质红，苔薄黄，脉沉细数。

辨治：证属风热上扰，阴虚肝旺，气滞血瘀。法当疏风清热，滋阴调肝，活血化瘀。方予散偏汤加减治之。

处方：川芎、白芍、白蒺藜、炒枣仁各30g，柴胡、香附、当归、白芥子、桑叶、菊花、辛夷各10g，生地黄、玄参各15g，白芷6g，炙甘草3g。

服上方8剂，右眉面痛、牙痛及多涕泪明显好转，右迎香穴至鼻唇沟偶有轻度疼痛，上方加地骨皮30g。服药15剂，疼痛尽皆消失，睡眠亦佳，余症减至微。继续服上方，1周后眉面痛复发，但不及前甚，尚能忍耐，上方去当归、白芥子、桑叶，加全蝎、僵蚕、土鳖虫、蝉蜕各10g。服药4剂，疼痛消失。患者恐病再复发，要求继续服药36剂，痛未再作。

李兴培

【按语】

本案由于外感风热，风热上扰，久病伤阴伤血，阴虚肝旺，气滞血瘀，络脉不通，不通则痛故见是证。芎、归、芷、芥活血消瘀，祛风止痛，川芎上行头目，《本草汇言》云其"善走窜而无阴凝黏滞之态，虽入血分，又能去一切风，调一切气"；芍、蒺、桑、菊养血敛阴，平肝疏风；柴、香疏肝解郁；辛夷花升达肺胃清气，通鼻窍；地、玄清热凉血，养阴生津；甘草调和诸药。服药8剂，诸痛及多涕泪显著减轻，加地骨皮凉血除蒸，疼痛尽皆消失。因后眉面痛复发，去归、芥、桑，益以全蝎等大队虫类息风镇痉、通络止痛之品。继续服药36剂，疼痛未再复发。

枕大神经痛

枕大神经痛是一种发作剧烈、其痛难忍的疾患。西医主张用醋酸氢化可的松局部神经节封闭阻滞疗法，但往往难以找准"扳机点"，令医者颇感掣肘，患者痛苦万状。本病相当于中医之头痛、真头痛范畴。

【验案辑要】

雷某，女，36岁，微企业主。2007年12月8日初诊。

病史：左后头间断性剧烈疼痛4年余，曾去省市级医院就诊，均诊为"枕大神经痛"，曾给予醋酸可地松封闭、内服去痛片均仅有暂时效果，不久又犯。近来频繁发作1月余，每日皆发，靠去痛片支撑，引致上腹不适，经熟人介绍来李老处就治。

现症：左后脑部掣痛剧烈，畏风，目花胀痛，羞明，流泪，口干心烦甚，耳鸣，眠差，唇舌紫黯，苔薄黄，脉细弦数。

辨治：血瘀于上，外感风热，引动肝阳。法当疏风清热，活血化瘀，平肝止痛。方予散偏汤合桑菊祛风汤加减。

处方：川芎、木鳖子、白蒺藜、炒枣仁、葛根各30g，赤芍、丹参、金银花各15g，香附、桑叶、菊花、蔓荆子、防风、白芥子各10g，全蝎、黄连各6g，甘草3g。4剂。

12月29日二诊：左后脑部剧痛、目胀痛、羞明、流泪明显减轻，已无须服止痛药，心烦及眠差好转。原方加羌活，服4剂，痛止。嘱续进7剂，以资巩固疗效。

半年后因他疾来诊，谓后头痛止后一直未见复发。

【按语】

本案头痛达4年余，痛处固定，唇舌紫黯，脉细弦数，血瘀可知；发作时兼有畏风，目花胀痛、羞明、流泪、耳鸣，是为风热引动，肝阳升发。李老方遣散偏汤合桑菊祛风汤加减。方中芎、芍、丹活血化瘀止痛；蒺、香、蔓、防，平肝和胃祛风；全蝎搜风化瘀、解痉止痛；银、桑、菊疏风清热；葛根走头项、缓拘急；羌、防、芥祛风痰；木鳖子通经络、消热瘀，《本草经疏》谓其"通行经络，则血热散，血热散则诸证无不瘳矣"；枣仁宁心安神，诸药协同，共奏风热除、瘀血化，头痛止之殊效。

听神经瘤术后头痛

听神经瘤术后头痛，属中医"真头痛"范畴。《难经·六十难》曰："入连在脑者，名真头痛。"其病因病机，如《丹溪心法·头痛》云："头痛多主于痰，痛甚者火多。"《医宗必读·卷八》云："头为天象，六腑清阳之气，五脏精华之血，皆会于此。故天气六淫之邪，人气五脏之变，皆能相害，或蔽覆其清明，或瘀塞其经络，与气相薄，郁而成热，脉满而痛。若邪气稽留，脉满而气血乱，则痛乃甚，此实痛也。""高颠之上，惟风可到。"肝为风木之脏，肝阴亏虚，水不涵木，肝郁化火，风热上扰清窍，故头痛。但临证尚须据情审度之。

【验案辑要】

衣某，女，28岁，乌鲁木齐市米东区居民。2008年8月20日初诊。

病史：4年前因两耳听力下降（右耳更甚），在新疆医科大学某附属医院 MRI 诊为"听神经瘤"，于2008年11月9日在神经外科手术切除，术后感佳。但出院后不久发生轻度面瘫，再行 MRI 检查，诊为"双侧听神经瘤"，又于翌年3月20日、30日行2次手术切除，术后失聪，近2天来头痛剧烈，乃来李老处就诊。

现症：右头痛牵及颈部、目眶剧痛如锥刺，口眼㖞斜，耳鸣颇甚，眠差多梦，便秘，黄带，苔白薄，脉沉细弦数。

辨治：证属气阴两虚，痰瘀胶结，肝阳上亢。法当补气养阴，豁痰化瘀，疏肝安神。方予散偏汤、沙参麦冬汤、百合知母汤、柴胡舒肝散合剂化裁。

处方：北沙参、白蒺藜、川芎、葛根、麦芽、珍珠母、龙骨、牡蛎各30g（后三味砸，先煎1小时），白芍25g，百合20g，麦冬、知母各15g，柴胡、香附、菊花、蝉蜕、木瓜各10g，甘草3g。日1剂，水煎，分3次热服。

服上方7剂，黄带、便秘消失，右头及眶痛、口眼㖞斜均显著好转，但时偶发亦剧，上方加蜈蚣3条，全蝎、天麻各10g，鸡血藤30g。服上方28剂，疼痛逐日减轻，及至消失，眠佳梦已，右面麻止但目眶尚有轻麻。续进28剂，疼痛止后尚巩固，目眶麻消失，耳鸣显著减轻，听力稍有好转。1年半后因他疾来诊，谓头痛一直未再复发。

【按语】

本案属"真头痛"范畴。患者经头部多次手术，耗气伤阴，致气阴两虚；瘤虽切除，瘀血犹存，血瘀气滞，痰瘀互结，肝阳浮越，上扰清窍，变见头与目眶剧痛如锥刺，耳鸣颇甚；热扰心神则眠差多梦；热移大肠，津枯肠燥则便秘；热移胞宫，与湿浊纠结则黄带多；苔薄白，脉沉细弦数，亦肝失疏泄，气滞血瘀之征。李老药用沙、麦益气养阴；柴、香疏肝解郁；芍、蒺平肝；珍、龙、牡镇肝潜阳；菊、蝉清肝疏风；川芎活血行气，祛风止痛，《本草汇言》赞其"上行头目，下调经水，中开郁结，血中气药"；葛、知、百解肌退热，生津润燥；木瓜舒筋活络；甘草调和诸药。服7剂，黄带、便秘消失，头痛口㖞显著减轻但偶剧。虑及病久风、痰、瘀阻络，率以蝎、天、鸡搜风化痰，通络止痛。服药近月，痛渐减及至消失，眠佳梦已，右面麻止但目眶尚轻麻。续进一月，痛止且巩，眶麻消失，耳鸣显著减轻，听力稍好。年后他疾来诊，云头痛未犯。

回顾此案，李老指出，该患历经三度手术，仍痛若锥刺，其痛之剧烈，不难想见。遣方用药虽紧扣病机，但选药与剂量确是关键。对其远非一般平肝疏风轻浅剂所能为功，故径投蜈、蝎息风镇痉；大剂沙、蒺、芎、葛、珍、龙、牡各30g，白芍25g平肝镇潜之品用之，辅以相关药，急击疏调，顿挫病势，共建奇功。

李兴培

脑梗死

脑梗死是以血栓进入血液循环，使脑血管堵塞的病症。本病属中医学"头痛""眩晕"范畴，多责之气血亏虚，气滞血瘀，下虚上实。

【验案辑要】

刘某，女，63岁，新疆水泥厂。2007年6月1日初诊。

病史：头晕痛，颈强痛3年余。曾在某省级医院检查诊断为"脑梗死"及"颈椎病"，用过多种中、西药物（不详），疗效殊难肯定。

现症：头晕跳痛沉闷，颈项强痛，口干，心烦，眠差，噩梦，烘热，时汗出，已绝经20年，舌质淡红，苔薄白，脉细数。

辨治：证属气阴两虚，肝阳上亢，督脉痹滞。法当益气养阴，镇肝潜阳，宣通督脉。方予沙参麦冬汤、珍珠丸合酸枣仁汤加减。

处方：珍珠母、龙骨、牡蛎各20g，北沙参、麦冬、白芍、白薇、威灵仙、木瓜各15g，葛根、炒枣仁各25g，丹参30g，知母、川芎、茯苓各10g，炙甘草6g。

服上方15剂，头晕痛、颈项强痛消失，自云"解除了多年的痛苦"，甚是高兴。时有轻烦，上方加香附10g，再进15剂，眠转佳，已不做噩梦，一般梦醒来已记不清，口干，心烦，烘汗诸症皆告消失。上方续服15剂，以资巩固。停药，嘱生活及食疗调摄，辅以适当的散步、八段锦和太极拳之类锻炼身体，以助气畅血行，减少复发。

【按语】

本案脑梗死、颈椎病，症见头晕痛，颈强痛，属中医

"眩晕""头痛"范畴。《灵枢·海论》云："脑为髓之海……髓海不足，则脑转耳鸣，胫酸眩冒。"究其病因，缘于气阴两虚，水不涵木，肝阳上亢，督脉痹滞，气血不能上荣于脑，故见是证。气阴两虚，心神失养，故心烦，眠差，噩梦；肺胃阴虚则口干；气阴两虚，热逼汗出，故烘热，时汗出；舌质淡红，苔薄白，脉细数均为气阴两虚之征。肝藏魂，肝阳上亢，肝不藏魂，则多梦，甚至噩梦连连，李老药用珍、龙、牡镇肝潜阳，镇惊安神，对消除噩梦甚效，能使一般梦锐减或记不清；若仍多噩梦，可再加磁石、龟甲各30g，相须为用，去噩梦更效；沙、麦、芍补气养阴，益胃生津；枣、知、芎、参、茯养心安神，活血祛瘀，清热除烦；葛、薇解肌清热；威、木通络止痛，《药品化义》云：灵仙性猛急，走而不守，"宣通十二经络"；香附疏肝解郁；炙甘草健脾益气，调和诸药。服药半月，头晕痛、颈项强痛消失。再进半月，诸症悉除。

面神经麻痹

面神经麻痹是一种急性发作的单侧面神经周围性麻痹，属中医学"面瘫""歪嘴风"和"口眼㖞斜"范畴，常见证型有风寒滞络、风热扰络和风痰阻络，以方药辨证论治及时，则收效快捷。

【验案辑要】

汪某，女，30岁，乌鲁木齐市友好小区居民。2008年3月1日初诊。

病史：10天前突然出现左侧面部肌肉及口眼㖞斜，即去某医院诊断为"面神经麻痹"，用泼尼松及针灸治疗罔效，前来就治。

现症：左侧面部肌肉及口眼㖞斜，左侧面部肌肉发

李兴培

木，左眼闭目不严，鼻唇沟变浅，时有流泪，饮水漏水，吃饭漏饭，舌质淡红，苔薄白润，脉细缓。

辨治：证属面神经麻痹之气虚血瘀，风痰上扰。治以补气化瘀，祛风豁痰。

处方：黄芪、秦艽各15g，葛根、防风、蝉蜕各30g，蜈蚣3条，全蝎6g，白芍60g，僵蚕、白芷、天麻、白术、当归、制南星、姜半夏、白芥子各10g，甘草3g。日1剂，水煎，分3次热服。

3月7日二诊：服上方6剂后，左侧面部肌肉发木、流泪、饮水漏水及吃饭漏饭均告消失，余症好转。原方白芍减量为45g，续服5剂，诸症消失。随访3月余，未见复发征象。

【按语】

本案发病不久，用泼尼松及针灸治疗罔效，即要求服中药治疗。李老根据患者症状体征与舌脉研判，系气虚血瘀，风痰上扰，以致面筋拘挛，故法予补气化瘀，祛风豁痰，以舒缓面筋之挛急。方遣天麻半夏白术汤、牵正散、芍药甘草汤、五虎追风散合剂化裁。方中黄芪、白术补气扶正，俾气足以促进血循；葛根引领诸药走头面达颠顶；全蝎、白芍、当归活血化瘀；制南星、姜半夏、白芥子为牵正散化痰正容；防风、蝉蜕、蜈蚣、全蝎、僵蚕、白芷、天麻祛风；僵蚕、蝉蜕、蜈蚣、全蝎祛风定痉，豁痰逐瘀；白芍、甘草舒缓面肌之拘急，白芍大剂用之，意在增强解痉作用；秦艽宣痹滞，且借其凉性，协同归、芍之润敛，监制蜈蚣、白芷、制南星、姜半夏之辛燥；盖方药恰合病机，短期获致临床痊愈。试观不少中老年患者罹本病，因误治、失治，及至晚岁依旧口眼㖞斜，既有碍观瞻，有者更伴以面肌痉挛，烂眩风眼等，困扰晚年的生活。"早期诊断""早期治疗"之重要性，于斯可见一斑。

下肢震颤

震颤麻痹综合征，是多发生于中年以上中枢神经系统变性疾病，多由中毒、脑外伤、动脉硬化引起。震颤常呈搓丸样动作，行走时呈慌张步态，以及面具脸作为诊断依据。在中医学文献中，震颤是一种风证，《张氏医通·诸风门》已将震颤作为病名。如张景岳所说："'诸风掉眩，皆属于肝'之类，是皆风而非外中之也……盖肝为东方之脏，其藏血，其主风，病则血病而筋失所养，筋病则掉眩强直之类所不至，而属风之症自出。"

【验案辑要】

李某，男性，37 岁，上海籍，工人，已婚。1981 年 11 月 8 日初诊。

病史：右下肢持续性颤抖 8 个月。

现症：头晕，目眩，心烦失眠、汗出、纳差及嗳气，面红，苔薄白，中有剥脱。脉沉细，尺部尤弱。肌力 IV 级。呈持续性和行走时慌张步态，夜间静卧时消失，西医学诊断"震颤麻痹综合征"，曾用左旋多巴、安坦和谷维素治疗，未能控制病情。

辨治：肝肾阴虚，肝风内动，阴阳不相顺接。法当滋补肝肾，镇肝息风，调和阴阳。方予杞菊地黄丸、芍药甘草汤合交泰丸加味。

处方：玳瑁 25g，珍珠母、龙齿各 30g（另包，先煎 1 小时），当归 10g，白芍 60g，僵蚕、地龙各 15g，蝉蜕 6g，黄连 6g，肉桂 0.6g，甘草 3g，杞菊地黄丸 120g（包煎）。

守方服药 1 个月，症状大见好转，震颤基本消失，原方去玳瑁加磁石 30g，继服药 1 个月，以资巩固疗效。

【按语】

《素问·举痛论》云："诸风掉眩，皆属于肝。"肝为
风木之脏，肝藏血，主筋脉，肾为水，水不涵木，肾不养
肝。本例下肢持续性颤抖，下肢震颤昼作夜止，情绪激动
即加重，复见头晕、目眩、腰痛，当为肝病及肾，心烦，
汗出，失眠，为肝热扰心；上下轻重交替，昼重夜轻，显
系肝肾阴虚，肝阳上亢，阴阳不相顺接所致，故药用杞菊
地黄丸滋补肝肾；交泰丸交通心肾，斡旋阴阳；芍药甘草
汤酸甘化阴，疏挛缓急；加玳、珍、龙镇潜心肝之阳；
蚕、蝉、地龙息风；即为阴亏于下阳亢于上，阴阳不相顺
接，肝阳上亢引动肝风所致之病而投之意。风性善动，风
淫未疾——滋补心、肝、肾之阴血，敛心肝之阳。惟系本
虚标实有年之疾，当守方稳进。故用滋潜阴阳之药取得
疗效。

外 科 疾 病

阑尾周围脓肿

阑尾周围脓肿是急性阑尾炎在缓慢进展到化脓、坏疽
或穿孔过程中，阑尾渐被转移至右下腹部大网膜包裹而形
成局限于阑尾周围的脓肿，是急性阑尾炎常见并发症之
一。本病属中医学"肠痈"范畴。肠痈名首见于《素问·
厥论》。其发病初期气滞血瘀，继而瘀久化热，热积肉腐，
成脓成块，治当以通为用，以通为补。

【验案辑要】

张某，女，36 岁，乌鲁木齐市红雁池小区居民。2008 年 11 月 4 日初诊。

病史：右下腹胀痛、起包块 2 周，加重 5 天，经某市中心医院腹部外科检查诊断为"阑尾周围脓肿"，亦疑为"肠道占位性病变"，动员其立即手术，并开给住院证。患者不愿手术，其亲属带至李老处紧急求治。

现症：痛苦病容，右下腹跳痛不已，时胀满甚，大便干结二三日一行，口干不欲饮，心烦，眠差，不思食，舌质红苔薄黄，脉细弦而数。

辨治：热毒炽盛，蚀肠化脓，瘀热结实。法当清热解毒，通腑排脓，化瘀散结。方予大黄牡丹汤加减治之。

处方：白花蛇舌草、蒲公英、败酱草、薏苡仁各 30g，大黄（另后下）、牡丹皮、赤芍、桃仁各 15g，芒硝 10g（另后兑入药中）。

11 月 18 日二诊：服上方 7 天后，大便爽软，疼痛止，余症依然。上方加金银花 30g，野菊花、连翘各 15g，栀仁、当归、皂刺各 10g，蒲公英、败酱草均减量至各 15g。

12 月 5 日三诊：服上方 7 剂后，右下腹包块已从拳头大缩小至两指大，眠已佳，饮食恢复至正常食量之一半。上方加黄连 6g，皂刺加量至 30g。

服上方 14 剂，右下腹包块完全消失。为巩固疗效，续服 14 剂，腹部包块消后未见复发。前后共服 56 剂，达临床痊愈。嘱停药静养食疗调摄 1 个月，以冀完全康复。

【按语】

《金匮要略·疮痈肠痈浸淫病脉证并治》载治肠痈"大黄牡丹汤主之"，审度该方确具泄热破瘀、散结消肿之

李兴培

功效。李老急以增损投治，细析方中大黄泻肠中湿热，涤荡肠中瘀血，走而不守；牡丹皮化瘀凉血消肿，与硝黄共为君药，推陈致新；桃、丹、芍活血通脉。服 7 剂剧痛止。二诊加银、菊、翘、栀协同原方蛇、公、酱增强清热解毒作用；当归和血散瘀，皂刺消坚积，阑尾部包块明显缩小。三诊方加黄连泻心火，除湿热；皂刺量加至 30g，加强散结之功，仅服 2 周包块全消。治疗层层深入，增损得当，顽疾获愈。

泰齐综合征

泰齐综合征又名非化脓性肋软骨炎，泰氏于 1921 年首先报道该病，故名。本病多表现为胸肋关节 2～4 关节中单一或多个部位隆起，疼痛剧烈缠绵，疼痛消失后，尝长期遗留肋软骨肿胀。病因可能与胸部创伤或呼吸道病毒感染有关。属中医学"胸痹"范畴。

【验案辑要】

李某，女，33 岁。2008 年 11 月 1 日初诊。

病史：右胁肋部疼痛半月余，曾在某市级中心医院诊断为"泰齐综合征"（肋软骨炎），经用西药（具体不详）乏效。

现症：其痛呈隐痛，向右胁肋部放射，当第三、四胸骨柄连接之肋软骨肿胀，其痛虽不甚，但却碍夜间睡眠。舌质淡红，苔薄黄乏津，脉细数。

辨治：证属胸阳不振，肝瘀气结。法宜温振胸阳，疏肝化瘀。方予血府逐瘀汤加减。

处方：柴胡、枳壳、桔梗、香附、当归、川芎、半夏、薤白、郁金、桃仁、红花各 10g，瓜蒌壳、赤芍各 15g，三七末（冲服）6g，炒枣仁 30g，甘草 3g。

服药后当晚疼痛大减，自云"睡了个好觉"，3剂服完疼痛消失。再进6剂，以资巩固。翌年春天携女因嗜睡来诊，告知胸胁痛未再复发。

【按语】

肝经循两胁，胁痛是多因肝气郁结，气滞则血瘀。故李老方选血府逐瘀汤，以调气血，化瘀滞，去陈积，通经络，气行则血行，瘀去痛自止。药用柴、郁、香疏肝解郁，升达清阳，主治胸胁苦满，腹胁胀痛；枳实主胸腹痞痛；桔梗开宣肺气，宽胸行气，使气行则血行；二药合用，行气开郁功著；疼痛不甚而脉细数，阳微阴弦，瓜蒌薤白半夏汤温振胸阳；酸枣仁调肝宁心；三七化瘀止痛。诸药协同，使邪祛病除。

克罗恩病术后腹胀

克罗恩病，旧名为局限性回肠炎、肉芽肿性肠炎，是一种慢性、复发性、原因不明的肠道炎症性疾病，患者的结肠、小肠或胃部会出现发炎、充血或淋巴胀大的迹象。为好发于青壮年的炎症性肠病。临床上以腹痛、腹泻、腹块、瘘管形成和肠梗阻为特点，可伴有发热、贫血、营养障碍以及关节、皮肤、眼、口腔黏膜、肝脏等肠外损害，常呈反复发作；发病与免疫、遗传、感染及精神因素等有关。本病属中医"腹痛""泄泻""积聚""肠痈""肠结""肛痈""肛瘘""血证""虚劳"等范畴。病因为感受外邪、饮食不节、情志失调和脏腑亏虚，尝按湿热内郁、寒湿困脾、脾肾阳虚、肝郁脾虚和气滞血郁等证型辨治。

【验案辑要】

白某，男，49岁，新疆兵团第六师天山九场。1967年5月4日初诊。

李兴培

病史：患者1月前诊为"克罗恩病"收住普外科，于4月14日行右升结肠切除手术治疗。术后出现腹胀和便秘，经肛管排气、薄荷脑、石蜡油、胃蛋白酶合剂、酵母及针灸等治疗半月余，疗效欠佳，乃邀李老会诊。

现症：腹部胀满，疼痛时作，呕恶嗳气，食欲较差，大便干结，舌质淡红，苔薄白润，脉沉细数。

辨治：证属中焦失运，津枯肠燥。法当行气宽中，润肠通便。方予平胃散合保和丸加减治之。

处方：苍术、姜川朴、青皮、陈皮、山楂、神曲、枳壳、槟榔、香附、火麻仁、郁李仁各10g，炙甘草3g。

5月20日二诊：服上方后，诸症逐日渐减，服至7剂后腹胀、腹痛消失，大便爽软，食纳增进。续进8剂，诸症未作，饮食如常，痊愈出院。

【按语】

本案因于克罗恩病术后，中焦受纳与运化失司，传导受阻，腹部膨胀，久遏不解，损正伤阴，以致津枯肠燥，大便秘结难下，腹部时痛，呕恶嗳气，食欲较差，遂方选楂曲平胃散加青皮、枳壳、槟榔等健脾和胃、调气宽中，姜川朴、枳壳、槟榔平降逆气，香附行气止痛，火麻仁、郁李仁润肠通便，诸药相须为用，而奏全功。

痔疮出血

痔疮是临床上一种常见的肛门疾病，它是由肛门直肠尾部与肛门黏膜静脉丛产生曲张，进而形成一个或多个静脉团。在临床上，一般分为内痔、外痔与混合痔三种类型。中西医病名相同。中医对痔疮的内治，一般概括分八法：疏风、升举、润燥、利湿、通下、清热、凉血、活血法等，但往往病情错综复杂，不时酌情相兼取法，其效乃彰。外治法则丰富多彩，俱当根据条件，择善而从，方为上乘。

【验案辑要】

验案 1

伊某，男，27 岁，维吾尔族，乌鲁木齐化工厂工人。1967 年 11 月 13 日初诊。

病史：内痔出血 1 月余，外科检见肛门 6 点内痔出血，经服多种中、西药物（具体不详）仍时止时作，近 3 天大便带血较多。

现症：兼纳差，大便略干结，舌质淡红，苔薄白，脉缓。

辨治：证属阴虚血燥，热结大肠。治当清热凉血，滋阴润燥。方予地丹芍归槐榆汤。

处方：生地黄 15g，赤芍、当归尾、槐花、地榆各 10g，炒大黄 6g，牡丹皮、甘草梢各 5g。

11 月 20 日二诊：服上方 3 剂，痔疮出血已止，各症大减，欣喜来院复诊。续服 6 剂，以资巩固。翌年夏天送同事来院诊病，告知服上方后，痔疮出血未见复发。

按语 李老药用生地黄滋阴凉血；槐花含芦丁，降低毛细血管脆性，凉血止血，祛肠风；地榆凉血止血，解毒敛疮；牡丹皮凉血散瘀；归、芍温通祛瘀使血凉不滞；大黄泻火毒，利湿热，止便血，且引诸药下行；甘草调和诸药。标本同治，药简效宏，奏功迅捷。

验案 2

于某，男，45 岁，民企副总。2008 年 7 月 27 日初诊。

病史：饮酒后痔疮出血 2 天。既往有混合痔 6 年，此次酒后每次大便中带鲜血约 10～30mL。

现症：伴有便后肛门后重感，口干舌燥，经常失眠，舌质淡红，苔薄白，脉细数。

辨治：痔疮出血。湿热下注，迫血妄溢。法当清热利湿，凉血止血。方予沙麦槐榆茅藕汤合酸枣仁汤加减治之。

处方：北沙参、炒枣仁各30g，麦冬、地榆、槐花各15g，白茅根、藕节各20g，枳壳、知母各10g，甘草3g。

服药1剂，当晚大便即未再出血，后重感已无，睡眠大为好转，服完7剂，血止甚巩。因既往一旦出血，不易止住，淋漓多日，要求巩固服药，即予原方加生地黄25g、荷叶15g、牡丹皮10g，续服7剂，一切正常。3个月后，其妻因病来诊，谓谨守医嘱，痔血再未复发。

按语　"酒客"酿就阴虚内热之体，予北沙参、麦冬补气养阴清肺；槐花、地榆凉血止血，解毒敛疮；白茅根乃清热利尿止血佳品；藕节化瘀止血；枣仁、知母清热安神。患者肛门后重感，取枳壳调中解酒为通用，有枳实不独治下，而枳壳不独治高之妙；甘草和中缓急。二诊予生地黄、牡丹皮、荷叶增强滋阴凉血，使标去而本实。

验案3

赵某，男，30岁，乌鲁木齐市烟草局干部。2011年11月14日初诊。

病史：昨晚饮酒过多后，引起便秘，大便过度用力，混合痔大出血半天。混合痔史3年。

现症：肛门局部下坠、痒痛感明显，舌质绛红，苔薄黄腻，脉沉细弦数。

辨治：证属酒与膏粱厚味郁遏，导致血热与湿热合邪酿毒，损伤直肠血络。法予凉血止血、清利湿热，润肠通便。

处方：（1）内服药：生地黄、白茅根、地榆各 30g，牡丹皮、郁金各 12g，赤芍、金银花、槐花、荷叶各 15g，苦参、地肤子各 25g，甘草 6g。

（2）外用药：蛇床子、苦参、野菊花、白鲜皮、地肤子、地龙各 30g，五倍子 60g，苍术、黄柏各 15g，明矾（研细，分 2 次冲入盆中）10g。日 1 剂，每剂浓煎 2 次，约 4000mL，早晚各趁热取 2000mL 倒入洁净盆内，加入明矾末 5g，搅拌溶化。另盆温水洗肛门并拭干后，在药盆上先熏肛门，待药液温度不烫时，以倒滚开药液同时放入盆中的小洁净毛巾再洗肛门数分钟后，坐浴 10～15 分钟。早晚熏洗坐浴各 1 次。

半年后，其母因感冒、咳嗽、失眠来诊，谓其药后当晚血止，用药 1 周，各种不适感消失，肛周多个痔核均萎缩，迄今未见复发。

按语 本方滋阴而除热，祛湿而化痰，行瘀而止痛，取槐榆汤加减，使邪去病复。痔疮多是由于湿热蕴结、气血凝滞于直肠肛门之所。熏洗是指借蒸腾之药气熏患处，再将药汤乘热淋洗患部，依靠其药力和热力直接作用于肛肠病变部位，使该处腠理疏通，气血流畅，从而达到清热燥湿、活血消肿、止痛止血、收敛止痒功效。清代名医陈士铎在其《本草新编》中曾说："蛇床子，功用颇奇，内外俱可施治，而外治尤良。"白鲜皮，为苦泄寒咸之味，以为开关通窍，行水热除，风息症自平；地肤子合白鲜皮共祛风止痒，清热利湿；五倍子解毒、消肿、收湿、敛疮、止血；地龙善走窜而达四末；《本经》言黄柏"主五脏肠胃中积热、黄疸、肠痔，止泻痢"；诸药相合，共奏祛风除湿、散瘀清热、消肿止痛之功，配伍内服方凉血止血、清利湿热、润肠通便，则标本兼治。

李兴培

骨伤科疾病

膝关节损伤

膝关节损伤，常见于强度较大之生产劳动或体育运动中的接触性或非接触性损伤，包括膝关节半月板损伤、膝关节韧带损伤（两者常合并发生）、髌骨脱位肌腱断裂等一系列损伤性疾病。本病属中医学"跌打损伤""骨痹""筋痹"等范畴。

【验案辑要】

艾某，男，22岁，三峡大学医学院药理学硕士研究生。2013年7月5日初诊。

病史：右膝关节打球扭伤、肿痛2月余，在新疆医科大学某附属医院行 MRI 检查为：①右膝前交叉韧带连续性欠佳，内多结节，提示损伤；②膝外侧半月板前角损伤；③关节腔积液；④腘窝囊肿。被其母带至李老处，急请中医治疗。

现症：右膝关节肿胀、发紧、发凉、酸楚，走路时即疼痛，舌苔薄黄，脉细濡涩。

辨治：证属气滞血瘀，经络痹阻，湿热稽滞。法当气血双补，疏通痹滞，扶正固本。方予黄芪防己汤合五妙散加减治之。

处方：黄芪、防己、刘寄奴、薏苡仁各30g，白术、木瓜、赤芍、丹参、桑寄生、川断、骨碎补、草薢各15g，茯苓25g，黄柏、怀牛膝各10g，甘草3g。

7月20日二诊：服药4剂，右膝关节肿减逾半，走

李兴培

路时疼痛已很轻微，也较前有力。续服 7 剂，膝肿消尽，
但走路稍远或快行时仍有轻痛，目干涩，上方去茯苓加伸
筋草 12g，白蒺藜 30g，枸杞、菊花各 10g。服药 8 剂，膝
痛全止且巩固，活动自如，目干涩显著减轻，晨起膝凉，
上方去防己、黄柏，加独活 10g。续服 20 剂，诸症消失，
且较巩固，返校学习。

【按语】

李老观其脉证，本案为扭伤后气滞血瘀、湿热郁于肌
肉关节，经络痹阻所致。治当补气活血，疏通痹滞，清利
湿热。方予黄芪防己汤合五妙散加减。黄芪防己汤是《金
匮要略》治疗风湿、风水常用方。黄芪益气补虚，兼可利
水；防己入肝、脾二经，祛风行水，风能胜湿，二者相
合，祛风除湿不伤正，益气补虚不恋邪；术、茯、草和中
健脾利湿，既助防己利湿行水，又助黄芪益气补虚；五妙
散加用木、萆等药，专注健运脾胃，清利下焦湿热，舒挛
强筋壮骨；桑、断、碎益肾强筋；丹、芍、刘活血化瘀，
利水消肿。诸药相须为用，共奏益气补虚，强筋壮骨，活
血化瘀，疏通痹滞，清利湿热之殊功。

腰椎间盘膨出椎管狭窄

脊椎骨质增生是脊椎关节软骨的退行性病变。颈、腰
椎的骨质增生，为中年后随着年龄增大，机体组织细胞生
理功能逐渐衰退老化，椎间盘逐渐失去水分，椎间隙变
窄，椎体不稳，纤维环松弛，在椎体边缘外发生撕裂，致
髓核突出，将后纵韧带骨膜顶起，其下面产生新骨，形成
骨刺或骨质增生。后天性椎管狭窄是由于椎间盘突出、椎
体增生、椎体滑脱以及后纵韧带、黄韧带增生肥厚、钙化
或骨化等，刺激脊髓神经及周围血管，引起神经血管炎症

粘连、充血、水肿，导致椎管狭窄。本病相当于中医学"骨痹""脊痹"等范畴。

【验案辑要】

马某，男，56岁，回族，乌鲁木齐市郊区农民。2010年6月12日初诊。

病史：腰及双下肢凉甚、疼痛、麻木两年余，某省级医院MRI检为：①腰椎退行性改变，腰5骶1椎体终板炎，腰4～5椎间盘突出，腰5骶1椎间沟盘膨出，腰椎管狭窄；②腰4～5椎体附件伴骨质骨骶水肿。因疼痛加剧1月余，服药乏效，遂至李老处就治。

现症：腰腿冷痛麻木较甚，夜间因剧烈疼痛，每致彻夜难寐，症兼头晕，乏力，畏寒，纳差，口干喜热饮，苔薄黄，脉细濡。

辨治：证属正气虚怯，寒凝督脉，气滞血瘀，经络痹阻。法当扶正固本，温通督脉，气血双补，疏通痹滞。

处方：黄芪、延胡索、酸枣仁各30g，葛根、鹿衔草各20g，桑寄生、川断、蛇床子、生地黄、木瓜、白芍各15g，金毛狗脊、杜仲、全蝎、蜂房、白术各12g，桂枝、细辛、当归、川芎、独活、怀牛膝各10g，大枣3枚，生姜、甘草各3g。

6月18日二诊：服上方7剂，疼痛减轻，入夜能睡3小时，腰及双下肢畏寒较甚，虽值盛夏酷暑季节仍须着厚毛衣与棉裤。上方加制川乌、熟附片、赤小豆各30g，原方生姜加至30g，与前三味先大火共煎2小时后，再加入已浸泡大宗中药内共煎。服上方7剂，疼痛大减，腰及下肢畏寒尽除，遂去乌、附、豆、姜，加蜈蚣3条，萆薢12g，防己15g。服7剂后疼痛消失，诸症悉去。自行停药半月，疼痛又作，但甚轻且皆偶发，患者不敢稍懈，再进上方 5 剂,疼痛又告消失。为巩固疗效,坚持继续服上方 25 剂,疼痛未再出现。

2013 年 1 月 8 日,患者因月前汽车轮胎爆炸受大惊,以致昼夜惊悸,烦躁不宁来诊,告知前述脊椎顽证疼痛迄今未犯,活动自如,仅天气变化时两腿偶有轻微发麻,已逾 2 年 4 个月余也。

【按语】

本案为腰椎、骶椎退行性变,所呈现的腰椎或腰骶部椎体终板炎、椎间盘突出、椎间沟盘膨出、椎管狭窄和椎体附件伴骨质骨骶水肿等多种病理改变,是当代脊柱外科的重大治疗难题之一。明·方广《丹溪心法附余·风门·痛风》有云:"风寒湿入于经络,以致气血凝涩,津液稽留,久则怫郁坚牢,阻碍营卫难行,正邪交战,故作痛也。须气味辛烈暴悍之药,开郁行气,破血豁痰,则怫郁开,营卫行而病方已矣。"李老认为,是例为农民,长期夏经酷暑,冬历严寒,劳碌辛苦,正气虚怯,寒凝督脉,气滞血瘀,经络脏腑气机受阻,久则脏腑功能受损,伤及肝脾,尤其"穷必及肾",发为骨痹、脊痹之重症,是故依循病机,方疏葛根汤、归芪建中汤、桂枝芍药知母汤、酸枣仁汤、独活寄生汤和三痹汤合剂化裁。方中黄芪、生地黄、白芍、白术、当归、川芎、大枣、甘草,气血双补,扶正祛邪,为治疗之最紧要处。在本案中制川乌、熟附片、桂枝、细辛、生姜温经散寒,因病势重笃,沉寒稽滞,乌、附非重剂不可为功,乌、附各用 30g,佐以等量生姜,相须为用,亦"附子无姜不热"也,加赤小豆 30g 共同久煎,解乌附之毒,以策安全。乌、附、葛根、鹿衔草、桑寄生、川断、蛇床子、木瓜、白芍、金毛狗脊、杜仲、蜂房温通督脉,滋补肝肾,以强盛腰膝;蜈蚣、全

蝎、蜂房，活血化瘀，搜风剔邪，宣痹定痛，为治顽痹之
要药，三药也为血肉有情之品，功擅通补奇经；生地黄一
药，《本经》载其"除血痹"，且益肾，藉其凉血功效，在
全方中尚可监制诸温经散寒药化燥伤阴之痹；延胡索活血
止痛，炒枣仁养心安神，二药相伍，止痛安眠之功尤著。
黄芪、白术补气健脾，茯苓、薏苡仁淡渗利湿，配合萆
薢、防己不特加强利湿功效，以助骨骶水肿之消退，其宣
痹定痛之功颇著。

　　治疗风寒痹及远年沉寒积聚之痛痹、骨痹、脊痹，李
老喜用乌头、附片，乌、附用量常在 $10\sim15g$，重症各用
$30g$，未见中毒之象，反而其效颇佳。关键在于辨证准确，
且乌、附用量在 $15g$ 以上时，必须与生姜武火同煎 1 小时，
加入赤小豆共煎更佳，则不会酿致乌头碱中毒事故。本案
乃骨痹、脊痹之重症，病机证治已远超乎前述方广氏所论，
鉴于辨证细腻，标本兼顾，短期竟收如此上佳捷效，全面
兼顾是关键，而乌、附的确功不可没，诚为一良好范例。
昔贤四川郑钦安、戴云波，云南川籍吴佩衡，上海川籍祝
味菊诸"火神派"代表皆以用重剂乌、附治病著称，莫不
如斯。

　　本案用药味数较多，关乎此，李老有云："对于病情
错综复杂之重症，只要紧扣病机，药虽多但多而有据，并
无驳杂不纯之弊，也大可不必避忌。要在一切从病人考
虑！"他进一步指出，仲景治病所创经方大多药味少而功
专效宏，但对某些疑难病症如确实需要，用大方也不避
讳，如治"疟母"之鳖甲煎丸，药味也有 25 味之多，可
资说明。诚哉斯言。

李兴培

皮肤科疾病

单纯疱疹

单纯疱疹，系病毒所致的疱疹性皮肤病。本病好发于皮肤黏膜交界处，表现为簇集性小疱，愈后易复发。皮疹初起为红斑，继则在红斑上出现簇集性的小丘疹或水疱，有烧灼感。多因人类单纯疱疹病毒感染引起，主要侵犯口咽、扁桃体、眼、皮肤等生殖器以外的部位，本病相当于中医学的"热疮"。

【验案辑要】

余某，男，43岁，新疆乌鲁木齐市百园村居民。2005年7月12日初诊。

病史：腰胁部起疱疹痒痛5天，其疱疹尚未破溃，痒痛昼轻夜剧。

现症：兼头晕，口苦，心烦，身有阵阵热感，大便干结，小便涩少深黄，舌质红，苔薄黄腻，脉细弦滑数。

辨治：病在少阳，风湿热毒外侵。法当和解少阳，祛散风热，利湿解毒。方予龙胆泻肝汤加减治之。

处方：龙胆草、柴胡、黄芩、当归、香附、紫草、栀仁各10g，生地黄、苦参各15g，泽泻、地肤子、白鲜皮各20g，金银花、延胡索各30g，炙甘草3g。另嘱以六神丸30粒凉开水磨化，外用涂于疱疹上，日2次。

7月20日二诊：服上方6剂，诸症消失。续服7剂，痊愈。随访半年，未见复发。

李兴培

【按语】

李老谓，本案腰胁部起疱疹痒痛，肝经经脉布于胁肋，表明病在少阳，归因于风湿热毒外侵。法当和解少阳，祛散风热，利湿解毒。药用龙胆草泄厥阴湿热，柴胡解少阳之热，引诸药入肝胆，芩、栀清肺与三焦之热以佐之，泽泻泄肾经之湿。加延胡索以活血行气止痛，苦、肤、鲜早用之，以清热利湿，缓解皮肤湿热疱疹，尤可避免疱疹破溃糜烂出水，意义重大。肝藏血，肝经有热，易耗伤阴血，然泻肝之品，当防病去肝伤，故加归、地养血柔肝，俾泻肝之剂，反成补肝之药，寓有祛邪扶正之义。同时龙、柴、栀、芩、紫、银、草都有不同程度之抗病毒作用，病证结合，其效彰然。

结节性红斑

结节性红斑是一种主要累及皮下脂肪组织的急性炎症性疾病，多见于中青年女性。一般认为该病与多种因素有关。结节性红斑常见于小腿伸侧，临床表现为红色或紫红色疼痛性炎性结节，青年女性多见，病程有局限性，易于复发。

【验案辑要】

王某，男，29岁，乌鲁木齐县农民。1994年5月19日初诊。

病史：双下肢结节性红斑10余天。

现症：两下肢结节性红斑各有5～6处之多，大小如黄豆、蚕豆至核桃大小不等，其中右阳陵泉附近有如核桃大（4cm×5cm）、质硬之大结节，疼痛，无关节痛。舌白，脉细数。

辨治：证属湿热蕴结，气滞血瘀。法当清热利湿，活血化瘀。方予麻杏苡甘汤合麻黄连翘赤小豆汤化裁。

处方：麻黄、杏仁、僵蚕、蝉蜕、怀牛膝各 10g，牡丹皮、黄柏各 12g，薏苡仁、连翘、赤小豆各 30g，蒲公英、紫花地丁各 25g，赤芍 15g，炙甘草 3g。

5 月 22 日二诊：服上方 3 剂后，红斑结节大部消退，右阳陵泉附近者如核桃大者亦告消失，肿消，除左解溪部红斑微压痛（大部平复）外，余皆消失。上方加土茯苓 15g 以解毒利湿；刘寄奴、皂角刺各 30g，浙贝母 15g，以活血祛瘀，化痰散结。

月后因他疾来诊，谓连服上方 11 剂，病愈，且甚巩固。

【按语】

《金匮要略·痉湿暍病脉证治》篇："病者一身尽疼，发热，日晡所剧者，名风湿。此病伤于汗出当风；或久伤取冷所致也。可与麻黄杏仁薏苡甘草汤。"《伤寒论》第 262 条曰："伤寒瘀热在里，身必黄。麻黄连轺赤小豆汤主之。"李老审度本案病机适与仲圣所云恰合，故径投两方化裁，突出清、透、化、通诸法相合而治，颇具匠心。方中麻、杏、翘、蚕、蝉、公、地意在清宣透达，疏风散结；怀牛膝活血祛瘀，性擅走下，直领桑、豆、苡、柏祛除在下之风热，亦运脾化湿，清热利湿；丹、芍活血通经；枣、草调和营卫。药后红斑结节显著减轻，加土、刘、皂、贝解毒利湿、化痰祛瘀。众药合用，邪无所遁，诸症悉平。

多形性红斑

多形性红斑，又称多形渗出性红斑，是一种原因复杂的自限性炎症性皮肤病。临床以多形性皮疹伴有黏膜损害为临床表现，重型伴有内脏损害，好发于春秋两季，女性多于男性。多起病急骤，有红斑、丘疹及水泡，常累及二阴及口腔。一般分为轻型和重型两种，临床分斑疹-丘疹型、水疱-大疱型和重症型。本病属中医学的"猫眼疮""雁疮"和"寒疮"范畴，一般认为系湿热蕴结，外溢于肌肤，或风寒风热之邪郁于肌肤而发病。

【验案辑要】

饶某，女性，26岁，电厂员工。1968年5月27日初诊。

病史：3天来四肢及头面部遍发多形性红斑。

现症：四肢及头面部遍发多形性红斑，以两手心尤甚，其中有化脓趋向，手心搔抓后有烧灼感，舌白，脉细数。

辨治：证属风寒湿蕴郁肌肤。治当祛风散寒利湿。方予麻杏苡甘汤加味治之。

处方：炙麻黄、炙甘草各3g，蝉蜕、浮萍、杏仁各9g，薏苡仁15g，荆芥、防风各4.5g。日1剂。水煎服。

5月29日二诊：服上方2剂后，各况好转。上方加大黄1.5g，清利湿热。

6月7日三诊：服上方3剂后，诸症消失。前日又发，但不及前重，上方仍进。

7月23日随访：服上方3剂，红斑消失，迄今已逾40天未见红斑再起。

【按语】

本案患者卫阳不充，风寒湿邪气乘虚而入，阻滞经络，气血运行不畅发病。李老权衡病机，认为似与《金匮要略》湿病篇"病者一身尽疼，发热，日晡所剧者，名风湿。此病伤于汗出当风，或久伤取冷所致也，可与麻黄杏仁薏苡甘草汤"相类，故沿用治之。方中麻黄疏风除湿温经；杏仁宣肺充卫通阳；薏苡仁运脾除湿；甘草和中解毒。加荆、防祛风胜湿止痛，萍、蝉疏风利湿，大黄清利湿热，用药8剂而竟全功。李老尊古不泥，以麻杏石甘汤加味治愈本病，是古为今用之良好范例。

斑秃（圆形脱发）

斑秃是一种突然发生的非炎症性、非瘢痕性的头部局限性斑状脱发之皮肤病，又称"圆形脱发症"。其病因一般认为是雄激素增多，影响毛发核中蛋白合成，损害发根毛囊；或与遗传基因，免疫力降低，用脑过度，精神抑郁，皮脂增多，某些抗癌止痛药物有关。

本病属中医学"油风"。《素问·五脏生成论》曰："发为肾精之外候，精血充足则发浓密而光泽。"《诸病源候论》曰："人有风邪在头，有偏虚处，则发脱落，肌肉枯死。或如钱大，或如指大，发不生，亦不痒，故谓之鬼剃头。"认为此为气血衰弱、肝肾不足之候。李老认为，本病病因多责之外受风邪，或肝肾亏虚，痰瘀阻滞。盖"风为百病之长"，风邪终岁常在，故脱发一年四季均有发病；风为阳邪，易袭阳位，故伤于风者，上先受之；风为阳邪，使腠理疏泄开张，毛根动摇；邪郁化火，生风动血，风盛血燥，发失所养则成片脱落。或嗜食肥甘厚味，脾失健运，湿热内蕴，循经上蒸颠顶致发黏腻，侵蚀发根，阻滞毛窍，碍发生长致脱发；湿热蕴久，损伤脾胃，致气血生化乏源，湿热阻络，气滞血瘀，头发失于濡养，毛囊萎缩，新发难生，故清利湿热、祛风养血与滋补肝肾是治疗关键。

【验案辑要】

赵某，男，28 岁，出租车驾驶员。2002 年 3 月 16 日初诊。

病史：2 个多月前突然发现头枕部有一处 3cm×4cm 面积完全脱发，当时未予置理。近半月来，脱发加重，专程前来请李老治疗。

现症：洗头时头发掉落明显，全头陆续出现多处圆形脱发，且几乎连成一片，全头头发 90% 以上掉落，眉毛、腋毛和阴毛大部分脱落，症兼头晕眠差，全身困乏，口干时烦，腰膝酸软，头发偏油，舌质红，苔薄黄，脉细弦而数。

辨治：证属肝肾阴虚，风热夹痰浊扰颠。法当滋养肝肾，祛风清热，渗化痰浊。方予祛脂养血生发汤。

处方：（1）内服祛脂养血生发汤（李兴培经验方）：生地黄、熟地黄、草决明、代赭石各 15g，女贞子 12g，当归、侧柏叶、旱莲草、合欢花各 10g，制首乌 25g，葛根 25g，茯苓、泽泻、山楂各 30g，甘草 6g。日 1 剂。

（2）外用方：蛇床子、白鲜皮、苦参各 30g，荆芥、防风各 15g，郁金、当归、白芷各 10g，明矾末（另包，兑入洗头滤液中）6g。每剂早、晚各浓煎滤取 1500mL，入明矾 3g 溶化后，洗头 30 分钟，洗毕热毛巾包头 15 分钟，温水冲洗后擦干。

4 月 9 日二诊：上方服 21 剂后，头发掉脱减少 1/3，头上油脂分泌明显减少。宗前方去生地黄、熟地黄、首乌、葛根均增量至 30g，加骨碎补 10g。

6 月 1 日三诊：上方服 10 剂，落发减少逾半。续服 15 剂后，斑秃处有纤细绒毛长出，头上已未见油脂析出，停止外用洗头中药。

处方：（1）内服方：上方加牡丹皮、山药、山茱萸、香附、升麻各 10g。

（2）外用方：参芪首草生发酒（李兴培经验方）：冬虫夏草 3g，西洋参、黄芪、当归、制首乌、侧柏叶、补骨脂、骨碎补各 20g，白芷 10g，泡入 400mL 高粱酒中，浸泡 1 周（每晨用玻璃棒或筷子搅拌 1 分钟）。将头发全部剃光，早晚洗头拭干后，以棉签蘸药酒涂搽斑秃处皮肤及全头发根处。

7月11日四诊：历经上述内调外治，前后历时 4 个月，斑秃处头发全部长出，粗细色泽与常发无异，眉毛、腋毛和阴毛大部分脱落渐停止，渐长出，直至恢复常态。痊愈。

随访：半年后工作劳累过度，兼之嗜食油腻辛辣刺激性食物，致乏力目困、消化欠佳，洗头时落发又多，但斑秃处未掉发，舌质红苔薄白，脉细濡数。续前方加菊花、鹿衔草各 10g，服药 19 剂，诸症消失。迄今已逾 12 年余，斑秃未犯，黑发浓密，各况俱佳。

【按语】

首、归、地、贞皆常用首选药物。李老投予归、首、地泄血中之伏热、和血、凉血，而生新血，养血祛风、滋润皮肤；二地、二至、首乌、侧柏以清血热，补肝肾，生乌发；草决明、茯苓、泽泻、山楂利湿化痰浊；合欢花、山楂疏肝；茯、泽清热利湿以止痒；代赭石平肝息风，李老以其富含铁离子利于生发乌发而尝用之。葛根增加头部血流量而不增加耗氧量，尤妙在引领诸药直上颠顶各扬其长，更配以清热利湿、疏风止痒、豁痰化瘀之搽洗剂，而后外搽参芪首草生发液，内外兼施，散风除热，调和营卫，以祛血热风燥之邪，头皮及毛窍得以煦养而生发。

女科疾病

月经先期

月经先期是指月经周期提前 7 天以上，或 20 天左右一行，连续发生 2 个周期或以上。月经先期属于以周期异常为主的月经病，常与月经过多并见，严重者可发展成崩漏，应及时治疗。西医学功能失调性子宫出血和盆腔炎等出现月经提前，可按本病治疗。

【验案辑要】

王某，女性，25 岁，新疆地矿局测绘大队。1969 年 4 月 26 日初诊。

病史：半年多来月经先期，10 天一行，经色微黯。

现症：兼全身乏力，头昏，心悸，失眠，经前微烦，口时干渴，喜少量冷饮，食纳欠佳，舌质淡红，苔薄白尖红，脉沉细微数。

辨治：证属心脾两虚，阴虚内热，夹有血瘀。法当健脾养心，清热滋阴，佐以化瘀。方予归脾汤加减治之。

处方：党参、炒酸枣仁、生地黄各 24g，黄芪、生地榆、益母草各 15g，炒白术、当归各 10g，茯苓、桂圆肉各 12g，炮姜 4.5g，远志 6g，大枣 3 枚，甘草 3g。

8 月 16 日二诊：因他疾来诊，谓服上方 2 剂，药尽病愈。经血按月来潮，诸症消失。

【按语】

月经 10 天一行，头昏，心悸，失眠，苔白，脉沉细，当责之心脾两虚，气不摄血。但远不止此，其人经前微烦，口渴喜冷饮，舌尖红，脉沉细微数，为阴虚内热，迫血先期而至。另则，经色微黯，已露夹瘀端倪。足征心脾两虚、阴虚和血瘀三因综合为病。即投归脾汤补益心脾，摄持阴血；生地黄、生地榆养阴清热，凉血止血；炮姜温涩止血；当归、益母草祛瘀生新。诸药相须为用，针对性强，病乃速愈。

月经后期

月经后期又称经水后期、经行后期或经迟。月经周期延后 7 日以上，甚至 3～5 个月以上者，称为月经后期。相当于西医的月经失调、月经稀发。如在初潮后一二年或更年期，经期时有延后，并无其他症状者，是生理现象，不属本病。

【验案辑要】

欧某，26 岁，文工团干部。1992 年 6 月 16 日初诊。

病史：月经后期 5 年余。

现症：5 年来每次月经后期 15 天、30 天、48 天不等，每次行经 7 天、15 天、30 天不等，偶尔 1 月无后期，则行经滴沥不尽达 1 月之久，头晕，神疲乏力，腰腹痛甚，畏寒，少腹发凉，纳谷减少。舌质淡红，苔薄白，脉细弦。已婚 2 年余，未孕。

辨治：证属寒凝胞脉，气滞血瘀。法当温经散寒，活血化瘀。拟予温经汤合桃红四物汤加减治之。

处方：吴茱萸 6g，熟地黄、当归、红花、赤芍各 15g，桃仁、川芎、怀牛膝、土鳖虫、生姜各 10g，益母草 30g，炙甘草 3g。

服上方 4 剂即行经，此次行经仅推后 2 天，量不多。又拟方：茺蔚子、当归各 30g，生姜、生艾叶各 15g，红糖 60g（另后兑入）。服 4 剂后，两月行经皆 28 天至，经量色质俱佳。行经当日起再服上方，连用 4 天。一月后月经未至，嘱去妇科检查，云已怀孕矣。

【按语】

该患自幼脾胃虚弱，恣食生冷，寒温失调，肾阳不足，寒客胞中，影响冲任，月经后期。月经持时长滴沥不尽，为血寒有余。故经前用吴茱萸、生姜，温经散寒；熟地黄、当归、赤芍、桃仁、红花、川芎、怀牛膝、土鳖虫，养血活血调经；炙甘草益气和中，健脾益气。经期用归艾老姜汤（《蒲辅周医疗经验》），温阳散寒，活血通经。李老多年来，对血寒、血虚、气滞所致之月经后期，气滞血瘀、寒湿凝滞所致之痛经、月经量少和经闭，经前服温经汤合桃红四物汤加减，一般服 3～5 剂；经期服当归艾叶老姜汤 4 剂，收效颇好。

痛经

痛经，指月经期腰及少腹疼痛，月经色黯有块，有的患者伴经前乳房胀痛，不能触碰，但一俟月经来潮，胀痛即消失。李老对本病气滞血瘀证，尝以王清任少腹逐瘀汤加减治疗，药用当归、蒲黄各 15g，赤芍 12g，香附、五灵脂、肉桂、台乌、干姜、延胡索、艾叶各 10g；气虚寒凝者，药用归芪建中汤增损：黄芪 15～30g，桂枝、当归、川芎、艾叶、香附、细辛、生姜各 10g，赤芍 25g，益母草 60g，红糖 30g（后冲入盛药杯中），大枣 3 枚，炙甘草 3g。

也可以当归、生姜、艾叶各 30g，浓煎成 200mL，趁烫将红糖 60g 冲入盛药杯中，待不烫时一次饮尽，对调经止痛有即效。

李兴培

【验案辑要】

王某，30 岁，乌鲁木齐市克拉玛依西路居民。2008 年 6 月 18 日初诊。

病史：经来腰及少腹疼痛较甚半年余。

现症：困乏无力，心烦眠差，口干渴思冷饮，但不多，腰腹微痛经期转甚，经前乳房胀痛明显，以致不敢触碰，黄带稍多，月经量少色黯有块，大便微干结，舌质红，苔薄黄，脉沉细弦数。

辨治：证属气阴两虚，心肝失调，气滞血瘀，兼有湿热。治当补气养阴，宁心柔肝，活血化瘀，兼清湿热。方予沙麦百地知枣汤合桃红四物汤增损。

处方：北沙参、鱼腥草、酸枣仁各 30g，百合 20g，天冬、生地黄各 15g，白术、茯苓、当归、赤芍、川芎、红花、桃仁、桑寄生、川断、香附各 10g，炙甘草 3g。

7 月 4 日二诊：服上方 7 剂，精神逐日好转，诸症渐减，第四天起精神佳，烦除眠佳，口干、黄带与便干结消失。1 日行经，经前未出现乳房胀痛，行经后亦无腰及少腹疼痛发生。上方续进 4 剂，以资巩固。

【按语】

根据病机，李老药选北沙参、天冬、生地黄补气养阴、凉血清热；白术、茯苓、鱼腥草健脾胃、利湿热；酸枣仁汤、百合调肝养心宁神；桑寄生、川断、生地黄滋补肝肾、通络强腰；香附疏肝理气；桃红四物汤活血化瘀，宣通痹滞。标本兼顾，痼疾速愈。

闭经

闭经一证为妇女常见疾病之一，以妇女在行经期间，月经停闭，数月不来潮为其特征，属难治之病。究其病因，自《素问·阴阳别论》"二阳之病发心脾，有不得隐曲，女子不月"立论后，代有发挥，但以《张氏医通》最详：脾盛不能生血；郁结伤脾而血损；冒火而血烁；劳伤心脾而血耗；积怒伤肝而血闭；肾水不能生肝而血少；肺气损伤不能统血等致"经不行"。李老认为，本病虚者多，实者少。虚者多因精血不足，八脉受损，血海空虚，无血可下；实者多为邪气扰遏，冲任受阻，脉道不通，经血不行。但临床中往往错综复杂，务须细辨施治。针对基本病机，部分夹瘀者用一般活血化瘀药罔效，投予全蝎活络催经即效。此系李老多年来治疗女性痹证（风寒湿痹、骨痹、脉痹）过程中，部分患者诉月经甫净或经后不久又至，方悟及全蝎有一定催经作用，曾检方书未载及此，之后不时加用取效；从数例治案中他还体会到，土鳖虫与全蝎同施催经，有一定增效作用。

【验案辑要】

验案1　气虚湿遏血瘀闭经

高某，女，32岁。2009年4月9日初诊。

病史：不明原因月经停闭4月余，曾历用中西药物罔效，前来李老处就诊。

现症：兼乏力较甚，头身重着，面色晦黯，舌质淡红，边有齿痕，苔薄白润，脉沉细涩。3月17日在某市级医院B超发现：双侧乳腺小叶增生，以左侧稍大。

辨治：证属脾气虚祛，湿遏血瘀。法当补气健脾，淡渗利湿，活血化瘀。方遣当归芍药汤、血府逐瘀汤、当归补血汤、艾附暖宫丸合剂化裁。

处方：黄芪、当归、泽泻各30g，赤芍、白术、猪苓、莪术、川断各15g，川芎、土鳖虫、枳壳、怀牛膝、艾叶、香附各10g，全蝎6g。

4月16日二诊：服上方7剂，精神明显增进，面色晦黯减轻，已有光泽，舌边齿痕微存，月经尚未来潮。显示气虚改善，湿遏渐退，经潮有望。上方去泽泻，加益母草30g。

4月30日三诊：服上方4剂后月经来潮，色正，量多，血块明显减少，6天即止，精神及面色俱佳。转治乳癖，方予柴胡疏肝散合小柴胡汤益以活血化瘀之品治之。后竟获孕。

按语 本案闭经，观其脉证，一派脾虚、湿遏、血瘀之象。李老药用黄芪、白术、泽泻、猪苓补气健脾，淡渗利湿；当归、赤芍、莪术、川芎、土鳖虫、怀牛膝、全蝎活血化瘀；香附、枳壳疏肝解郁，调畅气机；艾叶、川断温经散寒，补益肝肾。服药7剂，精神著增，面晦黯减轻，已有光泽，舌齿痕微存。气虚改善，湿遏渐退，经潮有望。上方去泽泻，加益母草活血。服4剂后经潮，色正量多，块显著减轻，6天尽，精神面色俱佳。转投柴胡疏肝散合小柴胡汤加减，疏肝化瘀治乳癖，后竟获孕。皆缘究心辨证论治，法度谨严，次第有序也！

验案2 肝脾肾虚湿热血瘀闭经

苟某，女，50岁，乌鲁木齐市中国城职工。2009年8月23日初诊。

病史：月经停闭，半年未潮。

现症：7月17日行阑尾炎切除术后，出现乏力、口干、心烦，时左胁下胀痛，目时干涩微痛，视力下降，黄带稍多，舌质淡红边有齿痕，苔薄黄，脉细濡数。

辨治：肝脾肾虚，湿热郁闭，气滞血瘀。法当益气健脾，滋补肝肾，清利湿热，活血化瘀。方遣桃红四物汤加减。

处方：北沙参 45g，黄芪、麦冬、黄精、首乌、桑寄生、女贞子、菟丝子、白蒺藜、夏枯草各 15g，鱼腥草 30g，白术、当归、白芍、川断、菊花 10g，甘草 3g。

9 月 12 日二诊：服药后黄带显著减轻；2 剂服完黄带消失，口干心烦及目干涩痛均已；3 剂后，月经来潮，量少、色正、无块，精神好转。服药 4 剂，经尽，诸症消失。续服 7 剂，以资巩固。

按语 患者多年胃病体弱，阑尾炎切除术后更伤气血，肝肾不足，湿热蕴结下焦，以致黄带多，经不行。李老药用黄芪、白术、黄精、北沙参、麦冬健脾养阴；首乌、桑寄生、女贞子、菟丝子、川断滋补肝肾；当归、白芍养血活血化瘀；鱼腥草清热利湿；菊花、白蒺藜、夏枯草清肝平肝；甘草调中。服药 7 剂，带止经行，口干心烦及目干涩痛亦瘥，精神好转。仍专事益气养阴，滋补肝肾。方专力宏，4 剂经尽，7 剂巩固疗效。

验案 3　气阴两虚湿热血瘀闭经

刘某，女，27 岁，乌鲁木齐市公交公司职工。2012 年 12 月 6 日初诊。

病史：月经逾期两月余未至。

现症：乏力，面色潮红，口干，心烦，胸时闷痛，眠差，夜间盗汗，黄带多臭味大，乳胀，舌质淡红，苔薄黄，脉细濡数。

辨治：证属气阴两虚，湿热郁闭，气滞血瘀。法当补气养阴，清利湿热，活血化瘀。方用四君加天冬赤芍合酸枣仁汤增损。

处方：太子参、百合、鱼腥草、炒枣仁各 30g，天冬、知母、败酱草、桑寄生、蛇床子各 15g，赤芍、丹参各 25g，白术、茯苓、香附 10g，瓜蒌壳 12g，甘草 3g。

12月13日二诊：服药7剂后，精神好转，面潮红消失，胸闷痛止，黄带显著减轻且色转淡，臭味已无，眠转佳。既获初效，无需改弦更张，仍疏原方再图。

2013年10月14日：续服上方7剂经至，经量色质尚可。之后半年，月经皆应期而至，仅量略少。惟当下月经又两个月未潮，腰腹痛甚，黄带也多，味臭秽。上方去知母、瓜蒌壳，加全蝎6g，怀牛膝10g。

服药翌日行经，量较前增多，色红，块显著减轻，4天干净。后以原方加减，疏调巩固服药两周，月经又趋正常，停药。

按语 药用四君子汤益气健脾；天冬、百合养阴；鱼腥草、败酱草、蛇床子清热利湿止带；香附、瓜蒌壳理气解郁；赤芍、丹参活血化瘀；酸枣仁汤调肝养心宁神；桑寄生、蛇床子、赤芍补肝肾，固冲任。服药7剂，精神好转，面潮红消失，胸闷痛止，黄带显著减轻，色转淡，臭味已无，眠转佳。续服上方7剂，经行。之后半年月经皆应期而至，仅量略少。因又两月经未潮，腰腹痛甚，黄带多，味臭秽，上方去知母、瓜蒌壳，加全蝎、怀牛膝活血催经。服药翌日行经。初诊方续调巩固两周而安。

功能失调性子宫出血（崩漏）

功能失调性子宫出血，简称功血，属中医"崩漏"范畴。崩，言其经水来势急暴，有如山崩状，量极多也；漏，言其经行如屋漏水，点滴而下，量少但滴沥不尽也。其治法，相沿有"初用止血，以塞其流；中用清热凉血，以澄其源；末用补血，以还其旧"（《医学纲目》）。李老指出，脾统血，脾胃为气血生化之源。劳累忧思，病久多伤脾耗气，脾虚不摄，中气不足，气虚下陷，冲任失固，致血不循经，月经过多。一般而言，初期多热，后期多虚。治疗时，如何运用后世医家多首肯之塞流、澄源、复旧"治崩三法"？

李老认为，牢记三法于心作为参考即可，不必拘执。临证首当以病情为依归。例如条件所限，缓不济急时，"血脱者益其气"，以"独参汤"（酌用潞党参或北沙参60g，或各30g；重型用红参或西洋参15～30g，或各15g）浓急徐服不拘时，大多可收即刻止血佳效。此一药之用，严格说一定程度上就囊括了三法。20世纪60年代中期，李老曾在某午夜应邀抢救一例功血患者，虽一直输血及滴注止血剂，但血量仍多不止，腹痛绵绵，面色苍白，头晕乏力，语声低微，苔薄白，脉沉微欲绝，诊为"崩证"，元气大伤，行将血脱，即疏红参须（当时红参缺货）30g急煎2次，取汁200mL，点滴频服，不拘时次；配合重灸隐白、足三里、三阴交各30分钟，不到黎明时分，血渐止，精神大振。大多数后期患者，李老尝投归脾汤合补中益气汤加减，健脾养心，气血双补，以固摄冲任，鲜有不效者。亦有例外者，则另当详辨论治。

另则，李老强调对月经先期、月经过多者，即令有癥瘕积累，用活血化瘀药宜慎，因是类药易致经方尽又复至，且量极多。

【验案辑要】

验案1　功能失调性子宫出血（崩证）

许某，47岁，煤矿家属。1992年7月17日初诊。

病史：行经3个月未尽。

现症：少腹疼痛，月经量多，色黯有块，头晕乏力，心悸气短，眠纳俱差，舌苔薄白，脉细涩。

辨治：心脾两虚，中气下陷，气虚血瘀，冲任失固。

法当健脾养心，升提中气，固摄冲任，佐以化瘀止血。方拟归脾汤、补中益气汤合失笑散增损。

处方：党参、黄芪、桂圆肉、藕节、乌贼骨各 30g，白术 15g，升麻、柴胡、阿胶、血余炭、醋灵脂各 10g，当归、木香各 3g，炒酸枣仁、鳖甲各 15g，熟地黄、蒲黄各 25g，茜草 12g，远志 6g，炙甘草 3g。

复诊云服上方 1 剂即血止，续进 6 剂未再出血，除微腹胀，左侧腰痛外，余症尽皆消失，舌苔薄白，脉细弦。后以五味异功散加桑寄生、川断续调以巩固之。

按语 本案之治在于谨守病机，李老方遣归脾汤加阿胶与补中益气汤合剂，脾健气足则"奉心化赤"而化源充足，摄血有望，心气得养则神安。当归 3g 小量用之，引血归经；藕节、血余炭、乌贼骨、茜草，清热凉血、化瘀止血兼备；木香行气；蒲黄、五灵脂即"失笑散"，祛瘀止血，皆旨在止血不留瘀。虑及病久伤阴，加鳖甲养肝肾阴。方证合辙，已蕴涵"治崩三法"妙趣，故收即效。为慎重起见，复以平补脾肾收功，亦澄源、扶旧并举。

验案 2　功能失调性子宫出血（漏证）

刘某，女性，41 岁，蒙古族，乌鲁木齐蒙古学校老师。2012 年 6 月 25 日初诊。

病史：行经 27 天仍滴沥不尽。

现症：兼乏力，头昏，腰腹困痛，口干，心烦，眠差，平时黄带多，舌质淡红，苔薄黄，脉沉细数。

辨治：证属气阴两虚，肝肾不足，冲任不固，湿热俱盛。治宜益气养阴，滋补肝肾，清热利湿，固摄冲任。方遣沙参麦冬汤、鱼茅二妙合寿胎丸加龙牡龟甲治之。

处方：北沙参、鱼腥草、白茅根、藕节、龟甲、龙骨、牡蛎（后三味捣粗末，先煎半小时）各 30g，麦冬、桑寄生各 15g，炒白术、菟丝子各 12g，黄柏、川断、阿胶（烊化）各 10g，甘草 3g。

服上方 4 剂血止，精神转佳，睡眠好转。再进 11 剂，未再出血，诸症告瘥。

按语 按脉证研判，药用沙参麦冬汤补气养阴；鱼茅二妙汤加藕节，清利湿热、止血止带；龟甲、龙骨、牡蛎镇潜浮阳以安神；寿胎丸滋补肝肾。标本同治，冲任得固，病愈。

产后关节痛

产后百节开张，气血大虚，易于遭受风寒邪气侵袭，营卫不和，每多发生全身疼痛、关节疼痛、产后血晕等症，其中产后全身疼痛、关节疼痛最为常见。若失治误治或调理不当，则迁延不愈，有者竟带病终生，痛苦不堪，当引为鉴戒。李老尝以自创经验方"益气养血宣痹汤"加减治疗甚效。该方功擅益气养血，调和营卫，温经散寒。用药组合中，归芪建中汤温中补气养血；当归、川芎、白芍、鸡血藤活血通络，深符"治风先治血，血行风自灭"之旨。桂枝、威灵仙、细辛温经祛风，宣痹定痛。白芍、甘草乃芍药甘草汤，缓拘急、止挛痛。李老应用该方治疗多例产后风患者，疗效颇佳。或问：产后本气血俱虚，桂枝、细辛、生姜、川芎辛温燥烈，用之岂无动血之弊？须知产后气血俱虚，感受风寒邪气有病则病受也；又此时，祛邪是为首务，所谓邪去正安也；再则有当归、白芍之润敛，大枣、甘草之和中甘缓，毋须过虑也。推衍之，本方用于流产（包括引产、人流、自然流产）后痹痛、人流术后腰身痹痛，亦较满意。若为其他复杂兼夹证，或产后痹化热者，则非本方所宜，不可不知。

【验案辑要】

艾某，女，31 岁，军嫂，新疆兵团云母二厂。1969年 11 月 19 日初诊。

病史：产后全身疼痛 3 月。

现症：全身畏寒发冷，自觉身上"凉气很大"，头部及全身疼痛难忍，肌肤有凉麻蚁行感，曾在北京、湖南等地服中、西药物（具体不详）罔效，舌苔薄白，脉沉细迟缓。

辨治：证属产后气血虚弱，风寒痹滞。治宜益气养血，调和营卫，温经散寒。方予益气养血宣痹汤加减化裁。

处方：黄芪 30g，当归、白芍各 15g，桂枝、生姜各10g，威灵仙、鸡血藤各 30g，细辛、川芎各 6g，大枣 7枚，炙甘草 3g。

服 6 剂，头痛、身痛均消失，惟身麻，仍有"凉气感"。续予前方去细辛，威灵仙减量至 15g，加荆芥、防风各 6g，天仙藤 10g，疏调 1 月，康复如初。

【按语】

本例产后身痛，畏寒，自觉身上"凉气很大"，苔薄白，脉沉细迟缓，显系产后气血大虚，营卫不和，表虚不固，外受风寒侵袭。风寒客于脉内，血泣而不行，脉络不通则痛。营卫不能宣泄，则肌肤凉、麻、蚁行感；病久不愈，伤其气血，气血痹阻。李老径投经验方益气养血宣痹汤增损，因与病机合拍，用药灵便，短期即愈此重顽宿疾。

乳腺增生

乳腺增生，为单侧或双侧乳房疼痛，出现肿块的一种常见妇女疾病。好发于 25～45 岁中青年妇女。特点是乳腺肿块大小不等，形态不一，边界不清，质地不硬，活动度好。其与月经周期及情绪变化密切相关。属中医学"乳癖"范畴，由肝气郁结，痰瘀互结而致。

【验案辑要】

雷某，女，38 岁，乌鲁木齐人。2008 年 8 月 17 日初诊。

病史：右乳房间断性疼痛 1 月余，经某省级医院行钼靶摄影检查确诊为双侧乳腺增生。有胆囊炎史。

现症：兼左乳疼痛，每当经前、劳累或生气皆可诱发与加重，口干苦，时右胁牵背胀痛，心情烦躁，夜眠差，腰痛，黄带较多，舌苔薄黄腻，脉细滑而数。

辨治：证属肝气郁结，气滞血瘀。法当疏肝解郁，活血化瘀。方遣小柴胡汤、柴胡舒肝散合水陆二仙丹合剂化裁。

处方：柴胡、黄芩各 12g，太子参、半夏、香附各 10g，赤芍、丹参、芡实、金樱子各 15g，鱼腥草、王不留行、海藻各 30g，甘草 3g。

8 月 13 日二诊：服药 14 剂，左乳及腰痛减至微，口干苦、黄带消失，烦除眠佳，上方去芡实、金樱子、鱼腥草，加牡蛎、鳖甲（先煎 1 小时）各 30g。因工作忙，断续服药 120 剂（其间随症征、舌脉变化，方药有小调整）。持续近半年，于 2009 年 3 月 2 日钼靶摄影复检示：乳腺增生消失。

【按语】

本案症见右乳房间断性疼痛，每当经前、劳累或生气皆可诱发与加重，经钼靶摄影诊为双侧乳腺增生。李老脉证合参，责之肝气郁结，痰瘀互结。遂药用柴、香疏肝解郁；太子参益气养阴，生津润肺；夏、鱼、芩、留、藻清

化热痰，软坚散结；芍、丹活血化瘀；金樱子、芡实为水
陆二仙丹固精止带；甘草调和诸药。服药半月，左乳及腰
痛减至微，口干苦、黄带消失，烦除眠佳。故上方去芡、
樱、鱼，加牡、鳖软坚散结。断续服药 120 剂，钼靶摄影
复检示：乳腺增生消失。

子宫肌瘤

子宫肌瘤，为与卵巢功能失调、雌激素分泌旺盛有关
的一种常见妇科疾病。属中医学"癥瘕""积聚"范畴。
归因于冲任失调，气机不畅，气滞血凝，痰瘀互结所致。
李老指出，是类疾患多属瘀滞日久，虚实夹杂。桂枝茯苓
丸系《金匮要略》治疗妇女血瘀不行，少腹积块之名方，
功擅温通经脉，活血化瘀，软坚散结，每令癥块默默消于
无形。有资料证实，本方有较好的降低血黏度作用，是该
方具有化瘀散结消癥瘕疗效的主要原理之一。李老尝师其
意，临证详辨虚实与兼夹用药，疗效更佳。血瘀甚者，加
甲珠 5～10g，土鳖虫 10～15g，鳖甲 30g，通达经络，活
血逐瘀，软坚散结。甲珠软坚散结，通络活血，功擅走窜
行散，引药直达病所；土鳖虫，《药性论》谓其走窜，"破
留血积聚"；鳖甲行血祛瘀，软坚散结，《本草新编》云其
"善能攻坚，又不损气"。三药伍用，其力倍增，李老尝用
于包括子宫肌瘤在内的多种肿瘤。气虚甚者，酌加党参、
黄芪各 15～30g，以扶正消积相得益彰。

【验案辑要】

梁某，女，33 岁，电厂工人。1994 年 4 月 14 日
初诊。

病史：月经先后不定期，量多有块，少腹疼痛 1 年
余。B超示：子宫后壁可见 3.2cm×2.8cm 低回声团块，

李兴培

向后突出，提示子宫肌瘤。妇科检查示：宫体后位略大，拟诊子宫肌瘤。

现症：兼失眠多梦，两胁胀痛，便干，小便微黄，舌淡体胖有齿痕，苔黄腻，脉滑。

辨治：证属肝气郁结，冲任失调，气滞血瘀。治宜疏肝解郁，健脾和营，佐以活血化瘀。方用丹栀逍遥散增损。

处方：牡丹皮、白芍、白术各 12g，柴胡、黄芩、栀仁、当归各 10g，茯苓 25g，丹参、麦芽、酸枣仁各 30g，郁金、龙胆草各 15g，五味子 10g，大枣 7 枚，甘草 6g。

服药 40 剂，上症消失，惟少腹疼痛，乃瘀结不散使然。法易温经化瘀，软坚散结。

处方：（1）汤剂方：桂枝、大黄各 6g，牡丹皮、枳壳、莪术各 12g，甲珠、赤芍各 15g，鳖甲、益母草各 30g，茯苓、桃仁、土鳖虫各 10g。

（2）蜜丸方：桂枝、茯苓各 180g，桃仁 150g，鳖甲 230g，赤芍、白芍各 90g。研粉为蜜丸，每丸 9g，每次 1 丸，1 日 3 次口服。

后因睡眠差，夜间双下肢易受风疼痛，自感乏力。上方加丹参、北沙参、皂刺、酸枣仁各 30g，增强活血化瘀，养心安神之功。前后服药计 70 剂，诸症消失，子宫 B 超检查示：子宫未见异常。

【按语】

投服丹栀逍遥散增损，疏肝解郁，健脾和营，佐以活血化瘀月余，诸症消失，仅遗少腹疼痛，乃瘀结不散使然。旋即方易温经化瘀，软坚散结法。桂枝茯苓丸活血化瘀，缓消癥块；并加甲珠、鳖甲、土鳖虫通达经络，破血逐瘀，软坚散结。前后服药 2 月余，子宫 B 超检查示：子宫未见异常。

子宫腺肌症

子宫腺肌症，又称内在型子宫内膜异位症，是子宫内膜异位到子宫肌层并生长的一种症状，30～50 岁经产妇多发，约 15％合并子宫内膜异位症。特点为周期性下腹正中疼痛，多数经期疼痛，部分经前或经后下腹不规则疼痛，部分经量增多，经期延长，治疗难度大。本病属中医学"癥瘕""积聚"范畴，阳虚寒瘀证居多，李老尝以温散寒凝、活血化瘀之剂治疗，标本兼治，收效尚佳，显示中医对本病治疗有一定优势。

【验案辑要】

赵某，女，42 岁，乌鲁木齐市工行干部。2010 年 1 月 20 日初诊。

病史：经行少腹胀痛 6 年余，加重 2 年，在某省级医院诊为子宫腺肌症。

现症：兼畏寒，腰、膝下及少腹均凉，月经先期 4～5 天，经行初始即恶心呕吐，纳差，少腹痛甚，须服去痛片，白带少许，睡眠一般，舌质微紫黯，苔白薄，脉细缓。

辨治：证属阳虚气弱，寒凝胞宫，气滞血瘀。法当温阳散寒，活血化瘀。方予血府逐瘀汤合艾附暖宫丸加减治之。

处方：黄芪 30g，桃仁、当归、川芎、白芍、红花、桂枝、艾叶、牡丹皮、柴胡、枳壳、香附、怀牛膝各10g，桔梗 6g，甘草 3g。

2010 年 3 月 9 日二诊：服药 36 剂，两度行经少腹疼痛明显好转，恶寒发凉亦减轻中，惟每次行经两天后，月经突然极多，色微黯，有小块。

处方：黄芪、党参、乌贼骨各 30g，白芍、延胡索、桑寄生、菟丝子各 15g，桂枝、艾叶、香附、茜草、阿胶（烊化）各 10g，吴茱萸、生姜各 6g，大枣 3 枚，甘草 3g。

2010 年 4 月 10 日三诊：服药 31 剂，当行经第 4 天，头两天血量不及前多，少腹痛，但较前明显减轻，腰未凉，少腹及小腿仍凉，上方去茜草、乌贼骨，加细辛 10g。

服药 29 剂，时有微汗出，为多年所无，但少腹仍稍凉。

2010 年 5 月 19 日四诊：续服 10 剂，畏寒及少腹凉尽除，目干有烧灼感，肝热复起。方更益气养阴，清肝化瘀，滋补肝肾之剂。

处方：北沙参、白蒺藜各 30g，桑寄生、菟丝子各 15g，当归、白芍、香附、乌药、菊花、石斛、阿胶（烊化）各 10g，甘草 3g。

服药 21 剂，症状消失，且较巩固。前后总计服药 127 剂。

【按语】

服血府逐瘀汤合艾附暖宫丸化裁方月余，两度行经少腹痛显著减轻，恶寒发凉好转，惟每次行经两天后，月经突然极多，色黯有块。虑及气虚血瘀，气不摄血，余寒未尽，转投温经汤增损，药用党参、黄芪、白芍、阿胶、大枣、甘草气血双补；桂枝、吴茱萸、生姜、艾叶温阳散寒；乌贼骨、茜草收敛止血。药后少腹痛已微，少腹及小腿仍凉，去茜草、乌贼骨，加细辛祛风散寒。服药 39 剂，寒凉尽除，惟出现目干有烧灼感，显示矫枉寒凉过正，引发化热伤阴，故改弦更张，投予益气阴补肝肾清热平肝之剂，续进 3 周告痊。足见面对疑难病症，谨守病机，通变化裁，坚持服药之重要性。

卵巢囊肿

卵巢囊肿为妇科常见疾病之一。本病属中医学"积聚"或"癥瘕"范畴。《三因极一病证方论·卷十八》认为："内伤七情，外感六淫，阴阳劳逸，饮食生冷，遂致营卫不输，新陈干忤，随经败浊，淋露凝滞，为癥为瘕。"究其病因，系正气受损，脏腑不和，或肝气郁结，久则耗气伤阴，气滞血瘀，内停胞脉，是为本虚标实，标本俱急，故治当标本同治。李老尝以血府逐瘀汤、沙参麦冬汤合圣愈汤通变化裁；或肝气郁结，气滞血瘀，瘀阻冲任，结于胞脉所致，径投柴胡疏肝散、下瘀血汤合桃红四物汤合剂加减。

【验案辑要】

黄某，女，30 岁，乌鲁木齐六道湾沙发厂职工。2010 年 9 月 14 日初诊。

病史：半年来少腹憋胀疼痛，月经后期，45～60 天一行，在某市级医院行彩超检查，发现左侧卵巢有 2.6cm×1.5cm×2.0cm 回声灶，诊为卵巢囊肿。

现症：乏力嗜睡，口干舌燥，微烦，经来色黯量极少，半天～1 天即无，白带多，纳减，便秘 4～6 天一行，唇紫黯，舌质淡红，尖边有瘀斑点，苔白薄，脉细涩。

辨治：证属气阴两虚，气滞血瘀。法当气阴双补，活血化瘀。方用血府逐瘀汤、沙参麦冬汤合圣愈汤加减治之。

处方：北沙参、黄芪、当归各 30g，麦冬、白术、川芎、赤芍、红花、丹参、莪术各 15g，枳壳、香附、陈

李兴培

皮、土鳖虫、怀牛膝各 10g，甘草 3g。

2011 年 2 月 11 日二诊：服药 14 剂后，精神食纳明显好转，白带减少，大便仍干，隔日一行难下，月经逾期半月不至，上方加山楂 30g，全蝎 10g，当归加量至 60g。药后翌日经行，量增，2 天尽。经尽 3 天后再进原方。后两度逾期不至，皆以同法奏效。前后共断续服药 67 剂，持时近 5 个月，后 2 月月经能应期而至，2～3 天尽，经色头天黑次日转红，无块，量不多，大便干结。其中，最后 14 剂中药，每剂用当归 10g，大便软爽，日一行。2011 年 2 月 11 日去医院彩超复查，卵巢囊肿消失。

半年后求嗣，疏以圣愈汤合寿胎丸加减，获孕，10 月后顺产一男婴。

【按语】

本案症见少腹憋胀疼痛，乏力嗜睡，微烦，显系气血亏虚，血行不畅，瘀血瘀阻于胞宫使然；气血亏虚，津液不能输布散于上焦，故口干舌燥；肺与大肠相表里，肺叶焦枯，不能布津于大肠，故便秘，大便数日一行；经来色黯量少，唇紫黯，舌质淡红尖边有瘀斑点，脉细涩。均为气血瘀滞之征。李老遣北沙参、黄芪、麦冬、白术补气养阴；枳壳、香附、陈皮理气行滞；当归、川芎、赤芍、红花、丹参、莪术、土鳖虫、怀牛膝活血化瘀；甘草调和诸药。综观全方，补气行气药同用，俾气行则血行之旨，后方中加山楂、全蝎，倍当归，旨在增强活血化瘀功效。因辨证无误，守方稳进 2 月余，卵巢囊肿消于无形。

不孕症

现代医学之"原发性不孕症"，相当于中医"无子""全不产"和"不孕"等范畴。《素问·上古天真论》有云：“女子二七而天癸至，任脉通，太冲脉盛，月事以时下，故有子。”须知冲脉系十二经脉气血汇聚处所，全身气血运行之要冲；任脉主身之阴，即为精、血、津、液等阴液之总司，人体妊养之本，是故冲任通盛乃是正常月经和受孕的先决条件。

以中医脏腑病机学说而论，妇女经孕与肾、肝、脾关系至为密切。盖肾藏精，肝藏血，脾统血，特别是肾为先天之本，元气之根，受藏五脏六腑之精，包括本脏生殖之精，而“精”有赖后天之本的脾胃不断化生与输布水谷精微，进而“中焦受气取汁变化而赤是谓血”（《灵枢·决气》），充养濡润机体，藉以奠定女子正常月经和受孕的物质基础。

“不孕”因由，古有指生理缺陷之螺、纹、鼓、角、脉“五不女”，其中“脉”尚可以药物调治。病理方面，言之全面透辟者，首推清代岐伯天师《外经微言》之谓“女子不生子者，病者十也”，即“胞胎寒也，脾胃冷也，带脉急也，肝气郁也，痰气盛也，相火旺也，肾水衰也，任督病也，膀胱气化不行也，气血虚而不能摄也。”但就李老大量临床所见，单一因素致不孕者有之，更多为两种以上兼夹致不孕，临证贵乎审证周详，治疗自能左右逢源也。关乎此，所举验案皆极具代表性，后学宜细心揣摩，从中得到启迪。

【验案辑要】

验案1　子宫发育不良性不孕

刘某，女，24岁，乌鲁木齐市东北郊某砖厂工人。1995年11月13日初诊。

病史：16岁月经初潮，经期多延后，有时长达3～4月一行，经色淡红，量少，经前少腹冷痛，经后疼痛消失。21 岁结婚，一直没有采取任何避孕措施，至今未能受孕。1 个多月前，先后在新疆医科大学某附属医院妇科及功能检查科行 B 超检查均称：子宫偏小，子宫发育不良，幼稚子宫。诊断为原发性不孕症。男方有关检查正常。

现症：末次月经于本月 6 日尽，经量少，色淡红，无血块，行经时少腹及双膝以下冷痛，手足欠温，畏寒乏力，少腹痛喜按、喜热熨，舌质淡红、苔薄白，脉细缓。

辨治：证属脾肾阳虚，寒客胞宫，气滞血瘀，冲任虚损。法当健脾温肾，暖宫散寒，活血化瘀，调补冲任。

处方：黄芪、党参各 15g，当归 20g，焦白术、茯苓、橘红、怀牛膝、枳壳、艾叶、肉苁蓉、仙灵脾、补骨脂各 10g，吴茱萸 6g，益母草 30g。

11 月 25 日二诊：服上方 5 剂后，畏寒肢冷略减。原方加阿胶（另包，烊化）10g，白胡椒 7 粒（研末冲服）。服 7 剂后，少腹及双膝关节冷痛感消失，余无明显不适。上方加肉桂 6g。

12 月 18 日三诊：服上方 15 剂后，来诊时言，月经已 42 天未行，但少腹已无冷痛感。为寒邪初去，瘀血尚存，故法予活血化瘀为主，佐以温经散寒。

处方：当归、红花、丹参、赤芍各 15g，桃仁、川芎、土鳖虫、怀牛膝、枳壳、台乌、细辛、生姜各 10g，泽兰 20g，益母草 30g，山楂 90g，炙甘草 3g。

12 月 25 日四诊：服上方 1 剂后经行，血量少，色淡，无少腹及膝关节冷痛。续服 4 剂，行经 6 日仍淋漓不尽。法更益气养阴，化瘀止血。

处方：党参、黄芪、乌贼骨各 15g，熟地黄、焦白术、白芍、茜草、陈棕炭各 10g，益母草、藕节各 30g，

李兴培

地榆 20g，当归 6g，炙甘草 3g。

1996 年 1 月 29 日五诊：服上方 4 剂后血止，续服 3 剂巩固之。自停药近 1 个月。5 天前经水应期而至，量适中，色鲜红，无血块，已 6 日未净，手足略凉，余无特殊不适。盖阳虚血瘀犹存，法予温阳化瘀，调补奇经。

处方：当归、生艾叶、生姜、茺蔚子各 30g，红糖 30g（另后兑入）。

3 月 11 日六诊：服 1 剂经净，继进 2 剂巩固之。后以初诊方加川芎、白芍各 10g。服药 20 剂告知，经停 1 月余，伴恶心，纳少，腹部不舒，当即查尿：HCG（人绒毛膜促性腺激素）阳性，诊为"早孕"。嘱服千金橘皮竹茹汤 5 剂，诸症消失。当年 10 月底，足月顺产一男婴，阖家大喜。

按语　综观症征舌脉，本案基本病机为脾肾两虚。缘起先天禀赋不足，肾气初盛之际，又遭六淫七情侵袭，影响冲盛任通，月经无由"与时下"，16 岁初潮后月经多延后，甚或 3～4 月行经一次；肾司二阴，肾阳虚怯，宫寒由起；脾胃虚寒，无以化生与输布水谷精微至全身，精血不足，冲任失充，胞宫发育不良，焉能受孕？是故李老首遣五味异功散、当归补血汤合温经汤化裁，五味异功散加黄芪，益气健脾，俾气血生化有源；复加归、芍，气血双补，畅旺血行；益母草化瘀调经，其与当归皆血中气药，合用祛瘀生新功著，古今医家赞为妇科圣药；吴茱萸温中暖胞；枳壳行气疏挛，怀牛膝滋补肝肾，二药引领诸药达胞奏功；艾、苏、仙、故温补肾阳，现代药理证实能促排卵，提高受孕率。服 5 剂获初效，加阿胶养血，白胡椒温阳。再进 7 剂，用药揆合法度，少腹及双膝冷痛消失。月经 42 天未行，彼时寒虽去而瘀尚存，方更桃红四物汤加鳖、泽、益、楂活血化瘀；枳、乌、膝行气趋下直逼胞宫；姜、辛温经散寒。服 1 剂即行经 6 天而淋漓不尽，为气虚不能摄血，亦为阴血衰少和兼瘀滞使然，即疏参、芪、术、草补气，地、芍养血敛阴，当归少用养血及引血归经，藕节收敛止血，贼、茜即《内经》四乌贼骨一蘆茹方，通补奇经、收敛止血；棕、榆清热敛血。诸药相须为用，1 剂止血，3 剂巩固。患者自停药 1 个月后，经潮又 6 日未尽来诊。予艾、芫通补奇经；归、姜、糖养血和血，温经暖宫，引血归经，1 剂经尽，2 剂巩固。继以初诊方加芎、芍活血养血，服药 20 剂，病愈受孕。3 年之疾，服药 60 剂，移时 4 个月告瘥。

全案析理详明，谨守病机施治，根据跌宕起伏之病情，初始温补脾肾为先，继而活血化瘀为主，中途急须补气阴敛阴血，时而通补奇经为要招，灵便变通，终致痊愈。

验案 2　子宫后位性不孕

翟某，女，31 岁。2008 年 8 月 30 日初诊。

病史：结婚 4 年未育，某省级医院妇科检查示子宫后位。历经多种治疗（具体不详），始终未能获孕。

现症：近 3 年来经常自觉疲乏无力，食纳欠佳，月经每次逾期 3～18 天方至，量少色黯有块，经行少腹及腰部疼痛，本月月经已逾期 18 日未至，腰背酸胀疼痛，五心烦热，黄带少许，大便干结，2～3 日一行，舌质红，苔薄黄，脉细数。

辨治：证属气虚血瘀，肝肾不调。法当补气建中，行气活血，化瘀通络，调肝益肾。方予圣愈汤合寿胎丸增损治之。

处方：党参、黄芪、生地黄、山楂、菟丝子各 15g，麦冬 12g，白术、当归、白芍、川芎、小茴香、台乌药、枳壳、桑寄生、杜仲、补骨脂、瞿麦、怀牛膝各 10g，鱼腥草 30g，甘草 3g。

9月17日二诊：服上方 10 剂，月经来潮，经量较前增多，经色黯及血块明显减少，除烦减至微，时有太息外，余症消失。上方去鱼腥草、生地黄、山楂、川芎、小茴香、台乌药、杜仲、瞿麦、怀牛膝，加黄精、山药、山茱萸各 15g，仙灵脾、栀仁、香附各 10g，麦芽 30g，大枣 3 枚。断续服药 15 剂，连续 2 个月行经基本正常，后竟获孕。嘱保持乐观，劳逸适度，防止外感，饮食调摄，10 个月后正常分娩一健康女婴。

按语 症见乏力，月经逾期半月余方至，量少色黯，由气血两亏，气虚血瘀，冲任失调无疑。肝肾不足，则腰背酸胀疼痛；肾阴不足，水不涵木，肝郁化火，五心烦热；肝经湿热下移，故见黄带，大便干结；舌质红苔薄黄，脉细数，为阴虚火旺。药用党参、黄芪、白术、当归、白芍，健脾益气，补气养血；菟丝子、桑寄生、杜仲、补骨脂、怀牛膝，滋补肝肾，调摄冲任；怀牛膝、枳壳，行气活血，引诸药达胞宫；麦芽、瞿麦、鱼腥草，养阴清热利湿；甘草调中。药证相符，25 剂后获孕。

验案3　卵泡发育不良性不孕

蔡某，女，36 岁，乌鲁木齐某厂员工。2012 年 2 月 29 日初诊。

病史：结婚 8 年余，不能怀孕，曾去某医科大某附属医院检查为"卵泡发育不良"，其爱人检查无异常发现。曾在某省级医院治疗（用药不详）未效，经朋友带至李老处就治。

现症：兼气短乏力，咽干口燥，食纳欠佳，月经略少，色黯有块，腰膝酸软，黄带偏多，舌体胖大有齿痕，质淡红，苔薄黄微腻，脉沉细濡数。

辨治：证属气阴两虚，肝肾不足，湿热稽滞，冲任受损。法宜益气育阴，滋补肝肾，清利湿热，调固冲任。方予沙麦首精归地鱼土合寿胎丸加减治之。

处方：北沙参、鱼腥草、土茯苓各 30g，麦冬、黄精、首乌、桑寄生、薏苡仁各 15g，熟地黄 25g，百合 20g，当归、白术、川断、黄柏各 10g，甘草 3g。

服上方 21 剂精神佳，腰膝酸软及黄带均消失，经来量略增加，色红无块。翌月月经逾期 1 周未至，检 HCG 阳性，获孕，停药。食疗调摄，10 个月顺娩一健康女婴，全家喜出望外。

按语　8 年未孕，气短乏力，咽干口燥，气阴两虚；食欠佳，舌胖大有齿痕，脾虚胃弱；肝肾不足，冲任失调则腰膝酸软；脾失健运，水津输布失常，郁久化热，湿热由生，则苔薄黄微腻，脉沉细濡数。药用北沙参、麦冬、黄精、百合，益气养阴；首乌、熟地黄、川断、当归，滋补肝肾，调摄冲任；白术、薏苡仁、甘草，健脾化湿；鱼腥草、土茯苓、黄柏，清利湿热。药证合辙，服药 21 剂获孕。

验案 4　继发性不孕

刘某，女，30 岁，乌鲁木齐北新公司员工。2005 年 3 月 5 日初诊。

病史：结婚 7 年余，3 年前曾流产一胎，近 2 年半未避孕欲育，求嗣来诊。

现症：神疲乏力，气短懒言，饮食欠佳，时有口干，喜热饮但不多，腰膝酸软，月经量不多，色微黯，舌质淡红，苔薄白，脉沉细。

辨治：证属气血亏虚，肝失疏泄，脾肾两虚，冲任不调。法当气血双补，疏肝达郁，调补冲任。方予补中益气汤、逍遥散合寿胎丸化裁治之。

处方：党参、黄芪各 30g，麦冬 15g，柴胡、当归、白芍、茯苓、白术、升麻、桑寄生、炒杜仲、补骨脂、菟丝子、川断各 10g，大枣 3 枚，生姜、甘草各 3g。

服上方 7 剂，乏力、气短明显好转，纳增，腰膝已有力。续服 14 剂，诸症消失，自行停药，月经逾期 8 天未至，检 HCG 阳性，证实已怀孕。

按语 该患继发性不孕症，缘于脾胃健运失常，气血生化不足，气血亏虚，阴津不足，肝失濡柔，肾精亏虚，冲任不调，胞宫失养。药用补中益气汤加当归，健脾养血；逍遥散疏肝达郁；寿胎丸去阿胶，加杜仲、补骨脂，补益肝肾，调摄冲任；麦冬滋阴；生姜温胃散寒。如此全面兼顾，仅服 10 余剂，竟怀孕也。足见，治病贵在辨证用药。

验案 5　痰瘀阻滞冲任性不孕

尹某，女，29 岁，乌鲁木齐市某宾馆文员。2003 年 8 月 3 日初诊。

病史：结婚 4 年余，不能怀孕，曾去两家省级医院西医妇科检查，无异常发现，其爱人在某省级医院泌尿科行有关检查皆属正常。曾先后用药治疗（具体不详）未效，经朋友带至李老处就治。

现症：亚高度肥胖体型。症兼气短懒言，全身沉困，食纳一般，月经偏少，色黯有块，次日即尽。舌体胖大有齿痕，质淡红，苔薄白，脉细濡。

辨治：证属痰瘀互结，阻滞冲任。法当豁痰祛瘀，调补冲任。方予启宫丸加减治之。

处方：当归、川芎、半夏、香附、远志、山楂、荷叶各 10g，苍术、陈皮 15g，泽泻 45g，红泽兰 20g，茺蔚子 15g。

8 月 28 日二诊：服上方 7 剂，精神好转，气短及身沉困减轻，经将至。上方去茺蔚子，加山楂量至 30g，红泽兰 30g，益母草 60g，怀牛膝 10g，炙甘草 3g。服药次日行经，色黯及血块均减，量仍少，3 天干净，后 2 天呈似有似无状。

经尽 3 天后，仍服初诊方 2 周，其中山楂、荷叶、红泽兰均加量至各 30g，泽泻加至 60g。经前 1 周，服二诊方至行经后 2～3 天。药后自感精神佳，气短及身沉困消失，行经色正，无块，量稍增多，4 天尽，经后体重较前减轻 6kg。45 天后月经未至，微恶心，纳减，尿检 HCG 阳性，证实已怀孕。

按语 本案为痰瘀为患引致不孕，李老药用苍术、半夏、陈皮、山楂、远志，燥湿除痰；荷叶、泽泻、红泽兰、茺蔚子，化瘀利湿行水；香附疏肝理气；当归、川芎养血活血逐瘀，服后湿利瘀行获初效。经将至，增大山楂、红泽兰剂量，加大剂量益母草，活血化瘀利水，怀牛膝补肝肾、领诸药趋下逐瘀，翌日行经较前好转。经后 3 日，仍进初诊方 2 周，经前服二诊方疏调。一直遵嘱进低盐低脂低糖饮食，吃些杂粮严控饭量，多吃细嚼素炒粗纤维蔬菜，满足胃饱满感，其热量低不增加体重，反能疏利气机通畅大便，辅以"有氧运动（微汗出）"。中药兼以上述调理，俾气行血行，痰消瘀去，冲任畅旺，身怀麒麟矣。

验案 6 气虚血瘀宫寒不孕

李某，女，29 岁，新疆巴州某医院主管检验师。

2012 年 8 月 3 日初诊。

病史：结婚 5 年余未育。

现症：月经少，色黯有块，乏力，畏寒，腰膝酸软，纳稍差，时微恶心，舌质淡红边齿痕，苔薄黄，脉细濡。

辨治：证属中寒气弱，肝肾不足，兼有血瘀，冲任不调。法宜补气温中，滋养肝肾，活血化瘀，调补冲任。方予归芪建中汤、寿胎丸合艾附暖宫丸加减治之

处方：太子参、黄芪、白芍、桑寄生、川断、菟丝子各 15g，桂枝、当归、艾叶、香附、阿胶（烊化）各 10g，大枣 3 枚，生姜、甘草各 3g。

9 月 8 日二诊：服药 30 剂，乏力、畏寒明显好转，恶心止，烦除眠佳，夜梦显著减少，月经应期而至，色正无块量略少。上方加首乌 15g。

续服 30 剂，月经逾期未潮，检 HCG 阳性，证实已获孕也。

按语　依循病机，李老药用归芪建中汤，益气养血，温中补虚；寿胎丸滋养肝肾，调摄冲任；艾叶、香附，暖宫疏肝。服药 30 剂，乏力、畏寒显著减轻，恶心止，烦除眠佳，惟经少，乃气血不足。加首乌，补益精血，《本草纲目》谓其"能养血益肝，固精益肾""滋补良药，不寒不燥，功在地黄、天冬之上"。续服 1 月，获孕。

更年期综合征

更年期综合征是妇女绝经前后，因于女性激素水平低下，产生心烦，发热，出汗多及失眠等亢奋症状的一种常见综合病症。本病属中医学"脏躁"范畴，仲景云"妇人悲伤欲哭，数欠伸，甘麦大枣汤主之"（《金匮要略》）。李老云，此养心气、疏肝气为治之法，患者用之，有不同程

李兴培

度之减缓病情作用。20世纪有厂家将其制为"脑乐静"（商品名）糖浆剂面世，受到病家好评。他依其临床见证，尝以治疗虚烦不寐因于气阴两虚、心肝失调之经验方"沙麦百地知枣汤"为主方损益治之，惟小麦更为麦芽以疏理肝气，更为合拍。该方蜕化于：①补气养阴之祖方参脉散；②《金匮要略》百合地黄汤与百合知母汤，以其百合病起于伤寒大病后，或情志悲伤及肺，症见似寒非寒，似热非热，恍惚来去，可见百合病与脏躁悲伤欲哭，伤肺以致阴虚内热之病机有相类处，遂纳入百合地黄汤益气养阴，百合知母汤清热养阴润燥；③酸枣仁汤养心和肝宁神，再合甘麦大枣汤养心和脾缓急，颇著效验。鉴于阴阳互根，阴损及阳，阳损及阴，症见乏力，烘热汗出，心烦失寐，兼热汗后轻度畏寒，腰膝酸软或微痛等，不少患者呈现为错综复杂的阴阳两虚特征。此时，投予沙麦百地知枣汤、甘麦大枣汤合二仙汤加减，辅以适当的心理宽慰调适，有较好之临床功效。

【验案辑要】

曹某，女，51岁，乌鲁木齐市北京南路居民。2009年8月10日初诊。

病史：心烦、烘汗及眠差2年余，加重3个月。

现症：头晕目花，乏力，阵阵烘热汗出，目干涩，视物模糊，口干渴，喜饮冷，心悸时烦，睡眠极差，不易入寐，睡后易醒，纳谷不馨，舌光红无苔，脉沉细弦数。

辨治：证属气阴两虚，心肝不调，气滞血瘀。治当补气育阴，养心宁神，清肝疏肝，活血化瘀。方予沙麦百地知枣汤合甘麦大枣汤加减治之。

处方：北沙参、麦芽、炒枣仁各30g，百合20g，麦冬、知母、白蒺藜、生地黄、丹参、赤芍各15g，香附、茯苓、菊花各 10g，大枣 3 枚，甘草 6g。

8 月 18 日二诊：服上方后，诸症逐日好转，精神渐振。服完 7 剂后，口干渴心烦除，烘汗止，睡眠明显好转，加炒枣仁至 45g。续服 7 剂，诸症消失，情绪稳定，每夜能入寐 6 个半小时。

【按语】

本案系病程久远，耗气伤阴，心肝失调，故李老皆投以他治虚烦不寐习用经验方沙麦百地知枣汤为主，合甘麦大枣汤养心和脾缓急；加菊花、白蒺藜、香附清肝平肝疏肝；丹参、赤芍凉血化瘀，诸药相须为用，奏效乃捷。

男 科 疾 病

遗 精

遗精为男科临床常见病证之一，系性成熟男性之非交媾时射精。一般说来，每月遗精 1～2 次，翌日又无何不适之感者，诚如明代《景岳全书》所谓"满而溢者"为"去则自去，生者自生，势出自然，无足为意"，显为生理性遗精。至若每周 2 次以上，或隔日或每天皆遗，甚则一天数次于睡梦中遗泄，或清醒状态下精自滑出，且伴有头晕耳鸣、少眠多梦、困倦乏力和腰酸背痛等全身症状者，则为病态，即为治疗对象。

李老早年以自拟方龙牡芡莲三才封髓汤（下简称"本方"），治疗多例患者，疗效满意。本方具体方药组成：党参、熟地黄、芡实、莲须各 12g，天冬、黄柏、茯苓各 10g，龙骨、牡蛎、金樱子各 12～25g，五味子 6～10g，砂仁 6g，甘草 3g。腰酸背痛者，加桑寄生、菟丝子、金毛狗脊；口干渴喜冷饮、盗汗者，加百合、知母，熟地黄易生地黄，党参易北沙参；自汗者，加黄芪、防风、白术；纳差者加麦芽、鸡内金、石莲子、橘红；失眠加炒枣仁、白芍、菖蒲；乱梦纷纭加龟甲、珍珠母。曾观察遗精病例 21 例，结果痊愈 16 例，均为频繁遗精消失，1 年以上未见复发。

【验案辑要】

验案 1

陈某，男，20 岁，工人。1964 年 2 月 28 日初诊。

病史：因患中心性视网膜静脉周围炎为眼科收住。因 3 天来每晚遗精，邀中医科会诊。

现症：身烘热起红色小疹，鼻干痛而衄血，少眠多梦，舌红无苔，脉细而数。

辨证：肾气虚衰，精关不固，兼肺热灼阴，迫血妄行。

治疗经过：用本方加白茅根炭 30g，焦栀仁 10g，熟地黄改生地黄 15g，党参易北沙参 15g，清肺润肺止血。服药当晚未遗精，鼻衄止。又 3 剂，除眼疾如故外，诸症悉解。

验案 2

杨某，男，22 岁，牧工。1963 年 12 月 18 日初诊。

病史：患视神经乳头炎、早期视神经萎缩及陈旧性视网膜炎收眼科住院。因 1 周来每晚遗精，邀中医科会诊。

现症：兼头晕头痛，腰膝酸软，少眠多梦，舌淡红苔薄白，脉沉细数。

辨证：肾气虚衰，精关不固，阴虚阳亢。

治疗经过：用本方加知母 10g，协同黄柏滋阴降火，龙骨、牡蛎各用至 25g 以潜阳固摄，金樱子 25g 以增强涩精。服药当晚即未遗精。再巩固服药 3 剂，眼疾依然，余恙告瘥。

验案 3

王某，男，38 岁，工人。1964 年 1 月 23 日初诊。

病史：2 月来每日或隔日即遗精。曾服金锁固精丸与锁阳固精丸无效，乃来中医科就诊。

诊查：舌淡红苔薄白，脉细弱。

辨治：肾气亏虚，精关不固。

治疗经过：投本方 2 剂，未再遗精。继进 6 剂，巩固疗效。后给六味地黄丸 10g，1 日 3 次，连服 10 天，补肾培元收功。

【按语】

《古今医案按·遗精》称："向来医书所云，有梦而遗者，责之心火；无梦而遗者，责之肾虚。二语诚为括要。以予验之，有梦无梦皆虚也。"据李老多年观察，大抵此类遗精患者多属未婚青少年，碍于无知，屡犯手淫；或早婚和/或已婚者房事过度；相当数量患者每于情欲梦中或过度疲劳后发生遗精。其病理系多种因素导致本体先虚或久虚，相火暗炽，损戕真阴，或阴虚不摄，湿热下注，引起精关不固而滑泄者。因此以《拔萃方》滋阴血、养肺肾之三才封髓丹（党参、天冬、熟地黄、黄柏、砂仁、甘草）去肉苁蓉，合《太平惠民和剂局方》固脾肾、秘精气之金锁固精丸（芡实、莲须、龙骨、牡蛎），去沙苑蒺藜，益以茯苓旨在渗其瘀浊，协同黄柏清利湿热，俾邪去正安，精无扰攘；更佐金樱子、五味子，与芡、莲、龙、牡相须为用，共奏摄精气、固滑脱之殊功。鉴于本方立意全面兼顾，既补肾扶正，又摄持阴精，复通湿浊，方药与病机合拍，收效自然捷速。惟止遗后应再进原方 3～6 剂，续服六味地黄丸或知柏地黄丸旬月以兹巩固疗效，不易复发。

还应鼓励青年人树立正确的人生观，坚持晚婚晚育；提倡平时多看有益于身心健康的书刊和电影电视，多参加有益于身心健康的文体活动；每晚睡觉前不要吸烟、饮刺激性饮料，如烟、酒、浓茶或咖啡等。睡前热水洗脚，取侧卧位睡姿，穿宽大舒适之内裤。事实证明，这些综合措施对于预防遗精颇有裨益，应予重视。

男性不育症

男性不育症，目前为生育期男子临床常见疾病之一。大多由于精少、精弱、死精、无精、精稠、阳痿及不射精等所引起。中医学认为，肾藏精，主生长、发育和生殖，肾精由先天之精和后天之精所构成，先天之精依赖后天之精的滋养，脾胃为气血生化之源，若脾虚气血生化不足，气血虚少，血少无以化精，精血亏虚则精少、无精；肝主疏泄，调畅气机。郁怒伤肝，肝气郁结，或气郁化火，肝火亢盛，灼伤肾水，肝木失养，宗筋拘急，精窍之道被阻，可致男子排精功能失常，出现遗精、早泄；心肾不交，心火不能下达于肾，肾水不能上济于心，水火不能相济，达致相对平衡则梦遗、阳痿；肾阴虚则精血不足，可致精室亏虚，精少而无精，肾阳虚则内寒生，精液清冷不育。思伤脾，怒伤肝，惊恐伤肾，均可耗气而伤精，致精少、无精、死精或精子活动率低下而不能生育。此外，感受寒湿，寒性收引，脉道收引，血运不畅，血络阻滞。过嗜肥甘滋腻、辛辣炙煿之品，损伤脾胃，脾失健运，痰湿内生，郁久化热，阻遏命门之火，可致阳痿、死精等而造成不育。因此临证必须辨证求因，审因论治。

【验案辑要】

石某，男，32 岁，乌鲁木齐市商贸城电器店经理。2007 年 5 月 26 日初诊。

病史：结婚 6 年余，其妻不能怀孕，曾去某省级医院行精液检查为：精子活动度 b～d 级为 79%（d 级 54%），精液 60 分钟以上仍不能液化。其妻子陪同至李老处就治。

现症：兼乏力嗜睡，时腰酸困痛，耳鸣，咽干口燥，进食偏少，大便欠爽，舌体胖大边有齿痕，质淡红，苔薄白，脉沉细，两尺尤弱。

辨治：证属气阴两虚，肝肾不足，气滞血瘀。法当益气养阴，滋补肝肾，活血化瘀。方予参麦左归丸加减治之。

处方：北沙参、黄芪、紫石英各 30g，麦冬、熟地黄、枸杞、菟丝子、黄精、白术、山药、丹参各 15g，鹿角霜 6g，当归、怀牛膝、肉苁蓉、仙灵脾各 10g，蜈蚣 3 条，甘草 3g。

服上方 7 剂，精神大振，嗜睡已无，除偶有轻度耳鸣，已无不适，因太忙未再服药。翌月底，其妻来诊谓，月经已过 2 天未来，自购妊娠试纸检测尿液 HCG 阳性，获孕，因既往有流产史，要求保胎。

【按语】

本案由于气阴两虚，津不上承，故见乏力嗜睡，咽干口燥；气虚则血虚，肝藏血，肾藏精，精血同源，血虚则肝无所藏，肾无以化，肾精亏虚，肾阴不足，故时腰酸困痛，耳鸣；脾虚健运失常则纳差，大便不爽。药用北沙参、麦冬、白术、山药健脾益气养阴；熟地黄、菟丝子、黄精，滋补肝肾；丹参、怀牛膝，活血化瘀；甘草调和诸药。方中，在一派阴柔药中，配伍黄芪、紫石英、枸杞、鹿角霜、肉苁蓉、仙灵脾、当归、蜈蚣等性温之品，实根于症见乏力嗜睡，纳差，舌体胖大边有齿痕，质淡红，苔薄白，脉沉细，为脾阳不振，气滞血瘀，气血困阻，阳气被遏，不能浮应于脉外，也是李老把精子"怠惰"现象，即活动度极差和精液 60 分钟尚不能液化，视作脾肾阳虚和气滞血瘀造成，因而匡佐上述温阳诸药，所用丹参、当归和怀牛膝活血化瘀，用方深符"阳无阴不生，阴无阳不长"之"阴阳互根"大旨。缘构思精巧，药证相符，先后天得补，"阴阳既济"，短期竟获意外佳效。

儿科疾病

婴幼儿腹泻

据世界卫生组织（WHO）统计，小儿特异性婴幼儿腹泻是导致世界上小儿死亡的常见病之一。在我国以夏秋季为主要发病季节，小儿为稚阳稚阴之体，多由外感风寒或暑湿内伤饮食突然发病。资料表明，年龄越小，发病率越高，可能与小儿的稚阳稚阴之体有关。

【验案辑要】

李某，男，70 天，家住乌鲁木齐苇湖梁煤矿。1973 年 8 月 29 日初诊。

病史：其父代诉腹泻 4 天，曾用土霉素、小儿止泻散未效而就医。

现症：腹泻 4 天，近 2 日来为水样便，便前啼哭，哭后便顺肛门流下，日数十次，舌苔黄腻，指纹淡红。

辨治：证属外感风寒，内伤饮食，并已化热。治当解表化湿，清热和中。方予婴幼儿止泻汤。

处方：藿香 5g，木香、黄连、砂仁、白蔻、橘红、茯苓各 3g，扁豆、建曲各 6g。

2 剂而安，再服 1 剂，疗效巩固，诸症皆除。

【按语】

李老对此病尝投以经验方"婴幼儿止泻汤"，方中藿香化湿和中，发表解暑；砂仁、白蔻、橘红化湿醒脾，行气宽中；黄连清利湿热；木香调气宽胸；扁豆健脾开胃；建曲消积助运；茯苓淡渗利湿，可增强"实大便"之功能。本方恰合病机。方中扁豆也可易为扁豆花，以其解暑化湿之功著，用之尤妙。本方小儿腹泻亦可用之，惟剂量可适当增大。

脱肛

脱肛，即直肠脱垂，指直肠壁部分或全层向下移位，前者为不完全脱垂，后者为完全脱垂。发育不良幼儿、营养不良患者、年老衰弱者，易出现提肛肌和盆底筋膜薄弱无力；手术、外伤损伤肛门直肠周围肌或神经等因素都可减弱直肠周围组织对直肠的固定、支持作用，直肠易于脱出。西医对其视情况采取多种疗法。中医学则有肯定疗效。

【验案辑要】

徐某，女，3 岁，乌鲁木齐苇湖梁发电厂孩。1967 年 11 月 9 日初诊。

病史：半月多前开始出现大便时直肠脱出，曾去某院就治，用中药（具体不详）治疗 1 周乏效，其父母携来李老处就诊。

现症：精神委顿，身体瘦弱，食纳甚差，大便稀溏，舌质淡红，苔薄白，脉沉细弱。

辨治：证属中气虚弱，大肠失固。治当补中益气，收敛固涩。方用补中益气汤内服，另以牡倍明矾散外用。

处方：（1）内服药：党参、黄芪、炒白术、炙升麻、枳壳各 5g，当归、陈皮、柴胡各 3g，生姜 1g，大枣 3 枚，甘草 2g。日 1 剂。水煎服。

（2）外用药，自制牡倍明矾散：牡蛎 15g，五倍子 6g，明矾 3g。共研极细末，贮瓶备用。每次大便毕洗肛后，以药末撒布其上，轻柔还纳入肛。

11 月 20 日二诊：经上述方案治疗 1 天后，直肠即未脱出，第 3 日脱出少许。继续用药 3 天后，病愈。1 年后其父因病来诊，告知该孩脱肛愈后，再未复发。

【按语】

"脱肛"病名最早似载于隋《诸病源候论·痢病诸候》："脱肛者，肛门脱出也。"其病因病机，历代医家论述颇多，但以气虚、湿热分证，较为符合临床实际。本案脉证合参，李老断为中气下陷，大肠失固，径遣补中益气汤治之。方中参、芪、草大补脾肺之气，炒白术健脾，升、柴升提中气，当归养血润燥，陈皮行气健胃，姜、枣温补，共奏调和脾肺、益气升阳之殊功。另用自制牡倍明矾散便后以药末撒布其上，涩肠固脱，内外兼治，迅速获愈。李老云，尝遇老年脱肛者，皆因多种原因误治、失治，带病几十年，殊堪痛苦与不便，足见凡病之"早期诊断""早期治疗"，何等重要。

小儿多动症

小儿多动症，即"脑功能轻微失调综合征"。特点为患儿智力接近正常或正常甚至智力略高于正常，行为活动过多，注意力不集中，情绪不稳，任性，易怒，说谎，毁物等，出现神经与精神方面诸多怪异现象，呈知觉和认识障碍的一个综合病症。病因欠明，常用利他林、苯丙胺等治疗，疗效差，副作用大。本病已引起医学界及社会各界高度关注，着力研究。

中医学认为，小儿脏腑娇嫩，气血未充，属稚阴稚阳之体，易虚易实。本病多缘于先天不足，后天失调，病机复杂，治疗难度大。倘能细加辨证，方药恰合病机，亦尝获佳效。

【验案辑要】

张某，男，4岁，新疆地矿局孩。1994年11月4日初诊。

病史：2个月来头身时有内缩抽动、耸肩，眨眼，伸脖，时口中发出"喔、喔"之声，爱动，白天殊少闲空下来，不时乱扔东西，某市儿童医院诊为"小儿多动症"，其母亲带至李老处诊治。

现症：兼头身灼热，但测体温正常，白天错牙，夜间在床上翻腾多，梦呓，大便干，2日一行，苔白润，脉细滑数。

辨治：证属阴虚内热，心肝失调，引动内风。治当养阴清热，疏调心肝，镇潜息风。方遣黄连温胆汤、百合地黄汤、酸枣仁汤、百合地黄汤、甘麦大枣汤化裁。

处方：石决明、龟甲、磁石、龙骨、牡蛎（此5味捣，先煎）各 15g，百合、生地黄各 20g，炒枣仁、麦芽各 30g，竹茹、茯苓、枳壳、陈皮、丹参、知母、僵蚕、蝉蜕各 10g，半夏、黄连、炙甘草各 6g，大枣 3 枚。日 1 剂。水煎服。

11 月 25 日二诊：服药 8 剂，白天错牙止，大便已解，但仍干结，上方加酒制大黄 6g。服药 4 剂，头身内缩抽动、耸肩，口发"喔、喔"声，爱动和夜睡翻腾多皆显著减轻。再进上方 4 剂，效佳如前，但时爱哭，夜寐中手掌时伸直呈痉挛状，上方加蜈蚣 1 条，全蝎 4g，原方僵蚕、蝉蜕加至各 15g，石决明、龟甲、磁石、龙骨、牡蛎加至各 20g。

12 月 26 日三诊：服药 7 剂抽动止。再进 14 剂（每剂服 2 天），抽动消失已逾月，伸脖、缩头、耸肩、白天错牙、吸气"喔、喔"声和乱扔东西均再未出现，仅在吃饭或看电视时偶有轻微眨眼，较听大人话，思维、活动与寻常儿童无异。

续进上方 7 剂（每剂服 2 天），以资巩固疗效。

【按语】

该患孩头身灼热，大便干 2 日一行，脉细滑数为阴虚内热之征，故予百合、生地黄、知母养阴清热；头身内缩抽动、耸肩，眨眼，伸脖，错牙，为肝旺风动之象，即"风善行而数变"也，遂以石、龟、磁、龙、牡大队介矿药镇肝潜阳，蚕、蝉、蜈、蝎疏风解痉；病久入络，怪病多瘀，加有"功同四物"誉称之丹参，以养血祛风，且与龟、牡、蜈、蝎协同有良好之化瘀作用；口发"喔、喔"声，爱动，乱扔东西，夜间床上翻腾多，梦呓，皆心气虚、心肝火盛之征，故以酸枣仁汤、甘麦大枣汤、百合知母汤、百合地黄汤、黄连温胆汤合剂化裁，以养心气、调肝胆，守方稳进，间有加减，终令阴平阳秘，痼疾尽祛。

眼 科 疾 病

泪囊炎（热泪症）

泪囊炎是一种泪腺分泌异常所致的泪腺疾患，发病原因是异物、药物或食物中毒等原因引起泪腺分泌细胞损害所致。属中医学"冷泪""热泪""溢泪症"等范畴。

【验案辑要】

田某，女，60岁，农民。1983年3月3日初诊。

病史：1周多来外出见风则流泪不止，某医院开给金霉素眼膏外用无效。

现症：双目稍肿痛，畏光，微腹满便干，舌苔薄白，脉浮细而数。

辨治：证属肝火外风交并，气滞血瘀化热。法予清肝疏风，凉血化瘀。方遣桑菊驱风汤加味。

处方：桑叶、菊花、金银花、赤芍、当归、建曲各10g，防风6g，川黄连3g，大黄1g。

服药3剂，药尽泪收，诸症自已。又续服3剂巩固疗效，后未再犯。

【按语】

中医学认为本病系多种原因致泪窍不密，无以约束泪液致其外流。《中医临证备要》分为：一是冷泪，肝肾两虚，泪下无时，迎风更甚，不红不痛，菊花丸（菊花、枸

李兴培

杞、巴戟天、肉苁蓉）主之；二是热泪，两眼红肿、灼痛、畏光，或遇风更甚，泪流不止，视物模糊。秦伯未先生断为风热外乘，或外风引动肝火以致泪出，并附效方桑菊驱风汤。李老认为热泪最常见，历用该方治疗多例，一般服药（部分配合此方煎汤熏洗）3～6剂即获缓解。

急性结膜炎

急性结膜炎是一种由细菌感染引起的常见传染性眼病，由于肺炎链球菌、流感杆菌和溶血性金黄色葡萄球菌等直接侵入，感染结膜所致。中医学称"暴发火眼"，因风热之邪外袭，客于内热阳盛者，内外合邪，风热相搏，上攻于目而发病。

【验案辑要】

尚某，男，28岁。苇电厂工人。1967年10月18日初诊。

病史：左目红肿热痛2周余，单位医务所曾开给多种眼药（药名不详），滴用乏效。

现症：左目红肿热痛，生眼屎多，痒甚，舌质红，苔薄黄，脉浮数。

辨治：证属肝经风热，兼瘀夹浊。治当清肝泄热，疏散风邪，化瘀导浊。菊谷芍决蚕黄荆羌车草汤主之。

处方：杭菊花、荆芥、羌活、蚕砂、草决明、谷精草、赤芍、大黄炭、全瓜蒌、车前仁各10g，甘草3g。

10月24日二诊：因他疾来诊，谓服上方2剂，病即痊愈。

【按语】

本案病由肝经风热，李老以验方菊谷芍决蚕黄荆羌车草汤治之。方中菊花、草决明、谷精草清肝明目；荆、羌疏散风热；赤芍清肝凉血化瘀；大黄泻实火，利二便，热毒下降，赤肿可消；蚕砂、全瓜蒌化浊导滞；甘草调和诸药；车前子，利水，清热，明目，《药性论》云其"能去风毒，肝中风热，毒风冲眼目，赤痛障翳"，为目疾要药。诸药协和，风邪散，肝热清，病自愈。

结膜出血

球结膜下出血为结膜小血管破裂所致的点状或片状出血。其常见病因有：眼外伤或头部挤压伤、结膜炎、高血压、动脉硬化、肾炎、白血病、紫癜、血友病、败血症、伤寒等。中医学称"白睛溢血"，多因肺热迫血妄行；或心肝肾不足，脉络失润，破裂致血溢络外。

【验案辑要】

验案 1

肖某，男，30 岁，公司职员。2008 年 3 月 20 日初诊。

病史：左眼发赤 2 天，某医院诊为左眼结膜下出血，开给滴眼药（不详）未效。

现症：溯源左眼结膜下出血起于饮酒之后，症兼视物模糊，头目闷胀，有烧灼感，口干舌燥，心烦眠差，舌质红苔薄黄，脉沉细弦数。

辨治：证属肝肾阴虚，热扰心神，损伤血络。法当滋养肝肾，宁心安神，凉血清热，化瘀止血。参麦二至六味地黄汤合酸枣仁汤加减治之。

处方：北沙参、白茅根、藕节、仙鹤草各 30g，生地黄 25g，麦冬、山药、槐花、炒枣仁各 15g，三七末（冲服）6g，牡丹皮 12g，茯苓、山茱萸、女贞子、旱莲草、菊花各 10g。劝其终生戒除含酒精饮料。

服上方 3 剂血止，诸症明显好转。续进 4 剂，血止未再复发，诸症向安。嘱服 1 周，以资巩固。其妻月后因病来诊，谓眼疾愈后，一直正常工作。

按语 该例患者证属肝肾阴虚，热扰心神，损伤血络，李老以沙参麦冬汤、二至丸、六味地黄汤合剂三补肝肾之阴，合用酸枣仁汤清热、养血、安神。辅以茅、藕、鹤、丹等清热凉血止血；三七，化瘀止血兼备，为获愈之一大助。

验案 2

何某，女，45 岁，家庭主妇。2007 年 6 月 18 日初诊。

病史：左眼发赤 3 天，某医院诊为左眼结膜下出血，开给滴眼药及中成药（不详）未效。

现症：病起孩子成绩远不如人意，气憋后盛怒，翌晨左眼发赤，口干，狂躁，胸闷堵，夜难成寐，食纳锐降，二便不爽，舌质红苔薄黄，脉沉细弦数。

辨治：证属阴虚内热，心肝火盛，藏血失职。治当养阴清热，宁心安神，清肝止血。方予沙麦百合知母合六味地黄汤、酸枣仁汤加减治之。

处方：北沙参、白茅根、藕节、百合、炒枣仁、生地黄、麦芽各 30g，麦冬、夏枯草各 15g，三七末（冲服）6g，牡丹皮 12g，栀仁、知母、香附、菊花、郁金各 10g。

服上方 2 剂后血止，二便自调，各况好转中；再进 5 剂，血止未犯，烦除眠安，诸症明显好转。上方去白茅根、藕节、夏枯草，服 7 剂，出血未再复发，诸症悉平。续服 1 周，巩固疗效。

李兴培

按语 《景岳全书》云：血本阴精不宜动，动则为病，"盖动者多由于火，火盛则逼血妄行；损者多由于气，气伤则血无以存"。该患缘起孩子成绩远不如人意，盛怒后狂躁，胸闷堵，夜难成寐，翌晨左眼发赤，口干，证属阴虚内热，心肝火盛，藏血失职。李老予六味地黄汤滋补肝肾，酸枣仁汤配百、地以清热、宁心、安神；加沙、麦养肺胃之阴；夏、栀、菊清肝；香、郁、麦芽舒肝；茅、藕、地、丹、栀清热凉血止血；三七化瘀止血，谨守病机，诸药相伍，各扬其长，获效尤卓。

外伤性目出血

外伤性目出血可分为外出血和内出血两种。该病属中医学"撞击伤目"，多因跌仆、钝性物体（球类、拳头、棍棒、土块、球类、砖头、石头等）伤及眼部所致。组织受伤，气血瘀滞，是本病的主要病理机制。

【验案辑要】

李某，男，52岁，新疆某厅干部。2010年2月8日初诊。

病史：前天中午滑雪摔伤右头目及相邻组织，即去某省级医院行脑 CT 检查无异常发现，诊断为头目软组织损伤。

现症：右目赤为血灌瞳神，不能视物，目眶周围青紫，口干舌燥，头部热感，时作疼痛，碍眠，纳减，嗳气，舌质红苔薄黄，脉沉细弦数。

辨治：证属头目外伤，损伤血络，心肝火盛。治当凉血化瘀，清热止血，平肝宁神。方予茅藕夏蒺芍丹菊蝉车枳刘三斛草汤。

处方：白茅根、藕节、白蒺藜、夏枯草各 30g，车前

李兴培

仁、刘寄奴各 15g，三七末（冲服）6g，丹参、赤芍、菊花、蝉蜕、石斛、枳壳各 10g，甘草 3g。

服上方 4 剂，痛止，目赤及目眦发紫转淡，睡眠甚差。上方去白茅根、夏枯草，加制乳没、当归、知母各 10g，炒枣仁、麦芽各 30g。服 7 剂后，睡眠已佳，眼及目眦恢复正常。

【按语】

眼外伤出血虽为"出血证"，但按"离经之血，虽清血鲜血，亦是瘀血"（《血证论》）辨证，该患属于头目外伤，损伤血络，心肝火盛。李老投予自拟验方"茅藕夏斛芍丹菊蝉车枳刘三斛草汤"。盖血之妄行，未有不因热发，故以茅、藕、夏、斛、草凉血生津止血；芍、丹凉血化瘀；刘、三化瘀止血皆治伤要药；夏、蒺、菊、蝉、车、枳平肝祛风明目，其中蒺、菊、蝉为李老治风热目疾尝用"眼三味"药对。诸药协同，获效迅捷。

玻璃体混浊

玻璃体混浊，常由葡萄膜、视网膜及玻璃体的炎症、出血、退变等引起。中医学称"云雾移睛""蝇翅黑花"，指眼外观正常，唯自觉眼前似有蚊蝇或云雾样黑影飞舞飘移，甚至视物昏蒙，病在神膏。多因长期过劳，年老精衰，气血不足，脏腑功能失调所致。

【验案辑要】

王某，女，61 岁，乌鲁木齐南湖东路居民。2010 年 8 月 31 日初诊。

病史：右侧头目外伤后疼痛半年，加重 2 天，曾在某省级医院诊为玻璃体混浊，给予西药（不详）治疗，仅有一时性微效。

现症：头目胀痛，为从目至头顶时呈针扎样或爆炸样疼痛，难以忍耐，目磨感明显，口干舌燥，心烦意乱，睡眠一般，舌尖红，苔薄黄，脉细数。

辨治：证属头目外伤，损伤血络，肝阳亢盛，外邪引动。治当凉血化瘀，清热止血，平肝祛风。方予散偏汤加蒺菊蝉夏治之。

处方：白蒺藜、川芎各 30g，金银花、野菊花、夏枯草、白芍各 15g，黄连 6g，桑叶、蝉蜕、当归、香附、防风、白芥子各 10g，柴胡、白芷、甘草各 3g。

服上方 4 剂，痛减 1/3，余况逐渐好转中。上方去夏枯草，野菊花更菊花 10g，加石斛 10g，全蝎 6g。服药 14剂，痛止，诸症渐趋平复。

【按语】

本案证属头目外伤，损伤血络，日久肝阳亢盛，外邪引动。李老方予散偏汤加蒺菊蝉夏治之。该方载清·陈士铎《辨证录·卷二》主治"郁气不宣，又加风邪袭于少阳经，致半边头风，或痛在左，其痛时轻时重，遇顺境则痛轻，遇逆境则痛重，遇拂逆之事而更加风寒之天，则大痛而不能出户"。诸药相合，发中有收，通中有敛，相互为用，各展其长，故风寒散去，肝郁开疏，气血畅达，经脉疏利，痛无遁形。

视网膜脱离后多泪症

视网膜脱离为视网膜神经上皮层与色素上皮层的分离。按病因可分为孔源性、牵拉性和渗出性视网膜脱离。先兆为闪光幻觉或飞蚊症，终致骤然失明。中医学称"暴盲"，《审视瑶函》责之为肝肾阴虚，气阴两虚，目失所养，或因脾肾两虚，水湿稽滞，上泛目窍所致。

【验案辑要】

陈某，女，60岁，乌鲁木齐沙依巴克区居民。2008年3月8日初诊。

病史：2月前视网膜脱离后，阵阵泪流不止，见风更甚，某医院开给内服消炎药与滴眼剂（具体不详）未效。

现症：两目干涩，头晕乏力，口干心烦，睡眠欠佳，唇紫，舌质红苔薄黄，脉细弦数。

辨治：证属气阴两虚，心肝不调，外风引动。治宜补气养阴，平肝安神，疏散风邪。参麦桑菊祛风汤加减化裁。

处方：北沙参、百合、柏子仁各30g，生地黄、葛根各20g，麦冬、夏枯草、白蒺藜、草决明各15g，当归、赤芍、女贞子、桑叶、菊花、蝉蜕、防风、茯苓、知母、香附、栀仁各10g，黄连6g，甘草3g。

服上方4剂，流泪止，目干涩显著减轻，头目沉闷不清爽，上方加荷叶10g。服药7剂，诸症消失。

【按语】

本案为气阴两虚，心肝不调，外风引动而泪出不止。李老以自拟参麦桑菊祛风汤加减治之。方中沙、百、麦、地、知补气养阴；葛根，头面部疾患用以解肌、升津；归、贞补肝阴；栀、连、草降心肝之火；香附疏肝气；夏、蒺、菊清肝平肝；蝉、桑、防疏散外邪，使热毒从外透解。诸药并施，气阴得补，阴血得养，气郁风邪得除祛，泪流则止矣。

耳鼻喉科疾病

外耳郭肿痛

外耳道炎是一种由细菌感染所致的外耳道弥漫性非特异性炎症。急性外耳道炎的临床表现是耳痛、局部皮肤红肿、表皮糜烂。有少许稀脓性分泌物、带少许血液。耳周淋巴结肿大，有压痛，鳞状上皮脱落后可形成胆脂瘤、鼓膜充血。中医学称"耳疮"。急性宜清泻肝胆、利湿消肿；慢性当养血清热、消肿止痛。中西医结合，控制感染，疗效理想。

【验案辑要】

黄某，女，56岁。2010年7月29日初诊。

病史：右上外耳郭肿痛3个月余。曾用西药头孢及中药清热泻火药（具体不详）无效，遂来就诊。

现症：右上外耳郭肿痛，兼头晕耳鸣，疲乏无力，口咽干燥，性情烦躁，睡眠欠佳，双桡骨茎突微有肿痛，舌质红，苔薄黄，脉细濡数。

辨治：证属肝胆湿热。法当清利肝胆湿热。方用龙胆泻肝汤加减。

处方：龙胆草、栀仁、当归、知母、海桐皮各10g，赤芍、丹参各15g，葛根、百合各20g，生地黄25g，白蒺藜、柏子仁、泽泻、刘寄奴、麦芽各30g，炙甘草3g。

8月8日二诊：服药7剂，右上外耳郭肿消痛止，头晕耳鸣及诸症显著减轻。续服7剂后，除耳鸣减至轻微，且不经常发作，余症尽皆消失。

【按语】

清·吴谦曰："胁痛口苦，耳聋耳肿，乃胆经之为病也。"李老以龙胆泻肝汤化裁，用龙、栀、泽泄肝胆湿热，丹、芍凉血活血，归、地、知、葛等滋阴养血，刘、桐活血消肿，白蒺藜平肝，柏、百、丹养心安神，麦、草舒肝和胃亦防前药苦寒伤中，全案组方严谨，标本兼顾，而获痊愈。

中耳炎术后

慢性化脓性中耳炎是一种常见的中耳鼓室内的慢性化脓性炎症。多由于急性化脓性中耳炎日久失治、误治，发炎肿胀后易阻塞耳内各小隙等因素所致。中医学称"耳疳"，因脾虚湿困，上达耳窍；先天不足，劳伤肾精，致肾元亏损，耳窍不健，湿热之邪稽滞耳内发病。

【验案辑要】

潘某，女，65岁，新疆七一纺织二厂职工。2008年2月27日初诊。

病史：2006年7月，在某军区总医院行右中耳炎手术后，刀口一直不愈合，流血流水，经多方治疗（具体不详）无效，遂来就诊。

现症：兼头晕，口干苦，心烦，舌质淡红，苔薄黄，脉细数。

辨治：证属肝胆湿热。法当清利肝胆湿热。方用龙胆泻肝汤加减。

处方：柴胡、黄芩各12g，龙胆草、栀仁、当归、泽泻、菊花、当归、车前子（包煎）、泽泻各10g，生地黄

25g，白花蛇舌草、败酱草各 30g，川木通 6g，炙甘草 3g。

服药 4 剂，诸症显著减轻，时全头痛甚。上方去败酱草，加白茅根、肿节风各 15g，金银花 30g，全蝎 6g，蜂房 10g，服药 10 剂获愈。

【按语】

李老认为，此病系术后肝胆湿热上扰清窍，循经入耳，灼伤肌膜，腐烂流脓血逾 1 年半，不容优柔，乃急投龙胆泻肝汤。方中龙、芩、栀、菊、车、泽、木，清利肝胆实火，使其从小便而出；地、归滋阴养血；柴胡疏肝解郁引诸药入肝经以除湿热；辅以蛇、双、肿、酱清热解毒、祛除败腐；蝎、蜂化瘀止痛。诸药合用，湿去热清，气血畅达，邪祛正安，顽疾速愈。

梅尼埃病

梅尼埃病是一种特发性内耳疾病，1861 年法国医师 ProsperMénière 发现并报道，曾称美尼尔病。主要病理改变为膜迷路积水，表现为反复发作旋转性眩晕、波动性听力下降、耳鸣闷胀和呕恶。病因有：感染（细菌、病毒等）、损伤（机械性或声损伤）、耳硬化症、梅毒、遗传因素、过敏、肿瘤、白血病及自身免疫病等。本病属中医学"眩晕"范畴。

【验案辑要】

验案 1

张某，男，28 岁，新疆兵团云母三矿职工。1965 年 12 月 6 日初诊。

病史：反复发作性眩晕、恶心耳鸣 4 年。诊断：梅尼

李兴培

埃病。于他院治疗不效转我院，用烟草酸、维生素 B_1 及鲁米那等治疗，效不彰，延李老诊治。

现症：兼头晕较甚时视物旋转，耳如蝉鸣，口苦，便干溲黄，舌质红，苔薄黄，脉细弦而数。

辨治：证属肝胆湿热，上逆冲颠。法当清利肝胆湿热。方遣龙胆泻肝汤增损治之。

处方：龙胆草 15g，焦山栀、黄芩各 10g，柴胡 12g，生地黄 15g，木通、当归、车前仁、泽泻各 10g，炙甘草 3g。

药后诸症逐日好转，计服药 30 剂，病愈出院。

按语　李老认为，肝为风木之脏，易动风化火，肝开窍于目。本案症状舌脉呈现一派肝胆湿热之象，遂投龙胆泻肝汤苦寒直折。胆、栀、芩清泻肝胆实火；柴胡疏肝；当归养肝血；生地黄滋阴凉血清热，使诸药泻中有补，疏中有养，不致苦燥伤阴；木、车、泽清利湿热，导热下行；甘草益气和中，泻火解毒。药证相符，获效满意。

验案 2

杨某，女，40 岁，乌鲁木齐市建委工作。2010 年 2 月 19 日初诊。

病史：眩晕半月余，发作时恶心呕吐。经某省级医院诊为梅尼埃病，用西药（具体不详）未效。特来李老处就诊，要求中医治疗。

现症：兼干咳，口渴不欲饮，心烦，眠差，纳少，厌油腻食物，经来量少色黯有块，舌苔薄白，脉细濡。

辨治：证属湿蒙清窍，肺燥伤阴，心肝失调。法当健脾运湿，润肺化痰，养心调肝。方拟泽泻汤、沙参麦冬汤合温胆汤化裁。

处方：北沙参、泽泻、仙鹤草各 30g，麦冬、当归、酸枣仁、白术、山药各 15g，竹茹、半夏、枇杷叶、浙贝各 10g，甘草 3g。日 1 剂，水煎，分 3 次餐后半小时温服。

服上方 3 剂后，眩晕止。再进 4 剂，干咳止，烦除眠佳，月经将至。上方去泽泻、竹茹、半夏，加桑寄生 12g，川断 10g，原方当归量加至 25g。服药 7 剂，眩晕未再发作，27 日行经量多块多。上方去当归，再进 7 剂，各况均佳，停药，嘱食疗及生活调理之。

按语 风、火、痰、虚、瘀是眩晕的常见病理因素。"虚"是本虚，"风"乃诱因，"火"为病进，"痰""瘀"是其致眩晕重要原因。显示标实多端，阴虚是本病发生发展的关键。盖肾为水之源，泽泻入肾泻水利湿，标自行；白术健中运湿。现代研究表明，泽泻汤能改善内耳微循环局部血供。温胆汤理气化痰；沙参麦冬汤养阴润肺，三方联动，协同奏功。

验案 3

白某，男，76 岁，伊宁市居民。2008 年 7 月 22 日初诊。

病史：反复眩晕 20 年，发作时恶心呕吐，耳鸣。经某省级医院诊为梅尼埃病，曾用西药（具体不详），有一时性疗效。

现症：尚兼口干，时胸闷，睡眠不实，便溏，唇紫，舌苔薄白，脉细涩。

辨治：证属湿蒙清窍，心肝失调。法当健脾运湿，养心调肝。方予泽泻汤合温胆汤加减。

处方：泽泻、仙鹤草、炒枣仁各 30g，山药、五味子、合欢皮各 15g，竹茹、枳壳、半夏、陈皮、茯苓、白术、藿香各 10g，甘草 3g。日 1 剂，水煎，分 3 次餐后半小时温服。

12 月 16 日二诊：服上方 8 剂后，眩晕、耳鸣消失，眠已佳，大便转干。再予上方 35 剂，眩晕未再发作。4 个月后，因感冒咳喘，由女儿陪同来诊，述头晕耳鸣一直未犯。

按语 《丹溪心法》云"无痰不作眩"；《素问·至真要大论》谓"诸风掉眩，皆属于肝"。本例属湿蒙清窍，心肝失调，李老遣泽泻汤，重用泽泻利水涤饮，导湿浊之邪从溺窍出；白术健脾制水，使浊阴得降，清阳上达，新饮乏源而升降复常，冒眩自愈。泽泻与白术比例原方为 5:2，此为 3:1，加大利水强度，深符仲圣利水除饮为主，健脾制水为辅的论治思想。温胆汤加藿香降逆和胃化痰；枣、味、山、欢养心调肝。如此全面兼顾，主次分明，故鲜有未效者。

链霉素中毒性耳鸣

耳鸣是多种耳病的常见症状，也可单独成为一种疾病，中西医病名相同，中医学又称"聊秋"。西医学将耳鸣分为主观性（内部）和客观性（外部）两类，又分为真鸣和假鸣两种。链霉素中毒药物反应致耳内迷路血管充血，听神经末梢受到刺激，可引起耳鸣。对耳鸣的中医辨证，初起多责之肝胆火气上逆；病程久远者则多为肝肾阴虚，均当按其兼夹主从治疗之。

【验案辑要】

王某，男，37 岁，乌鲁木齐华凌市场工作。2010 年

5月21日初诊。

病史：耳鸣30年，为幼时注射链霉素所致。曾用中西药治疗（具体不详）罔效。

现症：耳鸣之声宛若如蝉叫，伴以腰痛，两小腿胀痛无力时发麻，眠纳二便尚可，舌质淡红，苔薄白，脉沉细数，两尺脉尤弱。

辨治：证属气阴两虚，肝肾不足，痰瘀互结。法当益气养阴，滋补肝肾，化痰祛瘀。方予参脉饮合杞菊地黄汤化裁。

处方：西洋参、五味子、杜仲、菊花、天麻、茯苓、怀牛膝、蜂房各10g，麦冬、枸杞、菟丝子、川断、生地黄、丹参、鸡血藤各15g，桑寄生、仙灵脾各12g，甘草6g。

7月20日二诊：以上方为主，偶有个别加减，服药28剂后，腰腿痛及腿麻消失，耳鸣基本消失。为巩固疗效，以杞菊、麦味、八仙长寿诸地黄汤合剂加减。

处方：西洋参、五味子、枸杞、杜仲、菊花、天麻、茯苓各10g，麦冬、山茱萸、山药、赤芍、丹参各15g，牡丹皮、桑寄生各12g，熟地黄25g，泽泻、葛根、白蒺藜各30g

9月10日三诊：服上方42剂，耳鸣完全消失，迄今逾5年，未见复发，余况亦佳。

【按语】

《景岳全书》云："耳鸣当辨虚实，凡暴鸣而声大者多实，渐鸣而声细者多虚。"缘于脾失健运，气血乏源，清阳不升，耳窍失养失聪。《灵枢·脉度》云："肾气通于耳，肾和则能闻五音矣。"元代危亦林云："耳鸣，皆是肾精不足，阴虚火动也，肾虚者鸣微。"该患病久肾阴虚生内热，虚火上扰耳窍，且宿有药毒损伤耳脉，导致痰瘀内停，故治疗投予生脉饮合三地黄汤类方增损化裁，以益气养阴，填精益髓，化痰祛瘀。李老遣方用药匠心独具，补泻开合有度，三阴并治，终令痼疾短期获瘳，全案颇值细品。

慢性咽炎

慢性咽炎为咽部黏膜、黏膜下及其淋巴组织的慢性炎症。本病属中医学"喉痹"范畴，病位虽在咽喉，但根源于肺、脾、肝、肾等气血阴阳失衡，治疗一般多以补气养阴为主，酌加化痰散结之品治之。依李老所见，非此一端，强调临症当具体分析措置，万不可落入俗套而偾事。

【验案辑要】

秦某，男，39 岁，农民。1982 年 11 月 24 日初诊。

病史：咽部疼痛 1 年余，曾在他院就诊，均以"慢性咽炎"诊断，用青、链及土霉素等西药，出示曾服中药处方乃清热泻火、养阴利咽之剂，皆乏效机。

现症：细询之，房劳后畏寒，时时头痛、牙痛及身痛，其痛呈游走性，身痒，轻咳，口干渴少饮，纵饮喜烫开水，乏力嗜睡，二便正常，舌苔薄白多津，脉缓。

辨治：证属阳虚外感，寒袭少阴。法当温经散寒，扶阳解表。方遣麻黄附子细辛汤。

处方：麻黄 5g，熟附子 10g，细辛 3g。

服上方 3 剂，咽痛消失，畏寒及头身痛俱减，咽痛由持续性转为偶发性。彼时症兼脘胀，左胁痛牵及同侧背部，上方加香附、苏梗、杏仁各 10g。服 3 剂，牙痛未犯，头痛消失，咽痛及嗜睡均除，精神明显好转，脘胀显著减轻，痒止。续予上方增损 12 剂，康复如初，后未再见复发。

【按语】

咽痛，临床多从阳热论治，药以甘寒、苦寒。本案西医诊为"慢性咽炎"，迭用抗生素等西药及清热泻火利咽中药皆乏效。经李老细询，患者素体阳虚，卫外不固，腠理疏松，房劳后感风寒邪气，乘虚直中少阴，循经逆滞窍道发病，为本虚标实，阳虚寒凝，故当太阳少阴同治。方选麻黄附子细辛汤扶阳解表，通达内外，发中有补，扶阳力促驱寒，散寒不伤阳气，俾邪去正安。足见"问诊"确是医者一大基本功，断不可小觑。

急性化脓性扁桃体炎

扁桃体炎是指腭扁桃体的非特异性炎症，分为急性和慢性两种。急性扁桃体炎多感染细菌或病毒所致，起病急，以咽痛为主，伴有畏寒、发热、头痛等症状。本病相当于中医学"乳蛾"或"烂（化脓性）乳蛾"，李老率投大剂银翘散合升降散化裁，尝收捷效。

【验案辑要】

冷某，女，27 岁，乌鲁木齐宏大广场商户。2013 年 12 月 31 日初诊。

病史：咽干痛 2 月余，加重半月余，发热，体温 39.4℃，在某省级医院查得双侧咽扁桃体Ⅲ°大，有脓栓形成。诊为急性化脓性扁桃体炎，因对多种抗生素过敏，要求服中药治疗。

现症：发热，恶寒，热重于寒，咽干痛发痒，轻咳，痰黄，大便干结难下，舌质红，苔薄黄，脉细数。

辨治：证属风热化火，火毒蚀咽，肺失宣降。法当疏散风邪，清热解毒，宣肺利咽。方用银翘散、桑菊饮合升降散加减治之。

处方：金银花、芦根各 30g，连翘、僵蚕各 15g，桑叶、菊花、黄芩、桔梗、杏仁、荆芥、紫苏、薄荷、竹叶、辛夷、蝉蜕各 10g，甘草 6g。

服药 7 剂，诸症消失。续予 7 剂，疗效巩固，停药食疗调摄。

【按语】

《疡科心得集》云："夫风温客热，首先犯肺，化火循经，上逆入络，结聚咽喉，肿如蚕蛾，故名乳蛾。"是为乳蛾病因病机。吴鞠通遵《素问·至真要大论》"风淫于内，治以辛凉，佐以苦甘"训示，综合前人治温之法，创银翘散，用于风温表证。李老根据病征舌脉，断为风热化火，火毒蚀咽，肺失宣降，沿用辛凉透表、清热解毒之银翘散进退，加桑、菊、芩、杏、紫、夷、蚕、蝉，以加强清上利咽、疏风剔邪之功效，用药仅 7 剂即获诸症消失之效机。足征吴氏制方，颇具深心矣！

过敏性鼻炎

过敏性鼻炎，为机体对某些变应原（过敏原）敏感性增高，发生在鼻腔黏膜的变态反应性炎症，是国人常见的过敏性疾病之一，可分为长年性发作，季节性发作（如花粉症），或气候突变、吸入异样刺激物时发作。属中医学"鼻鼽"范畴，多因正虚感风寒或异气等诱发。

【验案辑要】

张某，男，41 岁。新疆兵团第六师拖拉机修造厂工作。1967 年 8 月 24 日初诊。

病史：3 年多前出现鼻塞，喷嚏，流涕，曾在多家医院诊为"过敏性鼻炎"，服多种中、西药物（具体不详），仅短暂有效，反复发作，经久不愈。

现症：鼻塞多嚏涕，鼻内疼痛，眼鼻发痒，鼻黏膜轻度充血，时头昏痛，大便干结，舌质淡红，苔薄白，脉弦缓。

辨治：证属肝肺郁热，鼻窍不利。治当疏风散热、宣肺利鼻，泻肝胆火。方用苍耳子散加减治之。

处方：苍耳子、辛夷、龙胆草、荆芥、防风、白芷各10g，细辛 2g，薄荷、甘草各 6g，大葱头（捣泥状后下）9 寸。每日 1 剂，水煎 2 次，分 3 次热服。

9 月 2 日二诊：服上方 6 剂，诸症渐减。上方加川芎6g，蔓荆子、菊花各 10g，夏枯草 15g，大黄 6～10g，砸为粗颗粒状，加水浸泡，待煎剂过滤前 3 分钟分次（煮2～3 煎，即分 2～3 次）加入，共煎 3 分钟取汁。再进 3剂，鼻全通，喷嚏，流涕，眼鼻发痒，时头昏痛等症均告消失。患者深恐复发，要求带药 13 剂，以资巩固。

加减原则：①方中苍耳子量可加至 15g，辛夷 12g；②根据文献报道，出院增加牡丹皮、藿香、乌梅、五味子各 10g，显示确有一定"脱敏"作用，惟对胃酸过多者，乌梅、五味子不宜多用，二药只选一种，剂量 3～6g。

【按语】

昔医以"寒邪入侵"是鼻鼽主因。刘河间直斥"鼽为肺寒者，误也"，提出"热极怫郁"，火热致肺宣降失职，鼻窍壅塞。《素问·玄机原病式》曰："嚏，鼻中因痒而气喷作于声。"《古今医统》认为鼻痒乃"热则生风"。根据脉证，李老予宣肺利鼻，清泻肝胆之苍耳子散加减。现代研究证实，苍耳子散抑制鼻腔细菌生长，收缩鼻黏膜血管，减轻水肿和渗出，对抗过敏介质，抑制异常免疫反应。传统上胆、夏、黄、菊、蔓泻肝胆、疏风邪，苍、夷、芎、芷、辛、薄、葱等祛风宣通鼻窍；荆、防、芎祛风散寒定痛。既往对鼻鼽多从肺、脾、肾辨证论治，鲜有如本案从肝胆论治者。获此良效，实开治鼽新径。

慢性声带炎

慢性声带炎是耳鼻喉科最常见疾病之一，导致声音嘶哑是其特有症状。属中医学"喉瘖""久瘖"范畴。应审因论治，减少发声，注意保护。

声音嘶哑是发声器官（声带）罹病的特有症状。因病变程度不同，对发音功能有不等影响，轻者仅音调变低、变粗，重者发音嘶哑，严重者只能作耳语，甚至完全失音。常见于先天畸形，急、慢性炎症，声带小结节或息肉、肿瘤致喉神经瘫痪等。中医学辨证多属实证，因外感风寒或风热袭肺，或痰湿壅肺，肺失清肃，邪闭清窍所致，即所谓"金实不鸣"。久病声嘶多属虚证，所谓"金破不鸣"。

【验案辑要】

验案 1

王某，女，50 岁，乌鲁木齐市北园春市场工作。2003 年 8 月 6 日初诊。

病史：声音嘶哑 6 年余，加重 3 年余。某省级医院诊为慢性声带炎，服阿莫西林、牛黄上清丸、穿心莲片内酯滴丸、西瓜霜含片、金嗓子喉宝胶囊和草珊瑚含片等多种中、西药物乏效。因久治声音嘶哑如故，特来李老处就诊，要求中医治疗。

现症：兼头晕乏力，讲话声音嘶哑如耳语音，口干舌燥，咽部异物感，渴喜冷饮，烦躁易怒，睡眠较差，纳谷不馨，厌油腻食物，舌质红，苔薄黄，脉沉细数。

辨治：证属肺肾阴虚，风痰瘀阻。法当清肺滋肾，疏风化痰，活血祛瘀。方选清肺养阴利咽汤化裁。

处方：北沙参、蝉蜕、山楂各30g，木蝴蝶20g，金银花、生地黄、玄参、麦冬各15g，菊花、桔梗、黄芩各10g，甘草6g。日1剂，水煎，分3次餐后半小时温服。

10月26日二诊：服上方7剂后，咽干口燥略减，上方加丹参、赤芍各15g，射干10g。并嘱继续禁声，使局部休养生息，以俟积累疗效，蓄势发声。连续服用半个月后，烦除眠佳，诸症大减，感咽喉部不适感不著。嘱其小声说话1周，再稍大声讲话。前后服药66剂，持时近3个月，食纳正常，诸症消失，讲话已如常人。迄今已逾10年，无复发征象。

按语 本案溯源为肺肾阴虚，风痰瘀阻，李老方遣经验方清肺养阴利咽汤化裁。方中蝉蜕祛风、开音，《本草纲目》言"其气清虚"，治"一切风热之证"，亦"主哑病"，其经验用量15～30g为最佳。木蝴蝶启闭开音扬声；加生地黄养阴清热滋肾，尚能"除血痹"；久病多瘀，加芍、丹、楂凉血活血化瘀，山楂配甘草，尤能酸甘化阴堪称佳妙。6年顽疾，要在把握病机，守方稳进，积小胜为大胜，终见效机。倘希冀毕其功于一役，反致"欲速则不达"也。

李兴培

验案 2

蒋某，女，54 岁，天津灌汤包子店店员。2008 年 8 月 3 日初诊。

病史：咽干，声嘶，气短，太息 1 月余。因太忙，未暇治疗。

现症：面带明显倦容，症兼口干，渴喜冷饮，但饮冷反加重声嘶，时烦，睡眠差，舌质红，苔薄黄，脉细数。

辨治：证属肺肾阴虚，肝郁气滞，风痰阻遏。法当清肺滋肾，疏肝行气，疏风化痰，方予沙麦贞萸山术汤加味。

处方：北沙参 30g，木蝴蝶 20g，麦冬、女贞子、山萸萸、山药、陈皮各 15g，白术 10g，甘草 3g。日 1 剂，水煎，分 3 次餐后半小时温服。

服上方，咽干、声嘶逐渐好转，8 剂后，加百合 15g，枳壳 10g，再进 4 剂，咽干大减，声扬接近正常，气短好转，太息减少。上方去木蝴蝶，加香附、郁金各 10g，续服 16 剂，太息与诸症消失。

按语　《景岳全书》中指出："声音出于脏气，凡脏实则声弘，脏虚则声怯，故凡五脏之病皆能为喑。"治喑当辨虚实，本案病由肺肾阴虚，风痰阻遏。故疏沙麦贞萸山术汤加味，方中沙、麦、贞、萸滋补肺肾，山药益脾肾，百合养肺，香、郁、枳调肝疏郁降气，术、陈、草健脾化痰和中，木蝴蝶开肺利咽扬声。李老紧扣病机，驾驭各药之补泻升降出入，俾声喑诸症逐渐消于无形。

喉癌术后

喉癌是头颈部常见恶性肿瘤之一，在我国发病率约占全身肿瘤的 1%～2%，头颈部恶性肿瘤的 3.3%～8.1%，男女之比为 8:1，病因与吸烟、饮酒、接触有害粉尘和病毒感染等有关，鳞癌占 97%，好发于声门区。本病属中医学"喉菌""喉百叶"和"喉疳"范畴。多责之痰浊、肝火、气滞血瘀和湿热蕴结，每以内外兼治取效。

【验案辑要】

张某，男，65 岁，上海籍，新疆兵团第 12 师 103 团。1981 年 5 月 29 日初诊。

病史：患者因声嘶伴血痰 3 月余，加重 10 天，以"喉癌"之拟诊于 1981 年 4 月 27 日收住入耳鼻喉科。住院后经检查，确诊为喉癌，于 5 月 20 日在针灸局麻下行全喉切除术。术后气管内导管内分泌物较多，应用青、链、庆大霉素等大量抗生素乏效。分泌物细菌培养发现绿脓杆菌，乃邀中医科会诊。

现症：喉癌术后 9 天切口仍不愈合，流黄绿色分泌物，乏力，时有嗜睡，舌质淡红，苔白厚腻，脉细数。

辨治：证属热毒壅肺，痰湿为患。治当清肺解毒，化痰渗湿。方予五味消毒饮合二陈汤加减。

处方：金银花、连翘、橘红各 15g，黄芩、半夏、胆南星各 10g，蒲公英、薏苡仁、芦根各 25g，茯苓 30g。每日 1 剂，加水浓煎为 150mL，分 3 次，自胃管缓慢注入。

6 月 23 日二诊：服上方 2 剂后，第 3 日即见"切口愈合良好""窦道及气管周围脓性分泌物明显减少"，体温尚可。6 月 16 日曾行"喉瘘修补术"，4 天后"平整愈合，表面干净"（均据耳鼻喉科主管医师病历记录）。6 月 23 日拔出胃管后，进食水均可。于 6 月 27 日出院，嘱择时

李兴培

安装人工喉。

【按语】

本案系针灸局麻下行全喉切除术后，气管内导管内分泌物较多，分泌物细菌培养发现绿脓杆菌，应用多种抗生素乏效。症见乏力、嗜睡，显系正气大伤，然毕竟此时热毒壅肺，痰湿为患，当以祛邪扶正为第一要务，故以金银花、连翘、黄芩、蒲公英直接清解肺热，遏制热毒蔓延；薏苡仁、芦根清肺排脓；橘红、半夏、胆南星、茯苓，燥湿渗湿、健脾化痰，以杜"生痰"之源，诸药协同，中西医有机结合，短期即收手术切口"平整愈合，表面干净"之佳效。

口腔科疾病

口腔溃疡

口腔溃疡，系指口舌牙龈或上颚或颊部皮肤破损，缠绵不愈或反复发作的一种常见口腔疾病。西医学认为，本病之发生，一是由于创伤性原因，二是免疫缺陷所致的阿弗他口炎，三是疱疹病毒侵犯口腔黏膜而引起。本病相当于中医学"口糜"或"口疮"范畴，因其经常愈而复作，故又习称为"复发性口疮"。中医通常责之为饮食不节，脾胃或及膀胱湿热，循经上蒸口腔而发病，但李老数十年中所遇，病机远不止此，他如肝肾阴虚，水不涵木；肝胃虚寒，阳不化阴等，亦时有所见，故须在"审证求因"上狠下功夫，倘"守株待兔"，拘执于一方一法，有时殊难取效，势将陷于被动。

【验案辑要】

验案 1

王某，男，23 岁，本院口腔科技师。1977 年 12 月 19 日初诊。

病史：口唇及舌部溃疡 4 天。4 天前口腔颊部黏膜、舌尖开始出现白色小疱疹，继之溃烂、疼痛，即住入口腔科病房，经服用维生素 B_1C、维生素 B_2、烟酰胺和土霉素等罔效，即出院来李老处要求服中药治疗。

现症：兼心情烦躁，睡眠较差，口渴喜凉，但过凉则腹泻，亦偶便结，二日一行，舌质鲜红，苔黄花剥，中有纵横裂纹，脉沉细滑数。

辨治：证属肝肾阴虚，水亏火旺，水不济火，肝火横暴，肝体失濡。法当滋阴补肾，柔润肝木。方遣一贯煎加减治之。

处方：北沙参、麦冬、枸杞、麦芽各 15g（生地黄暂缺货未用），川楝子、当归各 10g，川黄连、甘草各 3g。

12 月 28 日二诊：服上方 2 剂后，心烦、口渴消失，口舌溃烂告愈，睡眠好转，舌苔黄花剥明显减轻，裂纹变浅。续服上方，巩固治疗 1 周，前症消失未发，停药，食疗调摄。

按语 李老急投一贯煎加减。方中北沙参、麦冬补肝肾之阴，当归养血和肝，枸杞滋补肝肾，以滋补真阴，养血制燥，柔润肝木；黄连直泻肝胃之火；川楝子，及所加大剂麦芽疏肝调气健胃，使前药滋而不腻，补而不滞，苦寒不伤胃气。诸药相须为用，肝肾阴得复，肝郁得疏，肝体柔润，诸症很快消失，后未再犯。

验案 2

马某，女，32 岁，乌鲁木齐居民。2007 年 12 月 31 日初诊。

病史：右内唇黏膜有一蚕豆大溃疡形成，牵及下牙疼痛已 5 天，曾去某市级医院就诊，开给西药，即内服消炎药及含漱剂（不详）未效。

现症：口腔溃疡及牙疼痛部位嫩红肿胀明显，便秘，舌质苔薄黄干，脉沉细数。

辨治：证属胃火炽盛，肾阴亏虚。法当清胃泻火，养阴益肾。方予三才封髓丹合清胃益肾汤加减治之。

处方：北沙参、地骨皮、生地黄、金银花、麦芽各 30g，天冬、玄参、蒲公英、石膏各 15g，升麻、黄柏、甘草各 10g。

服上方 5 剂，诸症消失。续服 9 剂，藉以巩固，口疮及牙痛概无复发征象，停药。嘱勿再吃辛辣刺激性食物。

按语 胃火炽盛，循经上炎，气血壅滞，则牙痛部位嫩红肿胀疼痛，口糜。李老径投三才封髓丹，以益气养阴，补土伏火。方中北沙参、天冬清胃热，补胃阴，益胃生津；生地黄、天冬、地骨皮滋阴补肾，生津润燥；热毒炽盛且伤阴必先泻火，故重用金银花、蒲公英、黄柏清热泻火、解毒疗疮，药理研究表明三药有广谱抗菌功效，可用于多种感染性炎症疾病；玄参、地骨皮泻浮游之火而保阴液；石膏清泻胃火，配升麻引石膏止足阳明齿痛；封髓丹中砂仁更为麦芽，旨在避其燥烈。诸药合用，共奏清热解毒，养阴益胃功效，口糜及牙痛自愈。

验案 3

白某，女，54 岁，新疆苇湖梁煤矿家属。1990 年 4

月 20 日初诊。

病史：3 个月前出现口腔溃疡，反复发作不愈，曾服中西药（药名不详）未效。

现症：口腔、唇内及舌部溃疡时发时止，症兼上腹不适，有"冒凉气"感，上腹至胸骨后凉甚，嗜睡，头痛，烦躁，干呕，便溏，舌质红，苔薄白，脉沉细缓。

辨治：证属肝胃虚寒，阳不化阴，升降失司。法当：温煦肝胃，扶阳散寒，升清降浊。

处方：党参 15g，吴茱萸、生姜各 6g，半夏、竹茹各 10g，大枣 5 枚，炙甘草 3g。日 1 剂，水煎 2 次，分 3 次热服。

4 月 27 日二诊：服上方 3 剂后，口腔溃疡愈合，头痛、烦躁、干呕均除，已无嗜睡感，大便成形，上腹仍"冒凉气"，时吐黄色苦水。上方加代赭石 30g，麦冬 10g，川黄连 3g。

5 月 4 日三诊：服上方 3 剂后，诸症消失。再进上方 4 剂，以资巩固。

按语　口腔溃疡，乃口腔疮疡。世知"诸痛痒疮，皆属于心"（《素问·至真要大论》），主"火"也！然该患症征舌脉显系一派肝胃虚寒征象，故径投吴茱萸汤。方中吴茱萸温肝煦胃、降逆止痛，党参益气扶正，生姜温胃止呕；加竹茹、半夏增强止呕之效，竹茹甘寒可稍监制本方温燥过度，服 3 剂，溃疡愈合，余症几乎消失。其中"甘草"一药，仲景有"呕家不喜甘"之说，应活看。事实上吴茱萸汤中大枣亦系甘药，表明仲景对呕家用甘也未坚拒，关键看方药应对病机时之组合，本案甘草与大枣合用，甘缓和中并协调诸药，且甘草有诸多生物活性物质，能激发机体产生若干良性生理效应，故有"国老"誉称，事实证明本案用之是成功的。二诊缘于主症虽告消失，但上腹仍"冒凉气"，故再遣原方；惟因吐黄色苦水，已露化热端倪，遂加代赭石平降肝热逆气，麦冬护阴，黄连与方中吴茱萸形成左金格局，以制肝热，药后诸症若失。以温热药为主治疗"口疮"，在李老54载临床生涯的记忆中，似为首例。寒热虚实之辨治，以上三案，足堪比对殷鉴之。

智齿冠周炎

智齿冠周炎，指第三磨牙（智齿）位置不正，或萌出困难，致牙龈及牙冠周围软组织之炎症。中医学称"牙咬痈"。一般真牙多在20岁左右萌出，若发生移位或阻生，营养不良，代谢失常，牙周变性，风热胃火上攻，化脓成痈。治宜疏风清热，排脓解毒，重者可手术拔除。

【验案辑要】

邹某，男，22岁。2009年7月10日初诊。

病史：左下牙松动、疼痛3天，曾用西药（不详）未效。局部疼痛，去某省级医院诊为"智齿冠周炎"，开给消炎药（不详）内服，依然如故。

现症：左下牙红肿，疼痛，症兼眠差，上腹部不适，泛酸，纳食显著减少，苔薄黄，脉沉细数。

辨治：证属胃火炽盛，伤及心阴。法当清胃益阴，宁心安神。以滋肾清胃牙痛汤合百合地黄汤加减治之。

处方：地骨皮、生地黄、骨碎补、百合、炒枣仁、麦芽各30g，玄参、石膏各60g，升麻、黄芩、骨碎补各10g。服7剂痛止，牙松动及睡眠均明显好转。续服7剂，牙痛松动未作，诸症消失。

【按语】

肾主骨，齿为骨之余。《仁斋直指方》云："齿者骨之所络，髓之所养，肾实主之，故肾衰则齿豁，精盛则齿坚，虚热则齿动。"故李老径投经验方滋肾清胃汤治疗。方中生地黄，《本草经疏》言其乃补肾家要药，养阴血上品，《本经》赞其"通血痹，填骨髓，长肌肉"，生者尤良；补阴必先泻火，故重用玄参、地骨皮泻火益阴；骨碎补"入骨治牙"（《本草纲目》）；百合、生地黄滋阴清热，养心安神。现代药理试验证明，生地黄、玄参、黄芩等有抑制口腔内常见病原微生物的良好作用，加之随证加减，灵活运用，故该方治疗各型牙痛均颇著效验。

颞颌关节炎

本病系由于炎症刺激引起颞颌关节疼痛之疾患，属于中医学"痹证"范畴，又称"颌痛""颊痛""口噤不开"，发病多与肝肾亏损、风寒客于面部三阳经脉有关。

【验案辑要】

邱某，男，28岁，电子研究所。2010年7月19日初诊。

病史：咀嚼食物时左侧面颊部疼痛半月余，在某省级医院诊为颞颌关节炎，曾开给西药（不详）内服治疗罔效。

现症：兼口干渴，喜饮热水，心烦急躁，睡眠欠佳，舌质红，苔薄黄，脉细弦数。

辨治：证属肝肾阴虚，略兼风邪干犯。法当滋肾柔肝，佐以祛风。滋肾清胃汤增损治之。

处方：北沙参、地骨皮、柏子仁各 30g，生地黄、玄参、百合、赤芍、骨碎补各 15g，升麻、天仙藤、白芷、黄芩、知母各 10g，甘草 3g。日 1 剂，水煎 2 次，分 3 次热服。

服上方 7 剂后，左侧颞颌关节疼痛消失，口干心烦减，睡眠有改善。再进上方 7 剂，疼痛未犯，余症消失。但 2 月后又犯，仍疏原方 7 剂痛止，因担心再发，又连续服药 35 剂，前症再未复发，停药观察 1 年余，各况均佳。

【按语】

肝主筋，肾主骨，肝肾不足，则筋骨弛软，而失其约束之力，又风寒侵袭，留于经脉，阻遏气血，致筋络失养，拘急为痛，故诸症由生。早在《针灸甲乙经》中就有"颊肿，口急，颊车痛，不可以嚼，颊车主之……失欠口不开，翳风主之"的记载。结合该患症状，辨证为肝肾阴虚，兼风邪干犯。李老以经验方滋肾清胃牙痛汤加减治之。所加天仙藤，长于走上，祛风宣痹止痛，《本草汇言》言其"流气活血，治一切诸痛"。白芷，《本草求真》赞其气温力厚，通窍行表，祛风散湿，治阳明头面诸疾。诸药合用，共收滋肾柔肝，祛风宣痹止痛之佳效。

诊

余

漫

话

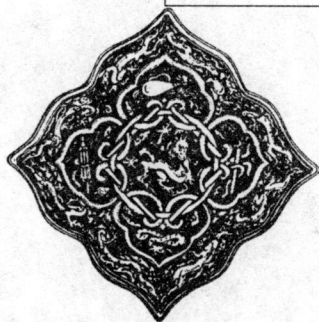

《伤寒杂病论》在中医学中的地位和成就

华夏先辈们几千年来创造了璀璨夺目的民族文化，中医药学是最为光彩耀眼的明珠之一。李老云，在卷帙浩繁的医籍中，除《内经》《针灸甲乙经》和《神农本草经》外，就是与之齐名，被誉为经典著作的《伤寒杂病论》，后世无不奉为临床医学之圭臬。

（一）鸿篇巨制，名传遐迩

《伤寒杂病论》（下称"本论"）是伟大医学家张仲景（150—219 年）勤求古训，博采众方，参《内经》《难经》《胎胪药录》，集汉前医学之大成，结合自己和民间经验撰就的不朽传世之著。后林亿等校正时分作治外感病为主的《伤寒论》和治杂病为主的《金匮要略》。

《伤寒论》自金聊摄人成无己穷 50 年精力，博引《内经》诸说，以解释论中辨证施治道理，著《注解伤寒论》10卷，卓然成为注解伤寒的大家。《伤寒论》道乃大行，注家蜂起，迄今不下 500 家。对《伤寒论》的赞誉，代不乏人。皇甫谧认为"仲景垂妙于定方"；孙思邈谓昔遇伤寒"汤药虽行，百无一效"，自他披伤寒"鸠集要妙，以为其方，行之以来，未有不验"；王安道认为"仲景之法，天下后世之权衡也，故可借焉以为他病用……凡杂病之治，莫不可借也"；吕复曰"一证一药，万选万中，千载之下，若合符节"；赵嗣真曰"仲景之书，一字不同，则治法天壤"；喻昌称"为众方之宗，群方之祖"；徐彬谓"古来伤寒之圣，惟张仲

李兴培

景";周扬俊曰,仲景之书,"投之无使不中……深切于致病之由焉。故能起死不难,回生在手";徐大椿称"无不可以治杂病";吴仪洛说"仲景一语可当千百言,每令人阐发不尽";吴鞠通谓之"金科玉律,为后世医方之祖"。日本医学博士和田正系于师著《伤寒论阶梯》序中赞其"毕生致力于《伤寒论》之笃学者……别无旁求。其对伤寒论之解释,为现代医学之最高成就";《伤寒论阶梯》译者叶心铭深有感触地说:"我是一个西医学习中医者,二十年前开始学习时,即喜读《伤寒论》。由于在临床治疗应用西药'黔驴技穷'时采用《伤寒论》方剂,往往获效,有'山重水复疑无路,柳暗花明又一村'之感。"任应秋直截了当地说"《伤寒论》就是疾病论";刘渡舟认为是"辨证论治的书";金寿山直谓他"不是经方派医生",但他"常用《伤寒论》九十个方子,大都用之有效"。

对《金匮要略》推崇备至者,如《金匮要略方论·原序》云"活人者,必仲景之书也";朱丹溪谓之"万世医门之规矩准绳","引例推类,可谓无穷之应用";李东垣引张易水语"仲景药为万世法,号群方之祖,治杂病如神。后世医者宗《内经》法,多仲景方,可以为师矣";王好古称"余读医书几十载矣,所景仰者,仲景一书为尤,然读之未易通达其趣,欲得一师指之,遍国中无能知者",复云"仲景书"尾语明言"《金匮玉函要略》《伤寒论》皆仲景祖神农,法伊尹,体箕子而作也";徐大椿谓"诸方以神妙渊微,不可思议,方载于各证之下,学者当精思熟识,认为准的","一切杂病之祖方,其诸大症,已无不备,能通其理,天下无难治之病矣","为医方之祖,而治杂病之宗也,其方约而多验";陈修园谓之"仲景治杂病之书也,与《伤寒论》相表里";陆渊雷言此书"是我国独创辨证论治体系的早期作品",处方是"古代医家临床经验积累而来的,所以疗效很高";全国中医学院教材《金匮要略讲义》谓之"古代治疗杂病的典范"。

本论总结性评价,徐大椿谓"惟此两书,真所谓经方之祖,可与灵素并垂者";刘鹤一谓"贵在朴实可学,经千年临证实践,依然确凿可验,值得认真钻研";许半农谓"仲景之书,若《伤寒论》,若《金匮要略》,言简意长,皆含定律之意味,故小叩小鸣,大叩大鸣,施之无不当",皆综集前贤见解,砥砺后学之语,颇发人深省。古今中外,众多医家证诸临床实践,对本书有着如此高度的评价,不能不使我们对张仲景肃然起敬。

怎样研究《伤寒论》?《伤寒论》泰斗邓绍先有云:"只有深刻地就现存条文上去求了解,自能融通原意,一面穷本论的源去钻研《内经》《本草》等经籍,并择优地阅读本论的各家注述以溯其流,庶可以见病知源,免入海数沙之困",实阅历有得、值得遵循的经验之谈。

(二)理法方药,浑然一体

仲景最大的功绩在于,创立了中医学临床医学的辨证论治体系。他以六经论伤寒,脏腑论杂病,三因类病因,辨证寓八纲,治则创八法,可谓因证脉治朗若眉目,理法方药融为一体,实垂范后世,要妙无穷。

1. 证型鉴别,条分缕析

仲景云"凭脉辨证施治","观其脉证,知犯何逆,随证治之"。足见他专注脉证。实远不止此,舌诊仲景也颇切重,但最关键处在"证"上。

187

　　辨明"六经"，是伤寒辨证的核心。六经辨证的实质和意义，刘渡舟谓："六经反映了脏腑经络发病的规律，六经分证方法，包括了脏腑和八纲辨证内容，它总其大成有机地结合起来，因而为后世的辨证发展奠定了基础。"六经乃因袭《内经》三阴三阳的学说而来，字里行间体现着八纲辨证的精神。如太阳病多属表证，阳明病及三阴证为里证，寒、热、虚、实错综隶属。六经病各自的提纲，已指明六种独立疾病的定义，由此衍化出六经辨证。如"太阳病，项背强几几，无汗，恶风"，"太阳病与阳明病合病，自下利"，皆投葛根汤之鉴别，则一为在表，一为在里。"因何证异方同仍收良效？良由手阳明之正，下走大肠，属肺；手太阴之正，入走肺，散之大肠"与"肺合皮毛而主表"等。太阳病提纲描述的症候群是为太阳病之定证，太阳中风、太阳伤寒又为太阳病两个重要类型。临床中，举凡见到邪犯肤表，即归之于太阳病，或按主证，或按中风、伤寒辨证。以上属太阳经证；若遇腑证，又当细辨，余五经莫不如斯。

　　少阳病的确立，是仲景独具慧眼处，实补八纲辨证之未逮。其主证为：口苦、咽干、目眩、往来寒热、胸胁苦满、默默不欲饮食、心烦喜呕，显示邪在肝经所布之胁肋，以及邪热上扰，邪正分争于半表半里，热邪壅遏胸中气机，无使宣畅使然。因其不属于太阳肤表、阳明胃肠，故治疗不能汗或下，只宜"和解"。少阳病本当其有关兼夹证、权变法在该篇内详述之，而太阳病篇却亦有所提及，如"伤寒五六日，呕而发热者，柴胡证具"，为何如斯？亦该篇"伤寒中风，有柴胡证，但见一证便是，不必悉具"。可见六经分证有分有合，有主有从，有兼有夹，因此由此演化而来的和法有所谓和而兼汗、和而兼消、和而兼温、和而兼清与和而兼补等法则层见叠出。

发热一证，六经俱见。有所谓太阳病发热恶寒，少阳病往来寒热，阳明病但恶热、潮热，太阴病手足自温，少阴病里寒外热、微热、潮热和虚热之不同，厥阴病寒热错杂及厥热胜复。

太阳篇"病人身大热，反欲得衣者，热在皮肤，寒在骨髓；身大寒，反不欲近衣者，寒在皮肤，热在骨髓也"。这种千古不易、言简意赅的真假寒热鉴别法，精当而掷地有声。

寒热错杂，虚实并见的情况，本论也有若干描述，其辨证方药迄今用之仍效若桴鼓，更是仲景的精巧构思。舌诊、脉诊在辨证中的意义，不越直喻主证、推测病因、阐述病机、辨明病性、确定病位、指导治疗和判断预后等数端，实开临床医学四诊合参之先河。

综上，说本论从某种意义上讲，是我国第一部，亦是世界上罕有的、别具风格的症状鉴别诊断学，丝毫不为过分。同时，亦体现出本论既有辨证论治，又有辨病论治，而且二者往往是有机地紧密地结合在一起。

2. 治疗法度，灿然大备

耐人寻味的是，论中虽未提及"八法"二字，但确将临床基本治疗大法汗、吐、下、和、温、清、消、补八法融汇于诸篇经文和附方之中，从而执简驭繁地确立了中医学的治疗体系。移时千余年，外感杂病，情状万千，治则似概莫能外者。

姑以"汗法"而论。昔有所谓"善治者治皮毛"，"邪在皮毛，汗而发之"，"病在太阳，愈于太阳"以及"汗不嫌早""不避晨夜"等原则，皆务求荡寇在速，急歼勿失，以顾护正气。当汗之证，有治疗太阳伤寒表实无汗之麻黄汤证，其病机为寒邪干犯太阳经脉，致毛窍不通，气不能外达，邪正交争于肤表，袭迫于经络窍隧而呈现所谓麻黄汤证，今治用宣畅气机、大开毛窍之麻黄祛邪，桂枝辛温散寒，杏仁苦降利气，炙甘草纯甘以益气液培汗源，表汗一散，波及肺胃之喘呕诸症随之悉解。设若属太阳中风的表虚自汗，桂枝汤是对证佳方。须知，汤证中有形容发热之"翕翕"为汗出时热轻，汗止时热重，乃汗与热俱有欲达不能之势，因而此时宜解肌发汗、调和营卫之桂枝汤主之。

或问，仲景汗法只"辛温"一端乎？否！"太阳中风，脉浮紧、发热、恶寒、身疼痛、不汗出而烦躁者，大青龙汤主之"，"汗下后不可更行桂枝汤，汗出而喘……可与麻黄杏仁甘草石膏汤"，岂非变辛温发汗为辛凉解表之法耶！末条言"汗下后"瞬即示"不可更行桂枝汤"，弦外之音须大忌辛温。复问：既云汗出，焉与麻黄？可知汗出仍喘，为喘不因汗减，喘不止乃肺气内壅。"气有余，便是火"，"火郁则发之"，遂择麻黄汤去辛温之桂，益凉透之石膏，此一药之增损，若天壤之判。倘若证势发展为阳明里热实证，则要用大清阳明的白虎汤，即更深一层。此外，太阳篇之不可汗证，亦深有阅历之言，当悬为禁例，慎勿违之。此汗法之大要也。本论法度之谨严处，汗法可以一斑而窥全豹。

《伤寒论》与《金匮要略》二书虽分而实一，以其相互羽翼及阐扬也。如《金匮要略》痰饮病篇"饮后水流在胁下，咳唾引痛，谓之悬饮"，"脉沉而弦者，悬饮内痛"，"病痰饮者，十枣汤主之"，斯证《伤寒论》立论精详，乃

李兴培

外感引起，表解后具"头痛，心下痞、硬满、引胁下痛，干呕短气"，十枣汤主之。故悬饮初起，当先解表，否则反致邪热陷里。这是一病先后次第不同的两个病理过程，施以不同法则处置的例证。

有者一个病有若干类型，而治法又有多端的。如《金匮要略》水气病篇有发汗、利小便、逐水为主的治水大法，所憾用方缺如。然而从本论确可"以证测方"觅得：发汗如越婢、青龙汤，利小便如五苓散、猪苓汤，逐水如十枣汤、己椒苈黄丸等。方书呆钝，圆机活法，存乎医者！识得此，自能纵横捭阖，左右逢源。

3. 方药制剂，匠心独具

仲景方除极个别外，最明显的特征就是药简、功专和效宏，足见其为千锤百炼之结果。

六经病各经有其主证，主证有其主方，主方有其主药，根据病证变化，加减化裁，极其灵活。外感若此，杂病也复如斯。以治"脉结代，心动悸"的炙甘草汤为例：炙甘草，《名医别录》谓其"通经脉，利血气"，并甘缓动悸，生地黄、麦冬甘寒滋阴，阿胶滋阴补血，为防止上三味过于阴柔窒滞，益以人参、桂枝补气通阳、散阴复脉，姜、枣和中以助生化之源。入清酒旨在借酒之通行十二经脉，彻上彻下，快捷奏效，但入酒久煎旨在减缓其峻，防通行迅猛太过，此为虚体而设，久煎还使地、麦、阿滋腻之性锐减，使滋而不腻，补而不滞。

关于仲景方药剂量，颇为讲究，有者方中某一药剂量增减，即左右整个方剂性能，如桂枝汤本治太阳中风，桂枝加量即为桂枝加桂汤，而治太阳表邪犯里之奔豚；四逆汤原系太阳少阴里虚寒盛通用方，仅重用附子，倍干姜，加葱白，谓之通脉四逆汤，治疗阴盛格阳之证；小承气汤和厚朴三物汤，药物相同，但前者大黄为君，意在荡实通便，后者枳、朴为主，取其除满消胀。陈修园等认为不得稍肆更动。岳美中亦认为如炙甘草汤、猪苓汤、甘麦大枣汤按原量为佳，并举治案为证，余如小柴胡、真武、桂枝和承气诸汤，仍须按仲景加减法。他还举中药研究所对五苓散研究为例，按仲景方剂量，利尿效果最佳，各药等量投与，利尿效果则明显减低。无怪日人渡边熙氏有云："汉药之秘不告人者，即在药量。"

要之，患者体质有强有弱，气候有寒暑易节，地域有高下，症状千变万化，即使仲圣方亦须酌情通变化裁，否则何异刻舟求剑？赵锡武最擅用经方，他单用真武汤加减治充血性心力衰竭获卓效，说明用经方并非不可越雷池一步，切忌画地为牢，作茧自缚。

朱颜曾用仲景复阳、温肺之甘草干姜汤治疗 34 例共八种寒性病证，二药各用 9～15g，煎汤温服，取效每在一二剂间，重者三五剂皆愈。呕吐一证，看似轻浅，有时每使一些病证有功亏一篑之虞。李老曾以大黄甘草汤治疗 20 例"食已即吐症"，采多次、少量、冷服法，多数当日即吐止，能进薄粥，还用于 3 例食管癌患者，2 例起到吐止、道开和进食作用。如此简方，如此佳效，仲景用心之良苦，可以想见。

（三）启迪后学，功勋卓著

仲景以其本论垂范后世，示人以规矩准绳，对我国医学的发展，产生了无可限量的推动作用。

1. 金元四家，各有所宗

南京吴考槃推论：刘完素主寒凉，即以白虎、栀豉法修饰；张子和主攻下，即以陷胸、十枣诸方化裁；李东垣主温补，即以理中、建中之旨运用；朱丹溪主养阴，即由其复脉、竹叶方剂变通。程门雪云：张子和为四家中造诣最深和治法独奇者，其擅用峻剂祛邪，邪去而正安。诚如子和言："大积大聚，大病大秘，大固大坚，下药乃补药也。"四家学说的专攻和成就，丰富了中医药学宝库。

2. 温病学派，伤寒奠基

温病学派乃创始自明·王安道，后为清代叶桂、吴鞠通诸氏发展形成的治疗时行热病的新兴学派，在中医学中独树一帜。但毕竟温病在《伤寒论》基础上发展形成，如《伤寒论·序例》提出伏气温病与新感温病病因之不同，为后世温病学派"新感"和"伏气"说的先声。《伤寒论》"太阳病，发热而渴，不恶寒者为温病。若发汗已，身灼热者，名曰风温。风温为病，脉阴阳俱浮，自汗出，身重，多眠睡，鼻息必鼾，语言难出"，是为温病定义，且温邪灼津发热而渴，并郑重指出，辛温发汗易现身灼热等风温病变证，为后世治温病用辛凉，忌施辛温指明了方向。叶桂曰"辨营卫气血与伤寒同"，"大凡看法，卫之后方言气，营之后方言血。在卫汗之可也，到气才可清气，入营犹可透热转气"，此卫分即表证阶段。气分指但寒不热的里热阶段，或邪热稽留三焦的半表半里阶段。叶氏本人亦是擅用经方的大师。六经与三焦亦早有亲缘关系，如《伤寒论》"上焦得通，津液得下，胃气因和"，"理中汤理中焦，此利在下焦"。吴鞠通提出，温病传变规律，为温邪由上焦→中焦→下焦预示着邪气之由浅入深，由表及里，自实而虚发展。故陆九芝亦率直承认："温病之病本隶于《伤寒论》中，治温病之方，并不在《伤寒论》之外。"后世温病学派仍沿用白虎汤治风温热在阳明之无形热盛，承气治有形热结，投黄连阿胶汤治热灼阴津、阴虚阳亢，予黄芩汤治春温热在少阳，至于从仲景方蜕化而出之方就实难胜计了。由此足见，二者若即若离，有着千丝万缕之联系，后世两大学派的唇枪舌剑，相互攻讦，纯属人为的历史误会和门户歧见。

3. 仲景之学，今放异彩

尽管西学东渐瞬逾百年，中医学各个流派，仍代有传人和发展。历史是公正的见证人。沧桑频易，仲景学说迄今仍光彩照人，辉映医林。我国已故中医泰斗蒲辅周就穷究经旨，誉仲景为"天纵之圣"，大胆实践，渊懿地将治疗大法"八法"之应用，规范为矩度森严但又贴切之"汗而勿伤，吐而勿缓，下而勿损，和而勿泛，温而勿燥，寒而勿凝，消而勿伐，补而勿滞"，是基于他重视正气，认定应用八法太过或不及，皆能伤正，实补前人所未备，发往哲之隐幽，便于后人有所遵循，从而丰富了中医治疗学。他的一整套学术思想的形成和发展，与他融汇诸家，特别是继承仲景学术思想是分割不开的。如他以桂枝厚朴杏子汤加前胡、僵蚕治愈重症腺病毒肺炎；用四逆散加楂、曲、麦、莱菔子治愈屡用退热剂和抗生素未效而高热不退的食积发热，等等，应用仲景方药惊心荡魄，简捷明快的治案均堪鉴证。蒲氏"以法治病，不以方求病"思想寓意深邃。如所创"二鲜饮"（芦根、竹叶）治外感表罢而热不退，烦渴，不任汗下，浓煎频饮，清宣达热而外出，生津退热，有类似白虎汤作用，兼衄血加鲜茅根，煎成加童便半杯兑服，历用数十年屡获佳效。是类例证在蒲老著作中有很多，可供反复研读。

已故上海中医药大学程门雪对仲景之学研究有素，他宗"轻可去实"治则，对轻寒微热者用桂枝汤，桂枝仅 0.3～0.6g，同炒白芍，用于"引营出卫"或"柔营强卫，入营和卫"，以达调和营卫目的，每获卓效。颇值一提的是，程氏昔读《伤寒论》麻黄升麻汤条文，觉方证杂乱，脱离实际，不是该书精华，但事隔数十年后临床体会加深，转觉其为极有用之良方。这种学而不倦、不文过饰非的精神，深值学习。

已故成都中医药大学陈达夫所撰《中医眼科六经法要》，是他50年临床实践中，潜心研究和应用仲景学说，总结出来的以六经辨治眼病的专著，在眼科学领域中独树一帜，荣获全国科学大会优秀科技成果二等奖。

新中国建立以来，中医和中西医结合工作者以仲景理法方药治疗多种疾病，成绩卓著。如传统认为，下法攻病，乃不得已而为之。若施之当，大可扶危定倾，失当则横祸踵至。各地应用仲景下法承气汤、大柴胡汤类方治疗急腹症有了若干新的突破；在仲景活血化瘀、益气养阴、通阳宣痹和豁痰散结等治则方药启示下，防治呼吸系统疾病、心脑血管疾病和周围血管疾患等若干危重疑难病症，都取得了十分可喜的成绩，皆"古为今用"的良好范例，显示出仲景学说所具有的无穷生命力。

参考文献

[1] 北京中医学院.中国医学史［M］.上海：上海科技出版社，1978.

[2] 北京中医学院.中医各家学说讲义［M］.上海：上海科技出版社，1964.

[3] 奥田谦藏著，叶心铭译.伤寒论阶梯［M］.上海：上海卫生出版社，1956.

[4] 任应秋．伤寒证治类经［M］．上海：上海科技卫生出版社，1959.

[5] 刘渡舟．对《伤寒论》一书几个问题的探讨［J］．新医药学杂志，1978，1：18.

[6] 金寿山．学习《伤寒论》温病学说的意义及其方法［J］．河南中医，1981（1）：15.

[7] 刘鹤一．《伤寒论》值得认真钻研［J］．新医药学杂志，1978，1：25.

[8] 中医研究院．岳美中论医集［M］．北京：人民卫生出版社，1978：17.

[9] 中医研究院西苑医院．赵锡武医疗经验［M］．北京：人民卫生出版社，1980：20.

[10] 朱颜．甘草干姜汤治疗寒证34例报告［J］．中医杂志，1965（11）：6.

[11] 陈可冀．试谈冠心病心绞痛及急性心肌梗塞的中医治疗［J］．中华内科杂志，1977，4：232.

[12] 吴考槃．《伤寒论》研讨［J］．成都中医学院学报，1980（1）：1.

[13] 李兴培．蒲辅周研究［M］．乌鲁木齐：新疆人民出版社，1990.

[14] 裘沛然．灯下雪影细论医——怀念程门雪先生［J］．上海中医药杂志，1980，复刊号：11.

[15] 陈达夫．中医眼科六经法要［M］．成都：四川人民出版社，1978.

《难经》"形寒饮冷则伤肺"新识与引申

《中国中医药报》2012年8月1日第1版"中医让我们走在一起"报道，美国工程院赵以甦院士，从事生物力学和骨科材料研究，他在北京召开的第二届全国中西医结合骨科微创学术年会上，与久违 26 年的老友、中国中医研究院（现中国中医科学院）骨伤科资深研究员孟和教授重逢，在切磋学术之前，道出了一段他与中医相关的佳话："我对中医怀有很深的感情。年幼时曾因吃一碗冰粉而上吐下泻，几近脱水昏迷，因半夜无法延医求药，略识医理的母亲急中生智，用一包肉桂粉熬成汤喂下，才止住了吐泻，捡了一命。"他在交流中谈道："西医已经发展到一定阶段很难再有重大突破，中医反而潜力无限，能走出一条更深远的道路来。"还说："要有自己的特点，不要盲目跟着国外走；用循证医学方法研究，可以优化中医治疗方法。"旧话温馨，其情其景，感人至深。

　　清·叶天士云"温邪上受，首先犯肺"，颇得后世定评。但是，寒邪入侵又怎样呢？临床中尝见到，许多正气虚弱，特别是宿有痰饮、咳喘之人，稍遇风寒即咽痒咳嗽，有者迅即咳清稀痰涎甚多，虽经治疗，迁延难愈，这在中老年和幼儿中最为常见。

　　同时，临床中尝遇吃雪糕、冰淇淋等冰制品或冰镇饮品，或吃冰箱里陈放的西瓜、水果后，迅速出现喷嚏、流清涕、咽痒、咳嗽就诊者越来越多。其原因安在？

　　《灵枢·邪气脏腑病形》曰："形寒寒饮则伤肺，以其两寒相感，中外皆伤，故气逆而上行。"《难经·四十九难》云："形寒饮冷则伤肺。"脾胃与肺，本是"相生"关系，且"肺合皮毛"，"脾主四肢肌肉"。今寒邪直犯中道，部分脾虚胃弱者感之，无由生肺却形成"土反侮金"之格局，是故伤肺也。风寒邪气极易传变至脾，症见畏风寒，头身沉困酸楚或疼痛，恶心甚至呕吐，腹鸣，腹痛，腹泻，现常将此种证情称为"胃肠型感冒"。有者夏日贪凉露宿；更有甚者，酷暑季节连夜电风扇或空调冷风直吹，出现上述证情。空调病，目前呈逐年明显上升趋势，所谓"现代文明病"之一，其致病原理和现症，与"形寒饮冷"如出一辙。

李老每年接诊大量上述情况罹病就治者。若恶寒较轻，咽痒，咳嗽痰白，以参苏饮、香苏饮或杏苏饮化裁；素体虚，恶寒，头身痛甚，咳嗽痰白，人参败毒散主之；恶寒身痛者，急投桂枝汤，兼咳促者加厚朴、杏仁；恶寒，首如裹，头身重痛，舌苔白厚，予羌活胜湿汤或九味羌活汤加减；恶寒，全身酸困，恶心，呕吐，腹鸣，腹痛，腹泻，藿香正气散主之，多能应手而效。但患者素体不同，兼夹有异，治当紧扣病机施治，方不致误治失治。

【验案辑要】

验案 1　吃冰西瓜致荨麻疹复发加重

孙某，男，11 岁，乌鲁木齐 41 小学生。2013 年 6 月 11 日初诊。

病史：全身起红色片状风团块 1 月余，某市级医院诊为荨麻疹（风团），曾用中西药（药名不详）无效。现症：症兼吹风后，出汗后皆可使风团更甚，全身有多处搔抓痕，抓处形成高出皮肤表面的红色条状现象，即神经血管水肿。舌质红，苔薄黄，脉细数。辨治：证属血热瘀滞，风湿相搏，心气虚弱。法当凉血清热，疏风除湿，兼养心气。治以凉血清热燥湿汤加减。处方：生地黄 20g，当归 6g，赤芍、牡丹皮、僵蚕、蝉蜕各 10g，白鲜皮、地肤子各 15g，浮小麦 60g，大枣 3 枚，甘草 3g。6 月 18 日二诊：服上方 4 剂，风团未再出现，惟昨夜吃冰镇西瓜，致晨起双侧颈肩部及四肢起大片红色风团，痒甚。上方加荆芥、防风、全蝎各6g，增强搜逐风邪功效。服上方7剂，风团全部消失。恐复发，要求续服上方10剂，未犯。

按语 风团本愈，进冰镇西瓜致复发，且范围更大，证情亦重，遂原方加荆芥、防风、全蝎搜剔风寒邪气而告痊。

验案2 吹空调吃冰西瓜致咽身痛嚏咳

夏某，女，37岁。2008年7月28日初诊。

病史：空调冷风下，又吃冰箱西瓜后致咽干痛3天。平素体质差，易于感冒。现症：兼畏寒，乏力，喷嚏，流清鼻涕，鼻阻，咽痒，全身酸痛，咳嗽吐清稀白痰，舌质红，苔薄黄，脉细数。辨治：证属风寒束表袭肺。治当祛风散寒，化痰涤饮。方予通变参苏饮加减。处方：北沙参、葛根各15g，柴胡、荆芥、紫苏、辛夷、橘红、浙贝、杏仁、蝉蜕各10g，细辛、生姜、白芷各6g，大枣3枚，甘草3g。服上方4剂痊愈。

按语 体虚、吹空调、吃冰西瓜，一派风寒侵表袭肺重症，已微露化热端倪，故投予通变参苏饮加减。方中柴、葛解肌；荆、紫、夷、蝉疏风微辛轻解；辛、姜、芷温散寒邪；橘、杏、贝化痰止咳；北沙参补气养阴，亦防止诸辛温药过用伤阴之流弊。该方构思新颖，顾正达邪，俾正气复，风寒祛，饮邪化，病乃愈。

验案3 午休吹空调后咳喘

赵某，女，39岁，家住乌鲁木齐市青河路中央郡小区。2014年8月1日初诊。病史：昨日午休时在空调冷风下睡着近30分钟左右，冻醒后咳嗽气喘。有喘息性气管炎史。现症：恶寒，头身疼痛，嚏涕不已，咽痒，咳喘，吐白色泡沫状痰，苔薄白，脉浮紧。辨治：证属太阳中风，引动内饮。法当调和营卫，温化痰饮。方予桂枝厚朴杏子汤加减。处方：桂枝、厚朴、杏仁、前胡、生姜各10g，僵蚕、蝉蜕各12g，白芍15g，大枣3枚，炙甘草3g。8月4日二诊：服药2剂，诸症悉平。再进2剂，以资巩固。

按语 凤有痰饮，盛暑午休吹空调不到半小时，遭风寒所袭，"风伤卫，寒伤营"，是为营卫两伤，引动内饮，变见恶寒、头身痛及咳促，急投桂枝厚朴杏子汤加味。缘方证合拍，其应如响。

验案4 吹空调后感寒化热咳促

黎某，男，68岁，家住乌鲁木齐市友好南路。2008年7月16日初诊。病史：吹空调后咳喘1天。阴虚体质，易感冒，有气管炎史。现症：夜间酷暑难耐，夜间在空调微风下入寐，半夜醒来，觉全身畏寒，咽干，轻咳，痰白。即覆以厚被，虽得微汗，仍觉轻度畏寒，次晨起床咽干痛，咳嗽加重，吐黄痰较多。辨治：风寒袭肺，急速化热，痰瘀互结。治当清凉宣透，化痰祛瘀。即予连花清瘟颗粒，每次2包，一日3次。7月20日二诊：服药当晚咽干痛，咳嗽，吐黄痰减轻大半；续服2天，诸症完全消失。

按语 盛夏空调微风吹拂高龄阴虚痰饮之体，感受风寒，化热最速，咽干痛，咳黄稠痰，故急投清瘟解毒，宣肺泄热之连花清瘟颗粒。该患覆厚被取微汗后，仍有轻度畏寒。"一分恶寒不罢，即是表证未解"，故方中麻黄、藿香、薄荷辛温解表，以宣散风寒余邪；金银花、连翘、板蓝根、鱼腥草、贯众辛凉透表、清热解毒，且对多种病毒、细菌有广谱抗生作用；麻杏石甘汤透邪宣肺；红景天补气扶正；北沙参补气养阴，亦防止诸辛温药过用伤阴之弊。该方构思新颖，组合严谨，表里同治，疗效确凿。惟对重症患者当急击勿失，须加大用量至每次 2 包，一日 3 次，冲化内服，方能尽快控制病情。

张元素养正消积思想在癌症治疗中的发挥应用

金代张元素，字洁古，易州（现河北易水县）人。在学术上，有别于稍早于他，而以"五运六气"和"亢害承制"为主要研究课题的刘完素，而是慨然以脏腑盛衰产生的寒热虚实变化，剖析疾病的发生发展及其症候病机，加以治疗为研究课题，且卓有成就，而成为中国医学史上著名的"易水学派"的开山祖师。

张氏以 27 岁之韶龄潜心医学，历 20 余载之刻苦钻研，致志于脏腑用药研究，独有见地，治病疗效颇高，故获享誉医林的刘完素之赏识，以致刘氏罹患伤寒病亦慨然邀他治疗，且很快获愈，自此张氏医名大噪。续有以《脾胃论》鸣世、被后世尊为"崇土派"代表人物的李杲（字东垣），以研究汤液和阴证著称的王好古（字海藏）拜他为师，忝列门下。

李老多年来对恶性肿瘤的治疗倾注了大量心血，基于他受张氏"养正积自除"思想启迪，治癌一般以扶正固本为主，治标为辅，通过大量临证实践，取得了可喜成绩。

李兴培

201

一、正虚为本，首当切重

经云，"正气存内，邪不可干"（《素问遗篇·刺法论》）；"邪之所凑，其气必虚"（《素问·评热病论》）。李老认为，举凡罹患癌症者，鲜有不是正气先虚。正气一虚，邪气乘虚而入。外感风、寒、暑、湿、燥、火六淫邪气，内伤喜、怒、忧、思、悲、恐、惊七情，以及饮食、劳倦和外伤（包括虫、蛇咬伤）等种种因素，导致肤表、肌腠、经络、脏腑和四肢百骸气机阻滞，以致气滞痰凝，或气滞血瘀，或痰瘀胶结，变生为"积聚"，此诚如李中梓《医宗必读》所云"积之成也，正气不足，而后邪气踞之"。初起身体多无明显不适，纵或小有不适，人多忽之，及至郁遏既久，变生为恶核或恶疮，其续发之"恶毒"走注于全身，倘失治或误治，多惨烈夭亡。

《灵枢·百病始生》："卒然外中于寒，若内伤于忧怒，则气上逆，气上逆则六输不通，温气不行，凝血蕴里而不散，津液涩渗，著而不去，而积皆成矣。"《难经·五十五难》认为积聚有脏腑之分，云"积者五脏所生……其发有常处，其痛不离其部，上下有所终始，左右有所穷处"，"聚者，六腑所成也……其始发无根本，上下无所留止，其痛无常处"。《金匮要略》五脏风寒积聚篇"积者，脏病也，终不移；聚者，腑病也，发作有时，辗转痛移"，是对《难经》见解之首肯。《诸病源候论·积聚病诸候》界定癥瘕特征谓"盘牢不移是癥也，言其形状可征验也"，"瘕者，假也，谓虚假或动也"。林珮琴《类证治裁》同意《诸病源候论》看法，认为"犹《难经》之积聚而已，第无形之瘕聚，其散易；有形之癥积，其破难"。后世多宗此说，泛指实而不移之有形肿块称为癥积。

《血证论·瘀血》："瘀血在经络脏腑之间，则结为癥瘕。"王清任进一步阐释道："无论何处，皆有气血，气无形不能结块，结块者必有形之血也。"而"血块"之成缘于"血受寒则凝结成块，血受热则煎熬成块"，道出了癥积形成之主要病理机制。且亦如《医宗必读》所言"积之为义，日积月累，匪伊朝夕"，有个渐进过程，区别于瞬间形成的血凝块，如外伤所致瘀肿。

《灵枢·百病始生》中"壮人无积，虚人则有之"确为"画龙点睛"之语，从而显示癌症基本病机属于"本虚标实"。

历经 20 世纪 60～70 年代初期整整 10 年，在大量癌症患者的临床严密体察基础上，借鉴国内众多名老中医治癌经验，李老深切地认识到，癌症患者虽多为大积大聚之症，然而正虚毕竟是本，邪实为标，乃典型之本虚标实。曾见有些医者，急功近利地一味主攻，大剂开破逐瘀，以及大剂峻泻逐水，个别虽取快一时，但大多因伤戕正气，加速病情恶化，以"促命期"告终。此实为悖离《素问·六元正纪大论》"大积大聚，其可犯也，衰其大半而止，过则死"，即治疗癥积必须遵循顾护正气的重要原则，孟浪设治所致结果。

基于上述，李老在研读张元素著作时，认为张氏卓有见地提出和实践的"养正积自除"，其语言简意赅，涵义深邃，对于癌症的治疗，深具重大理论意义和实践价值。他会其意，将此学术思想用于多种癌症的治疗上，对于减轻甚至消除患者痛苦，提高生活与生存质量，延长寿命，都显现出一线曙光。

李兴培

二、治疗大法，标本兼治

李老指出，患者罹患癌症之后，益加耗损本已虚怯之正气，然而癌症病机毕竟以本虚标实者居多，是故法当标本兼治。即在张元素"养正积自除"的学术思想指导下，力主治癌一般以扶正为主，治标为辅。即补不足，损有余。但具体应用时，又宜视正邪消长态势，权衡治本、治标之孰轻孰重，遂创制"扶正消积汤"。

扶正消积汤组成：党参、黄芪各 15～30g，白花蛇舌草 30～60g，炒白术 12～15g，茯苓 10g，陈皮 10～15g，薏苡仁、仙鹤草、花粉各 15～30g，炙甘草 3～6g。日 1 剂，每剂浓煎 3 次，分 3 次温服。倘患者进食、水困难，每剂可浓缩为 60～100mL，点滴频服不拘时；若病情重笃，服药困难，采用保留灌肠，吸收颇佳，不失为一种良好给药途径。服本方期间，如无特殊情况，停用其他内服滋补药。

方药功效简析：患者罹癌症后，益加耗损本已虚怯之阳气，所遣参、术、苓、陈、草是益气健脾名方五味异功散，加黄芪意在增强益气之功。癌症相当于中医的"恶疮"，湿毒、热毒较盛，故选薏苡仁健脾利湿，白花蛇舌草清热解毒利湿。仙鹤草又名"脱力草"，有明显之"增气力"之功，对症兼头昏乏力、咳嗽、汗出及衄血有确效。热毒久羁，鲜有不伤阴耗液者，佐花粉养阴生津。诸药相须为用，健脾益气、解毒利湿和养阴生津功效卓著。

以上阐释仅系一般言之，实则方中诸药尚有其更深涵义。恶性肿瘤，还相当于中医之"败疮""恶核""痰核""恶血"和"癥积"等范畴。方中：

黄芪，《本经》云"主痈疽，久败疮"；《名医别录》

云"逐五脏间恶血";《日华子本草》云"破癥癖，治瘰疬、瘿赘";《本草经疏》云"凡营卫间阻滞无不尽通"。

白术，《日华子本草》云治"痃癖气块，妇人冷癥瘕"。

茯苓，《本草经百种录》云"凡人气血郁结，津液不行，则为痰为饮。痰浓稠为火之所结，饮清稀为水之所停。故治痰则咸以降之，治饮则淡以利之，若投以重剂，反拒而不相入，惟茯苓极轻淡，属土，土胜水能疏之涤之，令从膀胱以出，病渐去而不觉也"。《本草崇原》言其"位于中土，灵气上荟，主内外旋转，上下交通，故皆治之"。

陈皮，《日华子本草》云"消痰……破癥瘕痃癖";《本草纲目》言其治"痰痞";《随息居饮食谱》言其主"噫噎";《医学启源》云"破滞气"，滞气运行，诸证自瘳矣（《本草经疏》）;"总属理气之珍"（《本草汇言》引顾朽瓞语）。

甘草，《日华子本草》云"通九窍，利百脉";《汤液本草》云"消五发之痈疽，与黄芪同功"。

天花粉，《日华子本草》云"排脓，消肿毒……扑损瘀血";《滇南本草》云其治"痈疮肿毒"。

仙鹤草，《生草药性备要》云"散疮毒";《百草镜》云"下气活血，理百病，散痞满";《伪药条辨》云"治瘰疬"。

白花蛇舌草，《泉州本草》云其治"痈疽、疮疡、瘰疬"。李老40年前曾单以本品治疗阑尾炎，发现清热解毒作用颇佳，且尚有较好之扶正健胃功效，堪称消补并行之佳品。前述药物与党参、茯苓、薏苡仁伍用，对恶性肿瘤之治疗，确已纲举目张。

本方妙在药性乍看平淡中和，但顾护正气、消滞除积功效可资肯定。证诸大量现代研究资料，方中各药皆能明显地增强免疫功能，大多数药物还有良好之抗癌、抑癌作用，并可促进新陈代谢、保护骨髓造血功能和安定中枢神经系统。

三、既抓共性，又抓个性

"癌"噬人气血，久遏酿生之"癌毒"致病最为凶悍迅速，走注全身，无孔不入，无论五脏六腑，四肢百骸，经络窍隧皆可长驱直侵，出现严重病变，短期即可使人殒命；有者虽经手术与放、化疗得以保全性命，但却留下严重并发症及后遗症，致人痿废，带病终生。

治癌大法与基础方"扶正消积汤"之厘定，是李老从正虚邪实基本病机考虑后，抓共性之举措。《素问·阴阳应象大论》云："形不足者温之以气，精不足者补之以味。"后者叶天士认为以血肉有情之品最佳。李老尝用之全蝎、蜈蚣、地龙、壁虎等诸虫类药，除具有很好之抗癌抑癌作用，亦属血肉有情之品，确具补虚扶羸之功效，不可轻忽。李老云，从古说今验观之，本虚标实为肿瘤病机的普遍规律，即局部既为实邪，则当在扶正基础上，酌加相应软坚散结之品缓消癥结，使邪去正复。故标本同治为肿瘤的基本治疗大法。

如此首尾在顾护正气总治则指导下，整体与局部相结合，辨证与辨病相结合，全面兼顾，尝获佳效。在具体应用时，又当抓个性，即针对不同癌症及病情，适当损益药物。

食道癌：酌加黄药子、骆驼蓬子、莪术、山慈菇、龙葵、壁虎、生半夏、生南星、急性子、威灵仙、干蟾皮、黑硇砂、蜣螂虫、熊胆、柿蒂、紫草、石见穿、肿节风、山豆根、草河车、冬凌草、天葵子、白鲜皮、金刚刺、藤梨根、野葡萄根、云南白药等。

贲门癌：酌加白头翁、冬凌草、白英。

胃癌：酌加刺五加、半枝莲、白鲜皮、蒲公英、白英、肿节风、山慈菇、鸦胆子、急性子、紫草、重楼、露蜂房、莪术、水红花子、牛黄、壁虎、蜈蚣、土鳖虫、三七、石上柏、白及、鸡内金、竹叶、芙蓉叶、七叶一枝花、无花果、石见穿、水杨梅根、土茯苓、龙葵、蛇莓、马尾莲、凤尾草、金刚刺、藤梨根、野葡萄根、墓头回等。

肠癌：酌加乌梅、鸦胆子、大黄、石见穿、红藤、半枝莲、鱼腥草、椿根皮、地榆、黄芩、黄柏、苦参、冬凌草、槐花、石榴皮、马尾莲、马齿苋、败酱草、胡黄连、肿节风、凤尾草、无花果、草河车、土茯苓、藤梨根、墓头回、金刚刺、野葡萄根、童便、紫河车、香连丸等。

肝癌：酌加熊胆、牛黄、黄芩、甜瓜蒂（研末喷鼻取嚏）、童便、莪术、鸦胆子、石见穿、龙葵、丹参、鳖甲、龟甲、土鳖虫、凌霄花、三七、山慈菇、柴胡、郁金、白鲜皮、蜈蚣、紫草、蒲公英、金钱草、茵陈、半枝莲、半边莲、垂盆草、天葵子、马鞭草、草河车、野菊花、马尾莲、白英、竹叶、冬凌草、凤尾草、蛇莓、肿节风、墓头回、桃仁、斑蝥、蟾酥等。

胆囊癌：酌加同"肝癌"药、猪（或牛、羊、鸡）胆汁、芒硝。

胰腺癌：酌加牛黄、大黄、金钱草、郁金、熊胆、柴胡、栀仁、八月札、蒲公英、肿节风、半枝莲、半边莲、茵陈、瓜蒌、大柴胡汤等。

鼻咽癌：酌加石上柏、金银花、连翘、蒲公英、野菊花、黄芩、山豆根、苍耳子、辛夷、壁虎、鹅不食草、牡丹皮、金刚刺、肿节风、蝉蜕、蜈蚣、全蝎、僵蚕、牛黄、白蒺藜、射干、桔梗、马勃、白芷、无花果、蒲公英、童便等。

唇癌：酌加牛黄、青黛、栀仁、黄芩、苦参、竹叶、山豆根、板蓝根、大黄、草河车、半枝莲、肿节风等。

舌癌：酌加牛黄、竹叶、栀仁、黄连、黄芩、苦参、马勃、山豆根、青黛、牡丹皮、赤芍、夏枯草、童便、白茅根、肿节风等。

喉癌：酌加山豆根、石上柏、野菊花、蝉蜕、马勃、胖大海、青黛、玄参、木蝴蝶、青果、射干、蝉蜕、僵蚕、贝母、牛蒡子、黄芩、蛇莓、栀仁、无花果、肿节风、草河车、童便、梅花点舌丹、锡类散、六神丸等。

肺癌：酌加冬虫夏草、鱼腥草、竹叶、黄芩、紫草、射干、重楼、蝉蜕、马勃、野菊花、蒲公英、石上柏、山豆根、无花果、天葵子、垂盆草、石见穿、凤尾草、猫爪草、马尾莲、白英、猪苓、八月札、瓜蒌、山慈菇、金荞麦、冬凌草、蛇莓、龙葵、芙蓉叶、铁树叶、石见穿、了哥王、童便、花蕊石、黛蛤散、紫菀、百部、大蒜、三七、蛇胆、云南白药等。

恶性淋巴瘤：酌加夏枯草、连翘、猫爪草、重楼、鱼腥草、野菊花、山慈菇、了哥王、天冬、玄参、牡蛎、浙贝、猫爪草、天葵子、草河车、白鲜皮、墓头回、天葵子、马鞭草、羊蹄根、童便、鳖甲、海藻、昆布、黄药子、莪术、皂刺、甲珠等。

甲状腺癌：酌加黄药子、山慈菇、夏枯草、南星、半夏、海藻、莪术、海蛤壳、猫爪草、冬凌草、野菊花、蛇莓、土茯苓、甲珠、大蓟、小蓟、蝉蜕、瓜蒌、草河车等。

脑瘤： 酌加牛黄、麝香、马钱子、重楼、雄黄、冰片、江剪刀草、壁虎、蜈蚣、全蝎、水蛭、山豆根、半夏、南星、地龙、僵蚕、蝉蜕、肿节风、野菊花、草河车、藁本、甲珠、急性子、皂刺、苍耳子、辛夷、黄芩、乳香等。

乳腺癌： 酌加天冬、漏芦、瓜蒌、山慈菇、蜂房、陈皮、郁金、玫瑰花、赤芍、鱼腥草、猫爪草、冬凌草、凤尾草、芙蓉叶、天葵子、草河车、重楼、了哥王、连翘、甲珠、王不留行、鹿角霜、皂刺、蒲公英、柴胡、仙人掌等。

子宫癌： 酌加马钱子、莪术、紫草、苦参、蜂房、石见穿、土茯苓、白英、椿根皮、赤芍、苍术、黄柏、天花粉、射干、丹参、土鳖虫、半枝莲、白鲜皮、墓头回、天葵子、马鞭草、铁树叶、农吉利、水杨梅根等。

恶性葡萄胎： 酌加紫草、半枝莲、石上柏、穿心莲、牙皂、龙葵、山豆根、白英、五灵脂、蒲黄、乳香、没药、莪术、血竭、鳖甲、山慈菇、桃红四物汤等。

绒毛膜上皮癌： 酌加紫草、石上柏、葵树子、凤尾草、水杨梅、向日葵盘、半枝莲、穿心莲、龙葵、白花蛇、蜈蚣、蜂房、甲珠、泽兰、丹参等。

卵巢癌： 酌加核桃树枝、莪术、土鳖虫、水红花子、海藻、土茯苓、半枝莲、半边莲、夏枯草、抽葫芦、甲珠、苦参、桃仁等。

肾癌： 酌加猪苓、半枝莲、半边莲、莪术、海金砂、商陆、瞿麦、萹蓄、白茅根、野葡萄根、海藻、蜂房、荠菜、竹叶、童便、大黄、藕节、黄柏等。

前列腺癌：酌加肿节风、马鞭草、海藻、蜂房、山慈菇、王不留行、皂刺、琥珀、徐长卿、刺猬皮、黄柏、木通、童便、乌药、甲珠、川牛膝等。

阴茎癌：酌加农吉利、野葡萄根、土茯苓、血竭、象皮、枯矾、青黛、鸦胆子、马钱子等。

膀胱癌：酌加山豆根、竹叶、苦参、明矾、瞿麦、莪术、虎杖、童便、大蓟、小蓟、龙葵、白茅根、白英、白鲜皮、半枝莲、芙蓉叶、琥珀、川牛膝、海金砂、车前仁、滑石等。

骨肿瘤：酌加肿节风、寻骨风、白英、蜂房、徐长卿、土鳖虫、甲珠、自然铜、蜈蚣、全蝎、地龙、蛴螬虫、川断、骨碎补、乌头、木瓜、威灵仙、马钱子等。

软组织肉瘤：酌加商陆、乳香、没药、莪术、昆布、海藻、甲珠、土鳖虫、浙贝、半夏、土茯苓、南星、白芥子、桃红四物汤、五味消毒饮、如意金黄散、消核膏、小金丹等。

白血病：酌加半枝莲、重楼、山豆根、草河车、墓头回、农吉利、羊蹄根、紫草、野菊花、马鞭草、狗舌草、青黛（慢性粒细胞性白血病）、雄黄（慢性粒细胞性白血病）、两面针（慢性粒细胞性白血病）、六神丸等。

皮肤癌：酌加农吉利、白鲜皮、苦参、紫草、漏芦、野菊花、芙蓉叶、地肤子、无花果、象皮、甲珠、山慈菇、蜈蚣、鸦胆子、蓖麻子、狗舌草、蟾蜍、马钱子等。

四、病案举隅

病案 1　胆囊癌

卜某，男，60 岁，本院病员食堂厨师。1992 年 2 月

13日初诊。

病史：患者B超发现①胆囊癌；②胆石症。于1991年5月9日拟"手术探查"，在术前麻醉过程中出现心脏频发性室性早搏，乃中止手术。当即举行全院紧急大会诊，认为：①符合诊断；②鉴于患者有高血压病、冠心病，若胆区疼痛不著，暂宜保守治疗；③建议邀请中医科治疗。

现症：兼乏力，时有嗜睡，纳可，便溏，舌质淡红，苔薄白，脉沉细。

辨治：证属脾胃气虚，肝胆湿热，气滞血瘀。治当补气健脾和胃，清利肝胆湿热，行气活血化瘀。方遣扶正消积汤合茵陈蒿汤进退出入治之。

处方：太子参、黄芪、黄精、仙鹤草、白花蛇舌草各30g，茯苓、茵陈、郁金、赤芍各15g，陈皮10g，制大黄、甘草各3g。每日1剂，水煎，分3次热服。

4月3日二诊：服上方14剂，精神渐振，大便转干。唯时仍嗜睡，舌脉大致如前。

处方：太子参、黄芪各25g，炒白术12g，当归、陈皮、升麻、银柴胡各10g，郁金、炒扁豆各15g，仙鹤草、白花蛇舌草各30g，炮姜6g，大枣5枚，炙甘草3g。

7月17日三诊：服上方7剂，嗜睡消失。续进7剂，因过食影响消化，便溏，上方加葛根25g、神曲10g。以此方及此方加减，断续服药70剂，精神已振，无嗜睡情况，舌脉同前。

处方：党参、黄芪、茯苓、仙鹤草、白花蛇舌草、半枝莲各30g，炒白术12g，陈皮10g，郁金、薏苡仁、鸡内金各15g，炙甘草6g。

2

服上方及以上方加减 120 剂，病情一直稳定，精神佳，眠纳二便正常，停药食疗调理。于 1994 年 3 月 5 日 B 超复查显示：①萎缩性胆囊；②胆囊黄色肉芽肿。

该患生存质量较好地存活达 7 年，于 1999 年 4 月 1 日因高血压脑出血病故。

【按语】

本案胆囊癌之发病，应与胆石症密切相关。李老指出，晚期癌症患者，其存活之长短往往取决于正气衰败的程度，故强调对老年癌症正气大虚者，不可贸然强攻，因病体邪少虚多，随时有虚脱之可能，此时首当顾护胃气，扶正固本，以"留人治病"，意义重大。遂病证结合，牢牢把握核心病机——脾胃气虚、肝胆湿热，率投扶正消积汤，通变化裁，守方稳进，服药 218 剂，终获佳效，有力地说明辨证论治之极端重要性。该方以大队参、芪、精、术、鹤、茯、陈、鸡、苡、扁、舌，协力补气健脾、扶正消积，所谓"存得一线脾胃之气，获得一线生机"；茵陈蒿汤中去栀加郁、芍、莲，强化疏利肝胆湿热；癌之成，未有不兼瘀者，芍、归、制大黄活血化瘀，郁金亦气中血药，制大黄降浊祛瘀生新，惟因其脾虚便溏，小剂量 3g 用之；后续导入麻、柴、葛升阳，俾气足阳升，浊自降消。

本案以补气健脾、扶正固本为主，清利肝胆湿热兼化瘀亦未稍懈，标本同治贯彻始终，胆囊癌及结石均告消失，扶正"利胆"之彻底足可肯定，深符"养正积自消"大旨。

病案 2　乳腺癌骨转移

赵某，女，32 岁，乌鲁木齐北园路居民。1999 年 8

月 6 日初诊。

病史：1997 年 12 月 22 日因发现右乳房发胀不适，自扪有包块，经新疆某省级医院检查，确诊为乳腺癌，于 12 月 30 日行手术切除。术后接受 7 个疗程计 49 天化疗，48 次放疗，持时 4 月余，自感无论从精神上、体力上都无法忍受，深感很疲惫，也很痛苦。1999 年 7 月，例行复查时，发现并经三个省级医院证实右股骨髁上 7cm 处有绿豆大骨转移灶。在某省级医院进行膝上注射化疗药物强化治疗 1 周后，更觉头晕、气短、心慌，无法坚持治疗，在亲朋劝慰介绍带领下，赴李老处要求服中药治疗。

现症：兼全身酸困难受，口干心烦，喜冷饮但不多，失眠多梦，多汗，不思饮食，饭量仅为病前 1/3，大便干结，2～3 日一行，舌质红，苔薄黄，脉沉细弦滑而数。

辨治：证属气阴两虚，心肝肾失调，气滞血瘀。法当益气养阴，心肝肾同调，活血化瘀。方遣扶正消积汤、逍遥散、四逆散、活络效灵丹合神效瓜蒌散增损。

处方：北沙参、王不留行、炒枣仁各 30g，黄芪、天冬、瓜蒌壳、橘红、丹参、骨碎补各 15g，白术、当归、茯苓、乳香、柴胡、枳壳、香附、蜂房各 10g，炙甘草 3g。

服上方后，精神及诸症逐日好转，服完 28 剂后，烦除汗收，纳佳眠安，全身酸困难受感消失。为巩固疗效，上方去枳壳、香附，加没药 10g，蜈蚣 3 条，白花蛇舌草、仙鹤草各 30g。服药 120 余剂，持时半年余。后以上方去北沙参、乳香、没药，以原方 5 倍剂量加吉林白参、怀山药各 150g，郁金、山慈菇各 105g，按法制为蜜丸，每丸重 10g。每次 1 丸，饭后嚼烂，白开水送服。药后精

李兴培

神倍增，无任何不适之感。2000 年曾赴广州某肿瘤医院，经骨扫描等复查显示，骨转移病灶消失。停药后随访已逾 15 年，几次在新医大某附属医院复查，证实右乳腺癌术及骨转移灶消失后，未见复发与转移，左侧乳腺亦无异样发现，一切正常，精力旺盛，经常参加小区文娱与体育活动，还赴内地名山大川旅游。

【按语】

该患长期有肝气郁结史，罹癌手术切除后，经多次放、化疗，以消癌抑癌势所必要，但正气一伤再伤，给身体与精神带来严重损害，几乎使之一蹶不振，失望至极。李老鼓励患者与家人亲朋密切配合，共同战胜病魔，方疏扶正消积汤加减，在益气养阴扶正的同时，首先导入疏肝两名方逍遥散与四逆散加郁、橘疏肝调气和胃，枣仁养心调肝，神效瓜蒌散消乳部积块，诸药相须为用，各扬其长，俾气畅、汗收、烦除、眠安、纳增；更兼蜂、蜈、舌、鹤、慈、活络效灵丹等体现综合机制的抗癌药，在骨碎补引领下入骨，以消散转移性骨癌灶。守方稳进 150 余剂，诸症尽去，续以蜜丸凡三料巩效，骨扫描复查显示，骨转移病灶消失。李老云，古谓："医者，意也！"在病证结合思想指导下，纵然面临包括癌症在内的危重疑难病症时，也能"多想出智慧"，不断有所创获。本案不啻为中医"引经"学说与西医"靶向"学说不谋而合的生动例证。

病案 3　脑胶质细胞瘤

张某，女，32 岁，新疆兵团第七师某团。2008 年 9 月 26 日初诊。

病史：头晕，乏力，恶心半月，经某省级医院检查确诊脑胶质细胞瘤，先后于 2006 年和 2008 年 9 月 11 日两次手术切除。要求中医治疗，故来李老处就诊。

现症：头晕，头部及颜面苍白、浮肿，纳差，嗳气，恶心，舌质淡红，苔薄白边有多个深齿痕，脉沉细濡微数。

辨治：证属脾气虚怯，下焦湿热，痰瘀互结。法当补气健脾，清利湿热，豁痰化瘀。方予扶正消积汤。

处方：黄芪、葛根、茯苓、薏苡仁、白花蛇舌草、海藻、仙鹤草各 30g，白术、丹参、赤芍、夏枯草各 15g，天麻、竹茹、半夏、海桐皮、陈皮、莪术各 10g，炙甘草 3g。

11 月 1 日二诊：服上方诸症逐日渐减，服完 30 剂，头晕止，浮肿消，精神可，嗳气平，恶心除，纳著增，时腿麻。上方去竹茹、海桐皮，加黄精、麦冬、鸡血藤各 15g，全蝎 6g，地龙、蝉蜕各 10g，茯苓减量至 15g。

服上方 60 剂，诸症平复。失访。

【按语】

患者正虚患癌，复经 2 次手术，损伤元气可想而知。李老紧扣病机，药用芪、精、术、陈、苡，补气健脾，扶助正气；茯、苡、陈、夏、桐利湿消肿；夏枯草协同藻、丹消散热结；麦冬滋阴，以防诸燥消之品久用伤津。葛根增加脑部血流量而不增加耗氧量，黄精益气，天麻平肝，三药引领苡、陈、夏、舌、藻、鹤、丹、芍、鸡、枯、莪、蝎、地、蝉等品入脑，通过扶正、通络、豁痰、化瘀和消积等机制以抗癌抑癌。

血栓闭塞性脉管炎病因证治探讨

　　血栓闭塞性脉管炎（下简称"本病"）是一种多发于青壮年男性的证势险恶的慢性、进行性外科疾患。本病多侵犯中小和末梢动静脉，导致血栓形成，血循障碍，产生缺血性疼痛、营养性溃疡甚至肢体坏死。李老应用中医学有关"疽"和"脱疽"理论，以自拟方"活络通脉汤"（下简称"本方"）治疗，1963～1993 年系统观察 157 例，其中三期脉管炎 71 例，经 60～256 天，平均疗程 69.9 天的治疗，取得治愈 81 例（51.6%）、显效 34 例（21.6%）、好转 29 例（18.5%）、无效 13 例（8.3%）之较好疗效。据美国权威著作《克氏外科学》披露，国外脉管炎截肢率 28%，晚期 66%。李老通过 50 年的漫长临床实践，对本病病因证治有较深体会。

一、病名考略

　　中医学关乎本病记载，首见于《灵枢·痈疽》篇："发于足旁为厉疽，发于足趾名脱痈，其状赤黑，死不治，不赤黑不死，不衰急斩之，不则死也。"《刘涓子鬼遗方》始称"脱疽"，或将踇趾发者名"脱疽"，余趾发者名"敦疽"。《疡医心得集》称患于手指名"蛀节疔"。《外科全生集》曰"脱骨疽"。《疡医经验全书》作"冷疔"。《东医宝鉴》称"脱疽疔"。《石室秘录》谓"手足脱落"。《外科大成》叫"足指发"。《外科冰鉴》呼为"无名肿毒"。名目繁多，然皆异名而同义，后世称"脱疽"者最多。

从大量外科专著论述脱疽及其医案举隅，已有若干涉及本病诊断和鉴别诊断的记述。如《外科正宗》《治疗汇要》《外科大成》《外科理例》《景岳全书》和《薛己医案》等书中都罗列了本病，以及有别于本病的糖尿病性坏疽、冻伤所致坏死，与外伤、缚扎或嵌甲造成坏疽的很多记述。

二、疾病性质

《外科集验方》载"发于阴者为疽，为冷，为虚"；《卫济宝书》载"疽属里，伤骨伤筋，则难调理"；《外科正宗》谓"疽者沮也，毒攻于内，其发缓，而所患深沉"，说明疽非轻浅之患。至若脱疽，《张氏医通》谓："六经原腧皆在于足，所以痛发于足者多为凶候。"《冯氏锦囊》："多因房术亏损肾水，郁怒有伤肝脾，地位偏僻，药力罕到，气血难达，易致筋溃骨脱。"《外科理例》云"此证形势虽小，其恶甚大"，又云："盖死肉乃毒气盛拒截荣气所致，况至阴之下，血气难达。"《外科正宗》："夫脱疽者，外腐而内坏也。"且描绘其病状："皮色紫暗，如煮熟红枣，黑气浸漫相传，五指传遍，上至脚面，其疼如汤泼火燃，其形则骨枯筋烂，其秽异香难解，其命仙方难活。"证势更形险恶。

现代有人对腰交感神经节切除术，或该术并施肾上腺次全切除术竭力推崇。本组治疗前行前术者9例，其中3例行双侧切除，1例并施后术，旨在"预防"健侧罹病，而最终健侧亦未幸免。其中如江苏籍刘姓患者，极度嗜烟而坚拒戒除，病变从双下肢发展至双上肢、肠系膜等广泛栓塞，病情与剧痛皆难以遏制，几年间不得不行四肢高位全截术。充分说明，本病在一定程度上"防不胜防"，尤以单侧肢体已罹病者更是如此，值得深究。

三、病因病机

1. "内虚"说

《外科真诠》云："脱疽之止生于四余之末，气血不能周到，非虚为何？"

2. "六淫"说

《素问·举痛论》云："寒气入经而稽迟，泣而不行，客于脉外则血少，客于脉中则气不通，故卒然而痛。"《诸病源候论》亦有类似记载，还进一步指出："久则热胜于寒，热气淳盛，蕴结伤肉，血肉腐败，化而为脓。"《千金方》："夫风毒之气，皆起于地，地之寒暑风湿，皆作蒸气，足常履之，所以风毒之中人，也必先中脚。"《疮疡经验全书》："风湿余毒，天阴久冷，攻于膝下。"可见六淫中风、寒、湿为主要外因，与近代文献记载较吻合。但火、暑、燥也不容低估。因六淫往往相兼为患，非独伤人也。此可从地处亚热带之云南、广东、福建，地处气候干燥之陕西、新疆亦有大宗病例报道得以证实。

3. "气郁"说

《三因极一病证方论》载"痈疽、瘰疬，不问虚实寒热，皆由于气郁而成"，强调精神因素是主要致病因素。

4. "寒痰"说

《外科全生集》载"疽有寒痰之凝"，痰凝则气滞，气滞则血瘀。

5. "脾经积毒下泄"说

《外科启玄》曰"脱疽是脾经积毒下泄而然"；《外科

正宗》有"平昔厚味膏粱熏蒸脏腑",亦造成脾经积毒之因。

6."房劳过度，气竭精伤"说

《外科正宗》即倡言斯说："此因平昔厚味膏深熏蒸脏腑，丹田补药消烁肾水，房劳过度，气竭精伤。"

李老认为，内虚是其病理基础，加上其余附加动因，损伤元气，营卫失和，气壅血滞，诸因素之综合而致病。如《灵枢》玉版篇载"病之生，有喜怒不测，饮食不节，阴气不足，阳气有余，营卫不行，乃发为痈疽"；《外科理例》曰："若气血素亏，或七情内伤，经络郁结，或腠理不密，六淫外侵，隧道壅塞。"堪为明证。

四、诊治调摄

意欲保全肢体，达到预期疗效，李老认为自始至终必须处理好下述八个方面的关系。

（一）专方专药与辨证论治

《神医秘传》《验方新编》载及治疗本病专方四妙勇安汤（当归、玄参、金银花、甘草），对本病之属热毒炽盛甚效。我们在复杂的证候中，通过深究本病内在的种种矛盾特点后，拟订基础方"活络通脉汤"（当归、玄参、丹参、黄芪、金银花、紫花地丁各15～25g，制乳香、制没药、红花各10g，延胡索、生地黄各10～15g，蒲公英、土茯苓各15～30g，生甘草3～15～30g。病在上肢加片姜黄10g，下肢加川牛膝10g。水煎服，每日1剂，重者2剂），绝非排斥辨证论治。如早期寒凝络痹，冷感较甚，原方即去蒲公英、金银花、紫花地丁、生地黄、玄参，加阳和汤、吴茱萸、清酒（或黄酒），甚至乌附，以消散阴凝；热毒炽盛，阴津耗损者，重用清热解毒药，益以大剂玄参、石斛、生地黄、玉竹和北沙参等，活血化瘀药暂小其制，必要时暂去乳香、没药、红花等，否则，大队活血化瘀药频进，反有使热毒扩散之流弊，故方药增损须灵活。

（二）治标与治本

盖本病良由气滞血瘀，死血（血栓）阻遏形成发病，则行气活血化瘀为治疗首务，诸如当归、丹参、赤芍、红花、泽兰、桃仁、鸡血藤、乳香、没药、降香、三棱、莪术、刘寄奴、川芎、益母草，甚至蜈蚣、全蝎、地龙、土鳖虫和水蛭等，皆系疏通窒滞，紧扣病机之药，是解决主要矛盾的根本之图。

本病发展过程中所伴随之续发证候则有多端，有的次要矛盾可转化为主要矛盾。如昼轻夜剧，汤泼火燃般之剧痛一症，每使患者痛不欲生，大声呼号，彻夜抱膝而坐，此为患者首苦，医者掣肘者。《外科全生集》载："痈疽之治，首贵止痛，止痛则恶气自化。"临床实践证明，本病疼痛得以消失，对打乱病理恶性循环，促成溃疡结痂，痼疾获瘳，有其重大意义，且系疾病好转之征兆。元·齐德之云："热毒之痛，以寒凉之剂折其热，其痛自止，寒邪之痛，以温热之药熨其寒，其痛自除。"是故止痛当先正本清源，明辨寒、热、虚、实，有针对性施治，不止痛而痛自止。如气郁血阻作痛，行气舒郁解之；脓熟胀痛者决之；溃后虚痛者补其不足。

针灸止痛是在面临患者剧痛，煎中药缓不济急，用吗啡类药物担心成瘾等情况下，摸索出的佳妙对策。体会到针灸疗法对病变局部止痛及其全身良性调节作用，是"急则治标"甚或"标本同治"的一种简便、经济和高效的疗法。选穴按局部、邻近和循经三原则进行，常选：三阴交总调三阴经气血之阻滞，以泄阴经湿热与血分壅热；足三里扶正固本，其与解溪并通阳明经气，二穴相伍，为治湿热下注之要穴；阳陵泉为"筋会"，和肝舒筋，配太冲对下肢能缓拘急、定挛痛（合谷、曲池对上肢有类似作用）；委中为"血郄"，刺之清泄血中蕴毒，兼疏气血壅滞；昆仑、大钟、太溪宣疏经络闭滞；环跳、阴陵泉、风市祛风散寒，化湿通络，环跳宜中等以上刺激，以针感下行直达足趾为佳；虚痛灸命门、关元、气海、肾俞及涌泉，温补下元，回阳固气，俾阳光一布，阴霾尽消；承山、悬钟、飞扬温经活血、祛风散寒，可恢复小腿部肌群疲劳和缓间歇性跛行；上肢取合谷、曲池、外关透内关、肩髃，针之气行血畅，通则不痛。以上穴位，交替使用，虚甚单灸，常收立即止痛作用。对不任针刺者，可嘱患者自捏下肢肌群，指（重）压足三里、阳陵泉、三阴交、解溪和太冲等穴，常可立即止痛，久用之尚可防止肌肉萎缩。对个别病人曾施行耳针疗法，取穴神门、交感、上肢或下肢，止痛作用十分满意，有针到痛止之效。推测乃针灸阻断病理恶性循环，加强机体保护性抑制和兴奋其营养功能，从而提高防御能力，疼痛和感染遂得以控制，确为简捷疗法，值得提倡。

（三）局部与整体

《外科正宗》云："故谓血死心败，筋死肝败，肉死脾败，皮死肺败，骨死肾败，此五败者，虽有灵丹竟丧命。"
说明中医学早就认为本病系一整体性病变。强调整体，决
非摈弃局部。须知局部病变往往正是机体新的矛盾斗争的
明朗化。李老对气滞血瘀者，调其心营，通其气血；对拘
急挛痛、情志郁结者，调肝缓急；对溃疡佐以外用五枝膏
甚效，经久不愈者则加强补益脾气，盖脾主四肢肌肉也；
后期以补肾法巩固，是为整体调整，全面兼顾的治法。

根据现代医学文献，本病已涉及免疫机制和内分泌失
调；全血黏度增大，红细胞、血小板电泳时间延长，纤维
蛋白原含量降低，血液处于高凝状态，结合该病呈现之全
身性症状、体征，发病肢体可由单侧发展为双侧，由下肢
波及上肢，甚或更多脏器组织，显然足以推翻其为单一局
部病变的错误结论，而纯系一整体性疾患。直言之，内治
法兼顾整体，只要辨证准确，方药恰切，确是控制内源性
因素的最积极、最有效治疗手段。纯恃手术（包括栓子剥
脱术，大者可，节段性的细小血栓无法施术）或片面主张
外治，显然是舍本逐末、断难取效的。

（四）气、血、水

本病以"血"为主，当无疑问。但根据气血互根学
说，有形之血生于无形之气，故气为血之母，血为气之
配，正常气血总是处于调和状态。《外科理例》亦云："气
血充实，经络通畅，决无患者。"倘若气虚不足以帅血，
血缓则气滞，气滞则血瘀，如此循环往复，形成病理恶性
循环，气不能煦，血无以濡，祸即旋踵。临床上，我们曾
见过投开破化瘀，愈益伤气，瘀阻反不见减，佐以行气之
品，相得益彰，药半效倍。又有气虚帅血无力，益以大剂

太子参、党参、黄精、白术、山药等，气足而血行亦畅旺。不过，对"虚不受补"者，应予注意和权衡之。气血两虚，八珍汤、十全大补汤皆可随意采择。总之，本病本虚标实，要有针对性地采取通补兼施、气血兼顾的治法。

气、血、水三者关系至为密切。对本病，经常要面对患肢缺血性与营养性溃疡一旦形成，往往伴随着难予处理的周遭水肿较甚，提示病变以波及中小和末梢静脉为主，静脉血回流障碍。中医学认为，气、血偕行，血、水同类；气行则血行，气行水也行；若气滞则血瘀，气滞水也滞，则续发或加重水肿。活络通脉汤中黄芪量可加至45～60g，俾气足则血循畅旺，藉以行气活血利水。局部水肿从现代医学而论，彼时原方去甘草（含类脱氧皮质酮，有潴钠排钾作用），或仅用极少量甘草（其含皂草甙，入胃后使药液表面张力减低，有助药物之吸收），益以泽兰、刘寄奴、益母草、防己、土茯苓等利湿药，其中泽、刘、益活血与利水兼具，可大剂使用，短期内水肿即可消退，疗效较单用活血化瘀药物明显提高。对血压高者，甘草因于含类脱氧皮质酮及潴钠排钾作用，量大则可使血压增高，甘草之用弃等，可参考以上措施处置，并须进低盐饮食。此时大剂黄芪可放胆使用，因其扶正托毒的同时，尚可扩张周围血管，起到降压作用。

（五）外治与内治

如前所述，内治固属重要，但外治也不容忽视。我们观察到，治疗初始阶段，对兼有溃疡、坏死者，内服药物月复一月，而局部瘀腐清理不彻或消极等待，结果有的证情反而加重。后来，对伴有溃疡者，先以甘草水或1:3000

高锰酸钾溶液，或加味蛇床子洗剂（蛇床子、苦参、黄柏、苍耳子各 15g，苍术、明矾各 10g）洗涤浸泡，不但有防治感染作用，且溃部得热，经络气机舒畅，气血调和，能引毒邪由内达外，有移深居浅之功，解毒消坚收敛之效，大大缩短了疗程。必须指出，洗涤频度当予节制，一日一次足矣，否则，一日数次浸泡，致新生肉芽组织疏松变软，反碍愈合。浸泡后可用甘草凡士林油膏或紫草膏外敷，我们现在应用五枝膏［全国中草药新医疗法展览会资料选编（技术数据部分）325 页，1971］或柳枝膏（"五枝膏"去"五枝膏"原方四枝），有提脓拔毒、去腐生肌作用，收效颇好。经摸索，对并有坏死者，待其与健康组织界限分明，且无全身感染，及时切去坏死趾（指），较之消极等待自然脱落，可缩短疗程 1～3 个月。

1965 年曾收住一例外省患者，疼痛剧烈，昼轻夜剧，当时处理经验不够，普外科会诊医师予以局部封闭，结果导致疼痛加剧，足趾并向上至近跖骨形成进行性干性坏死，终致高位截肢的惨痛教训。此例有力说明，局部封闭对本病有百弊而无一利，易于导致不可逆性坏死，不宜采用。晚近文献甚至指出：无数失败的病例说明，局部麻醉下清创，常常导致缺血坏死的加重。因而将局麻清创列为相对禁忌，主张清创采用腰麻或臂丛神经阻滞麻醉。

（六）组方与选药

"活络通脉汤"是李老根据本病的病因、病机和症状、体征，参酌有关文献，结合现代中药药理研究成果筛选而出。如当归，《神农本草经》载其治"诸恶疮"；《名医别录》载其"温中止痛，除客血内塞，补五脏，生肌肉"；

《大明本草》载其"破恶血，养新血"；《本草纲目》载其"治痈疽，排脓止痛，和血补血"；近代实验发现当归挥发油能镇静大脑，扩张血管。黄芪，《本经》云其"主痈疽久败疮"；《河间六书》云其"益胃气，去肌肉及诸经之痛"；现代药理研究证实，其能利尿退肿、排除痈疽毒素，并有强盛心力，扩张皮肤血管，旺盛血循，对衰疲型疮痈，即血行不良化脓迟缓者，得黄芪可改善血行，促其化脓及增强病变物质之吸收，使组织增强新生能力。晚近文献证实，黄芪还有增强干扰素效价达数倍的作用。丹参，《本经》谓其治"寒热积聚，除症除瘕"；《大明本草》谓其"通利关脉……破宿血，生新血……恶疮……排脓止痛，生肌长肉"，临床上还有"一味丹参，功同四物"之誉称，并发现其尚有安定中枢神经作用；新近资料还证实，丹参抗血小板、抗凝血、抗纤溶三种抗凝血作用兼而有之，尤以前二者较强。乳香，《珍珠囊》谓其"定诸经之痛"；《本草纲目》谓其"消痈疽诸疮，护里托心，活血定痛，伸筋"；近代发现借助其挥发油之轻微刺激性，进入血液后，能增加多核白细胞攻噬死血作用，对新陈代谢有重大改善。余药入选，也尽量取其"一专多能"。总之，务求方药与理法合辙，做到选药温而勿燥，补而勿滞，通而勿伤气血，清而无损胃气。《外科证治全生集》之"以消为贵，以托为畏"的治疽大法，诚为经验之谈。

（七）治疗与巩固

中药对本病疗效较好，但复发率较高，如71例组[5]有效53例中，复发9例，复发率14.3%，经治再次临床治愈或显效出院。特别是恶化的8例中，有5例系首次住

院曾达临床治愈，1 例显著好转，推求缘由，除与大部分
患者戒烟不彻攸关，亦与巩固疗效时间短（本组平均疗程
仅 76 天），以致侧支循环建立不够充分，尤其是有关免疫
和内分泌失调未得以控制或改善有关。1963～1971 年因
巩固疗效措施不力，所治 41 例，恶化 6 例，占该组
14.7%；1972～1979 年加强巩固疗效措施，适当延长住
院日，出院继续服汤药 1～3 个月，后期以补脾肾丸剂收
功，所治 30 例，恶化 2 例，仅占该组 6.7%。之后多年临
床观察中，其疗效又有一定提高。

关于本方疗愈机制，初步推测：补气益血药的扶正祛
邪、调理气血以及在免疫机制中的特殊作用，是很重要
的；活血化瘀药的疏通脉道，溶解血栓作用有关键作用；
清热解毒药的控制感染、祛邪扶正、推陈致新，对阻断病
理恶性循环有积极意义；全方及其权变化裁之整体调节作
用不容忽视。提示本方的疗效机制是综合性的、多方面
的，尚不能以单一机理加以阐释，实有待进一步研讨。

经中国中医研究院（现中国中医科学院）西苑医院对
我院提供的，由本方固定剂型研制的通脉冲剂（新疆制药
厂内部生产），在临床应用于本病同样获良好疗效的情况
下，进行一系列基础实验研究，证实本方具有：

（1）对实验性微循环障碍的影响表明，该药对正常的
微动脉有轻度的扩张作用，对肾上腺素引起的管径缩小无
明显伪对抗作用（$P>0.05$）。

（2）对血液流变性影响的实验研究提示，能显著改善
动物体内的血液流变性及人血在体外的血液流变性，对于
治疗血栓性疾病起着重要作用。

（3）光电容积实验说明，家兔耳静脉注射该药后，容

积波的上升速度自 20 分钟开始，维持到 60 分钟达最大值，心律也显著增快，对照组则无明显变化，二组相比有显著性差异（$P<0.05$），说明该药能扩张兔耳中小动脉，具有增加血流量的作用。

（4）抑菌实验显示，该药对化脓性球菌、金黄色葡萄球菌和肠道杆菌有中度或高度敏感，从而表明该药在治疗本病伴有化脓性感染时有较好的疗效。

（5）急性毒性试验结果证实，经尾静脉给药测得 LD 为 10.09 ± 0.31 克/公斤；最大浓度与最大体积口服给药，测得相当于成人剂量 76 倍为 38 克/公斤；全部动物活动正常，无 1 例死亡，表明药品安全，无任何毒副作用。

以上数据充分显示，实验研究与临床研究结果吻合，满意疗效之取得，绝非偶然。

（本实验研究资料辑自：徐铭渔，等．通脉冲剂药效学毒理学实验研究//李兴培．中国中医理论暨临床研究．乌鲁木齐：新疆人民出版社，1999：523～524.）

（八）治疗与调摄

烟草，原产南美洲，明代万历三年（1575 年），有人谬言其能治多种疾病而由菲律宾传入我国。一经种植抽吸，发现烟害颇剧，引起诸多非议之声。如《滇南本草》云其"辛热，有大毒"。《本草从新》称其"今人患喉风咽痛，嗽血，失音之症甚多，未必不由嗜烟所致，耗血损年，卫生者宜远之。"明崇祯皇帝曾因此严令禁烟。清《老老恒言》指其"味辛性燥，熏灼耗精液，其下咽也，肺胃受之"，"一入心窍便昏昏如醉矣"，"笃嗜者甚至舌苔黄黑，饮食少味，方书无治法"，遂力倡强制禁烟。温病

李兴培

227

大家叶天士也是个坚定主张戒烟者。清代药学家赵学敏直言吸烟耗肺，损血，伤神，折寿，遂撰《烟戒》一书。吸烟，长期刺激中小血管，可使管壁增厚、狭窄，从而产生或加重脉管的缺血、缺氧，增剧病理损害。现代有人发现正常人吸1～2支烟后，肢体的血流减少持久而显著，甚至仅及原来的50%；有人应用烟草碱浸出液行动物试验，成功地在鼠体上产生血管病损；有人根据皮内烟草浸出液试验结果，本病阳性率78%～87%，正常人16%～46%，提出过敏反应学说；有人观察到吸烟使动脉血氧合力减退，血液黏稠度增加，引起代谢改变。可见，烟草中烟碱（尼古丁）引起血管收缩作用非常确凿。有人见到700余例周围动脉疾患中，80%本病均发生于极度嗜烟者，因而认为对烟草的变态反应肯定存在。有人曾对100例本病患者随访10年，戒烟者无1例需要截肢。这与李老及其团队多年观察是相一致的。据此，他们把吸烟的危害性及原理给病人反复、耐心地交代清楚，使绝大多数患者做到自觉坚持戒烟，并决心终生戒烟，促进了疾病的好转和向愈。

　　其他，如保持情绪乐观，穿宽大舒适鞋袜，防止外伤，防寒防潮等，对治疗也很重要。尤其是预防和及时处理霉菌感染不可忽视。有人进行霉菌素皮肤试验，本病阳性率80%，对照组仅20%。本组应用加味蛇床子洗剂或1:3000高锰酸钾溶液洗涤，一日一次，有较好效果。此外，对荤腥炙煿刺激性食物及发物，忌之为佳。惟辛辣之姜、葱、蒜，对毒热型与气血两虚型忌之，虚寒型与气滞血瘀型不刻意强调，因其有一定辛温通阳之助益。

参考文献

[1] 李兴培，彭钰第．治疗三例血栓闭塞性脉管炎初步报告 [J]．中医杂志，1964，2：14．

[2] 李兴培，彭钰第．活络通脉汤治疗血栓闭塞性脉管炎 61 例报告 [J]．陕西新医药，1979，8：6．

[3] 李兴培．血栓闭塞性脉管炎病因证治初探 [J]．成都中医学院学报，1980，2：36．

[4] 李兴培，孟农．两例三期血栓闭塞性脉管炎中医治验 [J]．中级医刊，1983，6：26．

[5] 李兴培，等．活络通脉汤治疗血栓闭塞性脉管炎 71 例 [J]．新疆中医药，1985，1：23．

[6] 李兴培，等．活络通脉汤为主中西医结合治疗血栓闭塞性脉管炎 50 例报告 [J]．新疆医学院学报，1988，2：106．

[7] Li Xingpei. The Clinical and Laboratory Research of Tongmai Chongji for THromboangitis Obliterans. The SyMposium of ICAOM [M]. 1993：140. The 5-th International Conference of Acupuncture & Oriental Medicine，1993.

[8] 宁建武，王晓寰，等．李氏"活络通脉汤"治疗血栓闭塞性脉管炎 102 例 [J]．新疆中医药，2004，5：16．

扩张型心肌病的治疗与体会

扩张型心肌病，为左心室或左右心室心腔扩大和收缩功能障碍，以心脏扩大、心力衰竭、心律失常、栓塞为基本特征。根据病情发展，临床可有胸闷、心悸、头晕、浮肿等临床表现。其病因迄今尚欠明晰，现代医学治疗颇乏良策，为当今心血管病领域治疗难度极大的病症之一，预后大多不良，年病死率 25%～45%，猝死率 30%。近 10 年来其发病呈增长趋势，年发病率 5/10 万～10/10 万，男性高于女性（2.5：1），平均发病年龄约 40 岁（杨杰孚，等.《心脏急症》[M].北京：人民卫生出版社，2004：418）。

本病属中医学"胸痹""心悸""眩晕"等范畴，良由气阴两虚，气血运行不畅，心脉痹阻，痰瘀互结，胸阳不振，发为胸痹，故见胸闷、气憋，疲乏无力；心脉痹阻，心神失养，则睡眠欠佳；苔薄白为阳虚；口唇微黯，舌质黯红，脉细涩为气滞血瘀，李老脉证合参，显系本虚标实之征象。治疗取法气阴双补，痰瘀同治，每以沙麦瓜蒌汤、血府逐瘀汤与十味温胆汤合剂化裁治疗颇著效验。

一、验案辑要

验案 1

刘某，男，48 岁，新疆兵团某运输公司调度员。2007 年 6 月 25 日初诊。

病史：6 年多前感冒发烧后，陆续出现头晕、胸闷、胸痛、心悸、气短，住入某省级医院，检查确诊为"病毒性心肌炎"，经西药抗感染等治疗，好转出院。有多年烟酒不良嗜好，此次病后随即戒除。后头晕、胸闷痛、心悸、气短加重，须持续输氧，并反复 5 度住院，心率80～130/分，摄片发现心脏向两侧明显扩大，左侧增大至左锁骨中线外 2/3 处。心电监护有"多发性室性早搏"，诊断为"扩张型心肌病"，经内服西药达利全、开搏通和拜阿司匹林等对症治疗，效果欠佳，医院建议"换心"治疗。因手术费用高昂（当时需 30 余万元），维持费用不菲，且手术风险极大，故婉拒之。经友人介绍，来李老处就治。

现症：头晕胸闷，胸痛掣背，心悸时烦，动则气短，白天须间断输氧，入夜则几乎离不开氧气，经常夜间突然惊悸或气憋坐起，形体瘦削，面色黯红，睡眠欠佳，口唇微紫，舌质淡红，苔薄白润，脉沉细涩。

辨治：证属胸痹心痛。气阴两虚，痰瘀凝滞，心肝失调。法当补气养阴，豁痰化瘀，心肝两调。方遣生脉散、冠心通舒汤、来复汤、酸枣仁汤、橘枳姜汤合甘麦大枣汤增损。

处方：西洋参、川芎、红花、瓜蒌、枳壳、橘红、知母、茯苓各10g，麦冬、赤芍、丹参、山茱萸各15g，葛根、炒枣仁、麦芽各30g，炙甘草3g。

7月2日二诊：服上方6剂，胸闷、心悸、气短、太息著减，睡眠好转，胸痛掣背微效，轻度恶心，咳嗽吐白泡沫痰，大便微溏，一日三行，苔薄白，脉细数。上方去山茱萸，合黄连温胆汤、瓜蒌薤白半夏汤，加郁金10g，柏子仁30g，三七末（另包冲服）6g。

7月14日三诊：服上方7剂后，恶心、夜间惊悸消失，胸痛掣背显著减轻，余症继续好转，吸氧次数逐日减少，上方去竹茹，加山茱萸15g。

8月29日七诊：服上方28剂咳止，气短大减，太息已，夜不输氧能平卧安睡，每天可户外漫步1～2小时，仅感轻微腰痛腿软，上方加仙灵脾、桑寄生各10g，补肾益心。

12月2日十六诊：服上方加减53剂后，各症基本平稳。停中药，于11月8～28日住院复查，行心脏记波摄影示：心影较前缩小（右＞左），肺纹理粗乱减少。多普勒彩超示：①左心室扩大；②左室壁呈节段性运动减弱

（心肌缺血）；③心功能不全；④慢性胆囊炎、胆结石；⑤脂肪肝。近 1 周头晕较甚，考虑住院服西药开搏通所致，停药来诊。兼述停中药以来又胸闷气短，左胸胀痛，右胁腹轻痛，恶心纳减，腰背时痛、下肢酸软，舌质红，苔根部黄厚，中前薄黄润，脉沉细涩。仍本前法，心胃肝胆同调，兼顾益肾治之。

处方：西洋参、瓜蒌壳、薤白、半夏、百合、知母、仙灵脾、桑寄生、五加皮各 10g，麦冬、赤芍、丹参、山茱萸、郁金各 15g，黄连 6g，葛根、炒枣仁各 30g，炙甘草 3g。

2008 年 7 月 2 日三十四诊：半年来因寒温失调，饮食失节，情志失控等情由，证势虽时有些许起伏，但经上述方案（其中汤剂 126 剂，间有加减）治疗，日趋稳定，上下四层楼已无须每层休息，能帮助自己三口之家做饭菜也不觉劳累。因外感高热停中药，于 6 月 11～28 日住院治疗，期间心脏记波摄影示：心影已恢复至正常大小。现值外感初愈，症见头晕、乏力、气短、口苦、咽干、眠差、右胁牵背疼痛，舌苔薄黄，脉细濡数。仍宗前法，益以清肝利胆之品。

处方：西洋参、瓜蒌壳、薤白、半夏、知母、菊花、桑寄生各 10g，麦冬、赤芍、丹参、山药、郁金各 15g，葛根、山茱萸、百合、茵陈各 20g，生地黄 25g，炒枣仁 30g，甘草 3g。

2009 年 4 月 11 日六十诊：服上方及上方加减 185 剂，过程中虽因外感内伤致证情偶有小反复，经再度辨证，调整治疗方案用药，各症又渐趋舒缓。现在无心悸气憋，仅偶有胸闷，时微烦汗出，但精神、睡眠较佳，气息平和，

李兴培

心态愉悦，正常生活。在患者及其亲属要求下，仍坚持每季度 1～2 周继续间断服药，巩固疗效。

该患心脏情况一直较好地维持至 2014 年 8 月，达整整七年。后因其忙于协助独生子商店生意营运，尤其在筹备张罗其子结婚中，劳累过度致使心力交瘁，抵抗力锐减，发生急性上呼吸道感染，伴呼吸衰竭、心力衰竭住入某省级医院，经抢救无效，于 10 月 10 日辞世。

验案 2

张某，男，39 岁，水利部新疆水电勘查设计研究院工作。2010 年 5 月 29 日初诊。

病史：3 月多前突感头晕、胸闷、气憋 20 个小时后，去昌吉州医院急诊，检为"急性冠状动脉缺血综合征"，当即行心脏介入疗法，心脏植入支架两具，术后症状明显好转。但 1 个多月来头晕、胸闷、气憋又作，呈进行性加重，10 天来更兼心前区疼痛，经常深夜憋醒。前往某省级医院检查，诊为"扩张型心肌病"。

现症：兼疲乏无力，睡眠欠佳，口唇微黯，舌质黯红，苔薄白，脉细涩。有饮酒史 15 年，吸烟史 20 年，日吸烟 1 包。

辨治：证属气阴两虚，气滞血瘀，痰瘀互结。法当益气育阴活血，豁痰化瘀通脉。方予参麦饮、冠心通舒汤、酸枣仁汤合十味温胆汤增损治之。

处方：北沙参、薤白、炒枣仁、麦芽各 30g，百合 20g，生地黄、麦冬、赤芍、丹参、红花、茯苓、陈皮各 15g，川芎、半夏、瓜蒌壳、菊花、知母、香附、郁金、枳壳各 10g，生姜 0.5g，大枣 3 枚，炙甘草 3g。

2010 年 6 月 7 日二诊：服上方 7 剂，乏力、眠差好

李兴培

转，头晕、胸闷显著减轻，夜间已无气憋。上方北沙参易为西洋参 10g，加葛根 30g，远志、菖蒲各 6g，白术、虎杖各 10g，泽泻 15g。服上方 7 剂，诸症完全消失。续服上方 21 剂，无复发征象，正常上班。于 7 月 5 日停药观察，食疗调摄。

验案 3

李某，男，40 岁，新疆正大集团高管。2010 年 4 月 24 日初诊。

病史：胸闷、气憋、心悸 2 月余。于 2 月多前因感冒致发烧、恶寒、咳嗽、胸痛，住入昌吉州医院，拍片为两下肺感染，两下肺见条索状不规则致密阴影，双侧胸腔少量积液。经用抗生素等静脉滴注治疗（具体不详），发烧、恶寒、咳嗽、胸痛消失，但胸闷、气憋较甚，经心脏多普勒彩超结合肺 CT 确诊为心肌扩张症，经友人介绍来李老处就诊。

现症：胸闷、气憋、心悸，症兼轻咳，咳吐黄稠痰，量多，口唇微青紫，舌质黯红，苔薄黄腻，脉细濡数。嗜酒史 22 年，吸烟史 5 年。

辨治：证属气阴两虚，胸阳不振，痰热阻痹，气滞血瘀。法当补气养阴，开胸理气，清化热痰，活血化瘀。方予参麦饮、冠心通舒汤合千金苇茎汤加减治之

处方：北沙参、芦根、薤白、柏子仁各 30g，麦冬、薏苡仁、赤芍、丹参、川芎、红花、地龙各 15g，竹叶、桃仁、冬瓜仁、浙贝、陈皮、半夏、瓜蒌壳各 10g，炙甘草 3g。嘱终生禁绝烟、酒等不良嗜好。

2010 年 5 月 14 日二诊：服上方半个月，胸闷、气憋、心悸明显好转，黄痰逐日减少。上方北沙参易为西洋

参 10g，加蛇床子 15g，山茱萸、苦参各 20g。服上方 21
天，胸闷、气憋、心悸及咳吐黄痰均完全消失。上方去竹
叶、芦根、冬瓜仁、浙贝，加白术、茯苓各 10g。服上方
14 天，胸闷、气憋未再出现。上方再进 14 剂，继续维持
上述佳效，于 8 月 15 日停药观察，食疗调摄。1 年后因
感冒后饮酒，再次出现胸闷、气憋、心悸、咳吐黄痰，仍
以初诊方去北沙参，加西洋参 10g，金银花 25g，贯众
20g，黄芩 10g，疏调半月，咳促消失，黄痰已无转为白
痰少许。再予上方加蛇床子 15g，山茱萸、苦参各 20g 续
调 3 周康复。之后 2 次饮酒诱发，再用仍效。已数度耐心
规劝其戒酒，并晓以恶果，甚至说服家属和同事经常提
醒，务求配合，庶免再犯。

二、讨论及体会

（一）临床疗效

案一经中医辨证论治，随着临床症状、体征的不断好
转：治疗 1 月余，摆脱 2 年离不开输氧的窘况；治疗 5 个
月余，全心扩大的心影明显缩小；治疗近 1 年，心影恢复
正常大小；观察 7 年，患者症情基本稳定，后因过劳致正
气大伤，发生急性重度上感伴呼吸循环衰竭病故。案二已
在心脏置入导管两具，不久即诸证如故，经上法治疗 2～
3 个月，病情均缓解。案三因饮酒及感冒或劳累曾三度复
发，仍投予原方案短期治疗，症状消失，分别随访 2 年及
2 年半，均无明显不适之处。获此佳效，无可辩驳地显示
出中医辨证论治的无比优越性。

（二）理法探讨

1. 整体调整，至关重要

中医学认为，人体是一个有机整体，各脏腑组织器官和四肢百骸通过经络将其连接起来，是故某脏或某腑有病，必然影响到其他脏腑。本组 3 例皆有长期劳累史，案一病起感冒引起之合并症心肌炎，会诊前病逾两载，业已续发多种病证，正气大虚，病势重笃，是故治疗首尾切重整体调整。案二、案三皆因上感和/或劳累引致本病，诱发本病，故扶正为治本病之第一要着。

2. 标本论治，贯彻始终

（1）固本为上，治疗前提

案一患者证情严重，西医掣肘，建议"换心"，缘于顾虑重重，方求中医。如何保"心"，即为首务。该患两年多来头晕乏力、胸闷胸痛、心悸气短及口渴心烦，昼夜皆须输氧，尤其夜间气憋尤甚，完全仰赖输氧，气息方得疏缓，病久耗气伤阴可知，即形成气阴两虚的阴阳交损态势。病起"上感"，热毒邪气袭肺扰心，形成痰瘀凝滞的基本病机，现代医学虽采取当今最佳治疗方法与手段，依然不能摆脱输氧，诸症依然。

遣方首疏生脉饮，以其为气阴双补之至稳至当之良方，为本案治疗基础方之首，现代研究证实，该方有以下明显的药理作用：①对心血管系统功能的影响：强心作用；扩张冠脉，增加冠脉血流量与减少心肌耗氧量，增强机体耐缺氧能力；抗心梗所致心肌损害，非常显著地缩小心梗范围，促进心肌 DNA 合成，加速损伤心肌的修复作用；抗心律失常作用；改善微循环，抑制凝血系统活性，抑制血栓形成，促纤溶作用。②抗休克作用。③良好免疫药理活性，表明增强和调节免疫系统功能，可能是生脉散及人参益气扶正的重要药理基础。④对保持机体自身稳定的神经-垂体-肾上腺皮质系统有增强作用，也是其益气扶正的另一重要药理基础。⑤抗炎作用。要之，方中所用西洋参，概为国产西洋参。因国内引种之西洋参，其质地、药效不亚于进口西洋参，经大面积生产后，药价较进口者低得多，为益气养阴之上佳药物，诚为本病及多种危重疑难病症患者之福音。

血府逐瘀汤为活血化瘀名方，及方中常相须伍用之丹参、葛根、三七等，药理实验证明对机体血栓形成有抑制作用，改善微循环及血液流变学作用，能扩张冠状动脉血管，增加心肌血液供给，而不致增加心肌耗氧量，对冠心病心绞痛、急性脑血管疾病大多获效满意。

瓜蒌薤白半夏汤亦几乎首尾兼用之方剂，以其功擅通阳散结、宽胸豁痰、理气行滞，为仲景治胸痹心痛之要方。现代药理研究证实，该方对血小板聚集性有抑制作用，近世用以治疗风心病、冠心病心绞痛、高脂血症、胆道蛔虫和胆囊炎均有效验。与此同时，不时导入橘皮枳实生姜汤，开胸理气，温化寒痰，消痞除满皆效。

李老经验方"冠心通舒汤"即主要蜕化于上述三方，用以加减化裁治疗冠心病为主的心脑血管疾患颇著效验。

来复汤为河北盐山张锡纯先生所创得意之方，其方旨为"寒温外感诸症，大病瘥后不能自复，寒热往来，虚汗淋漓……目睛上窜，势微欲脱；或喘逆，或怔忡，或气虚不足以息，诸症只见一端"，皆是或续发为"元气欲脱"，"即宜急服"。他尤推崇方中之"山茱萸"一药，誉其"大能收敛元气，固涩滑脱，收敛之中，兼具调畅之性，故又通利血脉，敛正气而不敛邪气"。是故尝以西洋参与山茱萸二药相须为用，案一、案三用之颇佳。

酸枣仁汤是仲景治疗"虚烦不得眠"的一帧传世名方，现代研究证实，服药后人入睡度、熟睡度和觉醒快感均较好，还有提高机体抗缺氧耐力的作用；临床上用于失眠、脏躁、惊恐和狂证等病症有殊效。案一、案二用之立效，此养心安神之举，对打乱本病的恶性循环有其特殊意义。惟案三以其痰热盛，属快速型心律失常范畴，故养心安眠用柏子仁堪为允当。

（2）标本同治，贯彻始终

"急则治标，缓则治本"是中医学治病的一般规律，但案一因病情重笃，故无论治程中出现任何"标"证，一概采取"标本同治"之法，即从未须臾离开治"心"这个"本"。

该患者正气大损，外邪每多侵犯，如经常"上感"、鼻塞、喷嚏、流清涕、咽干痛和咳嗽多痰等，故常在基本方中导入银翘散、升降散等加减，以辛凉透表、疏风散寒；几度结肠炎复发，腹泻、时大便带血，伴里急后重感等，方中益以香连丸、葛根芩连汤加减，以清利湿热，佐以调气；亦曾几度痛风复发，方中伍以三妙散加薏苡仁、土茯苓、萆薢等，以淡渗利湿、宣痹止痛，皆俾邪去正安，心病不受扰攘。

再有，患者经常发生涉及"心"的"标"证，如：①顽固性失眠，合酸枣仁汤、柏子养心丹加减；②夜间或白天午睡小憩也发生惊醒，续发心悸怔忡，合温胆汤或黄连温胆汤；③精神恍惚、内心焦躁，合百合知母汤、百合地黄汤、甘麦大枣汤等加减化裁。

从始至终一经发现涉及与变异性心绞病相类似或交织的"标"证，立即处理。如：①经常牙痛，主方中加入生地黄、玄参、地骨皮等以清胃火，养胃阴；②过食生冷或油腻饮食，导致脘腹疼痛，恶心呕吐及腹泻，方中导入藿香正气丸或保和丸更汤，以芳化和中、理湿导滞；还曾几度发生易饥嗜食，为"中虚"明证，李老尝佐大剂山药30～45～60g，有"填中"明显减缓，甚至消除易饥频繁进食之作用；③合并胆囊炎、胆囊结石，常致右胁牵背疼痛，亦极可能是或与"胆心痛"相交织之证群，方中长期加入郁金，或再益以金钱草、茵陈等，亦寓"胆心同治"。

案二药用沙、麦、百、地益气养阴；芍、参、芎、红活血化瘀通脉；薤、姜通阳散结；蒌、半、香、郁、枳、陈、茯燥湿化痰，行气解郁，开胸散结；知、菊清热泻火；炒枣仁养心安神；甘麦大枣汤，心肝并调，除烦安神。服药1周，乏力、眠差好转，头晕、胸闷显著减轻，夜间已无气憋。后加葛、远、菖、术、虎、泽解肌祛痰、健脾利湿而竟全功。案三首进参麦饮、冠心通舒汤合千金苇茎汤加减，俾热痰顿挫，诸症大减；二诊去苇茎汤，导入来复汤渐安。

对张山雷介类潜阳经验的继承与发挥

近贤张山雷先生介类潜阳学术思想，李老对其评价很高，认为张氏对介类金石药治疗中风等病证体察尤深，尝谓：跌仆中风虽有"一实一虚之分，然无论为肝为肾，皆相火不安于窟宅，故潜藏为急要之良图"。进一步指出，"潜阳之法，莫如介类为第一良药，此珍珠母、石决明、玳瑁、牡蛎、贝齿数者皆为潜阳妙剂"。惟"介类沉重质怪，纳入煎剂，气味俱薄，非重剂不能有功"。他推崇"潜阳镇摄剂，抑降其气火之上浮，最为是病的紧要关键。重投咸寒沉降，能定奔腾之气火，而气味俱清，不凝痰浊，最为上乘"。还引申应用"金石药中则龙齿、磁石之属，皆有镇潜之功"，见解独特而精到。

在张山雷先生介类潜阳学术思想指导下，李老数十年来将其广泛成功地应用于治疗众多疾病，收效颇佳。特做一简略回顾探讨。

验案 1　配制农药后手抖

腊某，男，50 岁，回族，银行干部。2008 年 1 月 9 日初诊。

病史：配制农药后双手颤抖半月余，有脂肪肝、胆囊息肉及颈椎病史。

现症：兼乏力，口苦，胸闷，心烦悸，多汗，眠差，舌苔薄白而润，脉细滑数。

辨治：证属少阳症，兼心肝失调，虚阳过旺，动风作痉。治当和解少阳，养心疏郁，镇肝潜阳。方予柴胡龙牡汤、酸枣仁汤、百合知母汤、白芍甘草汤与珍珠母丸合剂化裁。

处方：珍珠母、鳖甲、龙骨、牡蛎（先煎）各 30g，葛根、百合、炒酸枣仁、麦芽各 20g，北沙参、白芍、丹参各 15g，郁金 12g，柴胡、半夏、黄芩、知母各 10g，甘草 3g。

2 月 1 日二诊：服药 7 剂，颤抖及诸症稍减。续服 7

李兴培

剂，颤抖及诸症明显好转。再服 1 周诸症消失。为巩固疗效，续进前方半月，前证未再复发。

【按语】

李老依循病机，方选柴胡龙牡汤和解清热，镇惊安神；酸枣仁汤养心和肝，清热除烦；百合知母汤清热养阴；白芍甘草汤缓急敛肝；珍珠母丸养肝息风。药用柴、夏、芩和解少阳，配葛根升清透邪；百、酸、芍、丹、郁、知养心疏郁；肝胆久郁化火未有不耗气伤阴者，沙、麦益气养阴直面之；珍、鳖、龙、牡镇肝潜阳。本方重镇与柴、葛升清并举；柴、麦理气与酸、芍酸收同用；五方化裁，俾气机畅，阴阳和，病乃愈。

验案 2　夜间多梦、磨牙，痛经

王某，女，27 岁，中国机械工业第四设计院（洛阳）工作人员。2011 年 1 月 18 日初诊。

病史：夜间磨牙 5 年，经治（具体方法不详）乏效，藉来乌鲁木齐探亲之机，由其母亲带至李老处就治。

现症：乏力，口干，心烦，睡眠入寐稍难，一旦入睡即磨牙及乱梦纷纭，经前尚伴有胸胁部不适，行经时腰腹疼痛，经色黯无块，苔薄白，脉细数。

辨治：证属少阳证，肝风内动。治宜和解少阳，镇肝息风。方予柴胡龙牡汤合升降散加减治之。

处方：柴胡、黄芩各 12g，太子参、半夏、香附、远志、僵蚕、蝉蜕各 10g，全蝎 6g，麦芽、珍珠母、龙骨、牡蛎（后三味先煎 1 小时）各 30g，大枣 3 枚，生姜、炙甘草各 3g。日 1 剂，水煎 2 次，分 3 次热服。

1 月 22 日二诊：服上方眠极佳，自谓"一宿能睡 11 个小时"，梦大减，醒来已记不清。服完 7 剂，夜间磨牙未出现。上方加桑寄生 12g，川断 10g，丹参 15g。连续服上方 21 剂，痛经消失，诸症悉除，且较巩固。

【按语】

《伤寒论》（107 条）谓，伤寒八九日，下之，胸满烦惊，小便不利，谵语，一身尽重，不可转侧者，柴胡加龙骨牡蛎汤主之。本案李老断为少阳证，肝风内动。遂遣该方，加香附理气，远志交通心肾；益以升降散，升清降浊、散风清热；全蝎通络息风。此和解与重镇、升清与入络息风并用，俾多梦、磨牙尽愈；续佐桑、断、丹参，补肝肾、散瘀血，痛经获痊，诸恙未犯。治疗先后次第，有条不紊，启人心扉。

验案 3　狂躁性精神病

徐某，男，42 岁，地矿工程师。1985 年 11 月 18 日初诊。

病史：（单位医务所医师代诉）狂躁失眠，左上肢、双下肢颤抖，酸软无力 3 月余。因家庭变故，导致狂躁、失眠，对生活丧失信心，几度欲轻生，单位派专人看护，送某精神病院就医，诊断为狂躁性精神病。给服奋乃静，惟过量且过久，继发左上肢、双下肢颤抖，酸软无力。某精神病院补充诊断：震颤麻痹。治疗数月罔效，建议转请中医诊治。

现症：每年长期野外工作，饱经风霜雨雪或酷暑，颈项强直，转侧不利，行走时左上肢失去摆动能力，狂躁，情绪不稳，精神异常。舌质淡红，苔薄白，脉弦大而数。

辨治：证属营卫不和，阳失潜敛，虚阳上浮，袭扰心肝。法当调和营卫，潜敛浮阳，养心舒肝。方予柴胡桂枝龙牡汤合珍珠母丸加减治之。

李兴培

处方：桂枝 6g，白芍 25g，生龙骨、生牡蛎、珍珠母、龟甲、鳖甲各 30g（砸，另包，先煎 1 小时），柴胡 10g，麦芽 30g，生姜 3g，大枣 10 枚，炙甘草 6g。

服上方 6 剂，双下肢颤抖消失。再进 10 剂，左上肢颤抖、狂躁已无。惟时仍心烦、叹息，睡眠不佳，有时彻夜不寐，遂以甘麦大枣汤、酸枣仁汤、百合地黄汤加半夏合方再服 13 剂，每夜能眠 5～6 小时。方更温胆汤合甘麦大枣汤加菖蒲、远志、胆星、合欢花，续调 3 月余，尝看阅专业书刊，下棋，情绪好，恢复如常人，达致临床痊愈。

【按语】

本案追溯病因，由于情志不畅，肝郁气滞，郁久则化热，肝阳浮越，扰袭心神，故烦躁、不寐；加之过量久用奋乃静，抑制中枢神经太过，导致阴阳失调，代谢紊乱，产生超限抑制，更加重兴奋狂躁。肝藏血，主筋，肝血不足，阴不制阳，肝阳浮越，肝风内动，血不养筋，则手足震颤麻痹。李老审时度势，详察病机，认为肝阴不足是本，肝阳浮越是标，此时标本兼治方能使"阴平阳秘"。故药用桂枝入阴，交通心肾；甘麦大枣汤甘以缓急，养心润燥；龟、鳖滋肝肾，偕珍珠母、龙、牡镇肝潜阳；柴胡疏肝解郁；麦芽疏肝和胃。如是阳固阴守，肝郁得解，服药 6 剂，颤抖消失，烦躁好转。惟仍时烦、失眠，针对病机先后再疏百地知汤合甘麦大枣汤加炒枣仁、地、夏，温胆汤加菖、志、星、欢，心肝胆三经并调，佐以化痰和胃，标本兼顾而竟全功。

验案 4　失眠噩梦，自感行路身后有人

赵某，女，14 岁，乌鲁木齐市某中学学生。2005 年

7月3日初诊。

病史：自感行路身后有人1月余。

现症：病起于生大气之后数次出现晕倒，两手握拳抽搐，睡眠极差，即便入睡短时也噩梦纷扰，性情烦躁，胸闷发堵，乏力，右下肢发麻，每当行路时，自感身后有人，舌质红，苔薄黄，脉细弦而数。

辨治：证属心血亏虚，肝胆失调。法当滋补阴血，养心宁神，调和肝胆。方予珍珠母丸、黄连温胆汤合百合地知汤加减治之。

处方：珍珠母、龙骨、牡蛎（三味另包，先煎1小时）、柏子仁、炒枣仁、百合、麦芽各30g，茯苓25g，生地黄20g，陈皮15g，黄连、半夏、竹茹、枳壳、知母、香附各10g，大枣7枚，炙甘草6g。

7月20日二诊：服上方7剂，诸症减轻。再进上方7剂，诸症消失。续服7剂，以资巩固。随访迄今，已大学毕业工作，一切正常。

【按语】

《金匮要略》谓"百合病者，百脉一宗，悉致其病也。意欲食，复不能食，常默默，欲卧不能卧，欲行不能行，饮食或有美时，或有不用闻食臭时，如寒无寒，如热无热，口苦，小便赤，诸药不能治，得药则剧吐利，如有神灵者"，设治方为百合知母汤与百合地黄汤。本案李老以百合病为切入点，直击核心病机，融经方、古方与张山雷镇肝潜阳法为一体，收效迅捷。

验案5　失眠噩梦

李某，女，45岁，乌鲁木齐市扬子江路红十月小区居民。2009年5月19日初诊。

病史：失眠1年，近10天来只要睡着常做噩梦。

现症：经常辗转反侧，不易入睡，一旦睡着噩梦纷纭，如面临恐怖场面，被人追杀，或总见到已死去的人，睡梦中忐忑不安，紧张已极，醒来后心悸动不已，疲惫不堪，以致很怕夜间睡眠，口舌干燥，心烦，纳减，无食欲，经用中西药物（具体不详）乏效。舌质淡红尖红，苔薄黄，脉弦数。

辨治：证属肝阳上亢，胆气虚怯，心神不宁，痰瘀互结。法当镇肝潜阳，疏利胆气，宁心安神，豁痰化瘀。方予酸枣仁汤、珍珠母丸合黄连温胆汤化裁治之。

处方：炒枣仁、百合、珍珠母、龙骨、牡蛎（后三味先煎1小时）各30g，丹参、茯苓各15g，竹茹、枳壳、半夏、陈皮、知母、郁金、栀仁各10g，黄连6g，炙甘草3g。

5月25日二诊：服上方5剂，口干心烦大减，睡眠明显改善，易入睡，噩梦已无，一般梦也大减。续服半月，已能睡6～7个小时，噩梦未再出现，一般梦也很少，醒来已记不清，惟夜间足心发烧，上方加白薇15g。连服半月，诸恙消失。

【按语】

本案病久，睡后噩梦纷扰惊恐，醒后悸动，提示病涉心肝胆，尚兼痰瘀互结。李老径遣酸枣仁汤养心调肝宁神；珍珠母丸镇肝潜阳；黄连温胆汤调和肝胆，加郁金、栀仁疏肝除烦，合用亦清化热痰；丹参凉血化瘀，向有"一味丹参，功同四物"之美誉。《素问·生气通天论》云："凡阴阳之要，阳密乃固。"应用介类药，张山雷谓之"潜阳"，似应理解为"阳密乃固"，以此注解本案核心，堪为允当。

验案6 失眠、心悸、身颤、夜游

马某，女，71岁，乌鲁木齐郊区安宁渠镇居民。1994年12月23日初诊。

病史：心悸、眠差、身颤、夜游1年余。

现症：兼乏力，时目痒，手麻，腿时肿痛，畏寒，舌白，脉细数。

辨治：证属营卫失调，中焦虚寒，肝阳升动。法当调和营卫，补虚温中，镇肝潜阳。方予桂枝龙牡汤加味治之。

处方：生龙骨、生牡蛎（先煎1小时）、葛根、丹参各30g，桂枝6g，白芍、白薇各15g，炮姜10g，大枣7枚，炙甘草3g。

1995年1月6日二诊：服药6剂后，睡眠好转，余况如前。续进上方7剂，眠佳颤止，腿肿消失，畏寒已除，目痒、手麻、心悸已减至微，舌白，脉细缓，夜游症依然。上方加白蒺藜15g，鸡血藤30g，蝉蜕10g，去防己，炮姜易生姜1g。

1月13日三诊：颤止未犯，麻除，眠已佳，夜游症、腿肿疼消失，偶头晕心悸，但甚轻微，目痒较前显著减轻，时烦，舌白，脉细数。方疏许学士珍珠母丸去沉香、茯神，丹参易当归，加葛根、白蒺藜各30g，蝉蜕10g，10剂，巩固之。

【按语】

《金匮要略·血痹虚劳病脉证并治》：夫失精家，少腹弦急，阴头寒，目眩发落，脉极虚芤迟，为清谷亡血，失精。脉得诸芤动微紧，男子失精，女子梦交，桂枝加龙骨

李兴培

牡蛎汤主之。本案李老辨证为营卫失调，中焦虚寒，肝阳升动证，选方以桂枝汤调和阴阳（桂、草辛甘化阳，芍、草酸甘化阴），加龙、牡，宁神定志，潜纳浮越之阳气，加葛根升阳，蒺、蝉平肝疏风，鸡血藤、丹参益血通络祛风。全方刚柔相济，标本兼治，收效满意。

验案 7　漏证

贾某，女，46 岁，家住乌鲁木齐市青年路。2012 年7 月 23 日初诊。

病史：行经 1 月余仍点滴不止，曾用中西药（具体不详）乏效。

现症：乏力嗜睡，口干舌燥，喜冷饮，心烦，眠差，腰腹微胀痛，舌质绛红无苔，脉沉细数。

辨治：证属心脾两虚，阴虚内热，略夹血瘀。法宜健脾养心，补气摄血，清热滋阴。方予沙芪三地茜贼龙牡龟甲汤合寿胎丸加减治之。

处方：黄芪、北沙参、生地黄、地骨皮、地榆、乌贼骨、龟甲、龙骨、牡蛎（后四味捣粗末，先煎半小时）各30g，麦冬、白术、山药、桑寄生各 15g，茜草 12g，阿胶（烊化）10g，甘草 3g。

服药 1 剂血止，续服原方 13 剂，未再流血且较巩固，精神好，诸症若失。

【按语】

方予李老经验方沙芪三地茜贼龙牡龟甲汤，健脾养心、补气摄血、清热滋阴。参合寿胎丸滋补肝肾，顾护冲任，1 剂血止。细究之，治疗中已体现出奇经八脉用药之理：龟甲入任脉、阴维脉；白术入冲脉、带脉；黄芪入阳维脉；龙骨入带脉；甘草和冲脉之逆，缓带脉之急；阿胶通补奇经，足征本案组方之精到而共襄盛举。

本文所列述李老医案，及书中尚有不少医案均病情复杂多变，他都能秉承"异病同治"大旨，当潜阳者，介类投之，疗效远胜往昔，是为对张山雷先生介类潜阳经验的继承与发挥，给我们临证提供了良好范例，值得学其精髓，以益后世。

小柴胡汤临床应用及心悟

"张仲景创制的小柴胡汤，不特是治疗邪在半表半里的少阳证的佳方，且对若干内伤杂病只要认证准确，加减得当，亦每获捷效"，李老如是说。现举所治验案数则，并领略其用药心法之一斑。

一、验案举隅

验案1　肝经风热

张某，女，19岁，农民。1964年11月17日初诊。

病史：右目发痒，疼痛较甚3天，晨间流泪，口常发苦，舌质红无苔，脉细濡数。

辨治：证属肝经风热。法当和解少阳，疏风清热。方遣小柴胡汤加味。

处方：柴胡、黄芩、党参、法半夏、防风、生姜、蚕砂、杭菊各10g，蝉蜕8g，连翘12g，大枣10枚，炙甘草3g。

同年12月7日因月经不调就诊询及，云服前方2剂，药尽病愈。

【按语】

本案证属肝经风热,胆热上泛之证。李老以其"肝胆同源""肝开窍于目","口苦"乃少阳主证之一,故遣小柴胡汤和解之。方中加菊花、连翘、蝉蜕、防风,旨在疏风清热;佐以蚕砂祛风除湿、和胃化浊。药证相符,应手而效。

验案2　胃大部切除术后并膈下脓肿

段某,男,38岁,本院检验师。1978年4月27日初诊。

病史:因胃小弯溃疡反复发作,入住普外科,行胃大部切除术,术后形成左膈下脓肿,遂剖腹探查,并置引流条,反复高热,脓培养发现大肠杆菌,用多种抗生素及中药凉血解毒之剂,体温下降,但仍波动在37℃~38.2℃,转请李老会诊。

现症:兼时时作呕,苔白,脉细弦数。证属少阳证邪热迫。治当和解少阳。方予小柴胡汤。

处方:柴胡25g,党参18g,半夏、黄芩各12g,生姜9g,大枣10枚,甘草3g。

5月5日复诊:服上方体温渐退,6剂后体温正常,呕恶显著减轻,纳谷增进,血象正常,X线摄片示残腔消失,惟仍多汗,上方加生龙骨、牡蛎各30g,桂枝2g,白芍9g。服上方3剂后,汗收,纳再增,体温未见回升,时感乏力,舌苔薄白略间黄,脉细濡。予六君子汤加北沙参、扁豆、莲肉等调理,未及数剂而安。痊愈出院,恢复正常工作。现退休在家,体力尚佳,安享幸福晚年。

【按语】

本案会诊接治过程中,分析和借鉴既往使用之中西药物乏效之理，谙于《金匮要略·呕吐哕下利病脉证并治》有云"呕而发热者，小柴胡汤主之"，遂断为少阳证，驱遣本方。又仲景虽有"呕家不喜甘"之说，但患者毕竟反复手术，元气伤伐，是故党参、大枣、甘草仍沿用之而未见隔拒之象，是为"有病则病受之"矣；何况方中本有半夏、生姜降逆止呕，足见仲景制方之匠心独具，良有以也。

验案 3　脾切除术后发热

高某，男，42 岁，农民。1986 年 1 月 1 日入院。

病史：腹胀腹泻、纳差、鼻衄 2 年余。入院后经肝功能、B 超检查，以及食管镜检查，发现食管静脉Ⅲ度曲张，诊为门静脉性肝硬化，脾功能亢进。于 3 月 1 日在硬膜外加分离麻醉下行脾切除，门奇静脉断流术。术后体温 38℃～39.8℃，经用大剂量氨苄西林及氟美松治疗，体温仍波动在37.2℃～38℃，乃于 3 月 2 日邀李老会诊。

现症：兼腹泻，食欲欠佳，口苦乏力，舌质淡红，苔薄黄略腻，脉细弦。

辨治：证属正气虚怯，邪遏少阳。法当和解少阳。方予小柴胡汤。

处方：柴胡 15g，党参 25g，黄芩、半夏、生姜各 12g，大枣 6 枚，炙甘草 6g。

开始服中药之日起，停用一切抗生素及氟美松。服上方当日体温即开始下降，5 剂后体温降至正常。继续观察 5 天，体温未见回升，精神渐振，食纳好转，诸症消失，临床痊愈，出院善后调养。

【按语】

脾切除术后发热，简称"脾后热"，是当今腹部外科尚未解决的难题之一。术后部分患者长期发热，有者形成膈下脓肿等。李老应邀赴外科会诊此等患者较多，本例所见发热、乏力、纳差、口苦和脉弦显系阴阳寒热表里错杂，正邪依然分争于半表半里，故投于小柴胡汤。果然药后热势日减，及至正常，精神渐振，食纳好转，诸症消失。

验案 4　夜半咳嗽

朱某，男，60 岁，新疆盐湖化工厂工人。2010 年 6 月 20 日初诊。

病史：夜半咳嗽 3 个月余。5 年多前因上腹不适时痛，腹胀，嗳气，泛酸等，曾检查发现有慢性胃炎、食管炎及慢性胆囊炎。

现症：兼头晕、乏力，心烦急，咽干口燥，渴思冷饮，每于夜半咳嗽，吐黄痰少许，须起床饮冷开水，舌麻，舌光红无苔，脉沉细数。

辨治：证属少阳火逆犯肺及胃，心肝不调。治当和解少阳清肺调中。方予小柴胡汤、沙麦地知二陈合酸枣仁汤加减。

处方：北沙参、生地黄、炒枣仁、百合、石膏各 30g，玄参、麦冬各 15g，柴胡、黄芩、半夏、橘红、知母、杏仁、浙贝、木蝴蝶各 10g，炙甘草各 3g。

6 月 28 日二诊：服上方 4 剂，每于药后得腹鸣、矢气，上腹不适及发胀顿减，头晕、乏力、胃痛、泛酸、失眠、舌麻均好转，泛酸消失，心烦、咽干、口渴大减，半夜已不咳嗽、不起床饮水。上方加枳壳 10g、大枣 3 枚，续服 12 剂，诸症消失。

【按语】

药用小柴胡汤输转少阳，沙、知、石为通变人参白虎汤补气养阴，清肺胃热，增液汤清热养阴，二陈杏贝蝶草调中化痰利咽，酸枣仁汤调养心肝，标本同治而竟全功。

验案 5　经前如疟

范某，女，17 岁，新疆苇湖梁电厂职工。1968 年 3 月 9 日初诊。

病史：经前寒热往来 1 年。

现症：兼发作时颤抖，身酸痛，苔白，脉弦缓。

辨治：证属少阳证。治当和解少阳。方予小柴胡汤。

处方：柴胡、黄芩、党参、法半夏各 9g，生姜 4.5g，大枣 3 枚，炙甘草 3g。服药 3 剂，各症渐趋缓解。后每当经前，稍有症状即开始服用原方 3～4 剂，诸症向安。计调治半年而愈。

【按语】

本案当属热入血室无疑。投小柴胡汤，诚正治之方。该患虽值青春期，然究系气虚瘦弱之躯，难求速效，理当稳进缓图，静待正气来复，枢机利达，病自已矣。

验案 6　经绝寒热

刘某，女，42 岁。1990 年 12 月 21 日初诊。

病史：畏寒发热，寒热往来 1 年。无疟疾史，畏寒时亦无寒战，发热时体温波动在 37.7℃～38.5℃。经绝已两年。

现症：兼睡眠极差，大便溏薄，舌白，脉弦缓。

辨治：证属热邪郁遏血室，扰心犯胃。法宜和解少阳，佐以养血调肝，心胃兼顾。方予小柴胡汤加味治之。

处方：柴胡、黄芩各 12g，太子参、麦芽各 25g，半夏、白芍各 10g，百合 30g，生地黄 15g，当归、川芎各 6g，大枣 5 枚，生姜、炙甘草各 3g。

服上方 3 剂，寒热尽除，入寐佳，大便成形，药尽未犯。再予上方 6 剂，巩固疗效。翌年 3 月 15 日因他疾来诊，谓上症愈后再未复发。

【按语】

此案深符《伤寒论》"妇人中风，七八日续得寒热，发作有时，经水适断者，此为热入血室，其血必结，故使如疟状，发作有时，小柴胡汤主之"大旨，遂径投该方。惟彼时血海空虚，故益以四物汤；因兼热邪扰心犯胃，乃导入百合地黄汤、甘麦大枣汤增损化裁，全面兼顾，1 年之痼疾，3 剂尽除，可谓效如桴鼓之应。

验案7　更年期寒热

刘某，女，56 岁。1993 年 5 月 28 日初诊。

病史：身热、时寒 1 年，经绝 1 年。

现症：兼多汗，多梦，舌白，脉细缓。

辨治：证属经绝后邪踞少阳，心肝失调。治当和解少阳，心肝两调。

处方：柴胡、黄芩、半夏各 10g，北沙参、百合、生地黄、龙骨、牡蛎各 30g，知母 12g，炮姜 6g，大枣 7 枚，炙甘草 3g。

服上方 7 剂后，寒热已除，汗大减，纳谷增，惟偶心悸，睡眠尚差。上方加酸枣仁 15g，续服 7 剂，以资巩固疗效。

【按语】

本案为经绝后心肝失调。李老以其身热时寒，断为证兼邪踞少阳。故以小柴胡汤为主治疗，人参易为北沙参，意在补气养阴。毕竟适值经绝之期，兼有身热、多汗与多梦等心肝失调诸症，故并用百合地黄汤、百合知母汤增损，加龙骨、牡蛎旨在镇潜浮阳与敛汗。以上皆常法中之变法，足见深得仲景之心，临证始游刃有余。

二、临证心悟

（一）汤证病机

小柴胡汤方系张仲景为少阳病设治之传世佳方之一。少阳病之确立，乃仲景独具只眼处，实补八纲辨证之未逮。无论属邪气外侵少阳，或他经传至少阳，或少阳本经自受，邪气入于阴则恶寒，正气胜邪出于阳则发热。盖邪有进退，正有胜复，故发为往来寒热，实是正邪交争于半表半里。少阳主胆及三焦，通达上下、表里、内外，故有少阳主枢机之说。胆附于肝，互为表里，皆性喜舒畅条达。至若热邪壅遏胸中气机，无使宣畅，即邪在肝经所布之胁肋，遂发为胸胁苦满，犯胃则默默不欲饮食，是皆气郁之征；胆气内郁，化火上迫而见口苦；火热之邪未有不灼伤阴津者，于是症见咽干；肝者风木之脏，罹病多兼目眩；热邪郁于胸中则烦；胃气本以下行为顺，如热邪袭迫胃气上逆故呕。李老意见，赵开美本《伤寒论》101条所谓"但见一证便是，不必悉具"之说，主要指以上各证而言。联系到49条"伤寒四五日，身热恶风，颈项强，胁下满，手足温而渴者，小柴胡汤主之"，虽三阳证俱见，但治取少阳，俾从少阳外解。由斯推衍，少阳病机在指示治疗上有左右逢源之妙。

（二）方药深义

盖邪踞少阳，即半表半里间，故治疗不能汗、下，只宜以小柴胡汤或类方和解。本方名"小柴胡"，恐以其药性较缓，功擅和解少阳，以资与药性相对猛悍、表里双解之大柴胡汤相区别而言。本方之所以以"柴胡"命名，实有深义存焉。这是由于柴胡轻清升浮，味降泄，斡旋于半表半里间，藉燮理阴阳而直解少阳经热；其疏肝解郁，向为医家奉为"肝家圣药"；《本经》还誉其治"肠胃中之结气，饮食积聚，舒畅腑气，消积化食"，一药而三相兼顾，可谓"药尽其用"，蔚为尽善。所以从仲景本方下罗列之加减法中，方内七味药在不同情况下均曾去掉，唯独"柴胡"一药不可或缺。黄芩清半表半里之热，而尤以清膈热、腑热见长，为柴胡和解少阳之最佳相须药对，消除"往来寒热"厥功甚伟，两药合用尝有"半个小柴胡"之誉称。又昔有柴胡"劫肝阴"之说，据李老多年临床观察，正因为配对药相辅相成，扬长避短，从未发现口干、鼻衄和目赤等"上火"劫肝阴之弊端。半夏、生姜温升燥湿，和胃止呕，振奋胃阳，增进食欲。人参、大枣、甘草三药皆扶正祛邪之品，与柴胡、黄芩相伍各扬其长，三药之用，实仲景"见肝之病，知肝传脾，当先实脾"之防微杜渐思想之体现。统观全方，药虽七味，然确具解外和里，扶正祛邪，疏利三焦，调理脾胃，疏肝利胆，宣达内外，通畅气血与和解少阳之功效，施治于正邪分争于半表半里之证，取效多数皆称满意。

李兴培

（三）临床应用

本方历来被奉为治疗少阳证专方。从古迄今，一些医家，甚至日本汉方医药界都主张本方宜原方原量用之，不得更易。此说有违仲圣"凭脉辨证施治"和"观其脉证，知犯何逆，随证治之"教言，仲景对本方之具体应用，罗列七种化裁方法，既有药味之增减，又有剂量之盈缩。盖少阳位居半表半里，外临太阳，内靠阳明，是故病邪之进退演变，常多兼夹表里证候。治疗时，若系与太阳合病，方择柴胡桂枝汤合治之；和阳明并病者，方遣大柴胡汤表里双解；误于汗下致邪遏水停者，柴胡桂姜汤温化宣达之；误下热结阳明，而少阳病邪仍不解者，径投柴胡芒硝汤和解通结；胸中有热，胃内邪踞，腹痛欲吐者，直遣黄连汤清上温下；误下邪陷，滞碍枢机，胸满烦惊者，急予柴胡加龙牡汤和解镇惊、扶正祛邪。皆仲景垂范后世，确凿屡验者。

又有学者虽不强求用本方须原方原量，但对外感发热认为柴胡剂量一定要大于人参、甘草之和，否则无效。对此仍须全面分析正邪力量之对比，倘以正虚为主，人参、甘草剂量宜大于柴胡，俾"扶正祛邪"；若邪气甚为主，自当柴胡剂量大于人参、甘草剂量之和，俾"祛邪扶正"；如正邪相当，柴胡与人参、甘草剂量等量用之。纵观上述数则医案，正是在仲景"辨证施治"之基本学术思想指导下遣方用药，和以正邪双方力量之对比确定权量，因而获效。足见用药剂量之于中医，实有深意存焉，切不可轻忽之。

近贤陈国华氏对《血证论》研究有素。盖小柴胡汤能使"上焦得通，津液达下，胃气因和"，故《血证论》云："统治肺胃者，莫如小柴胡汤。"因其能内能外，能攻能补，能疏能和，最能体现和法，治疗多种病证，他统计该方在《血证论》中有 54 处（包括方列），为全书用方次数之最。（唐宗海《血证论》用药特色初探．刘敏如、李兴培、马有度．成都中医药大学首届毕业校友（1956～1962）医文集《医道传承录》上册［M］，香港：灵兰阁图书国际公司，2011：5）

从小柴胡汤的制方及临床应用，足见仲景学说之博大精深。李老除略举上述本方或本方为主之治案外，每遇正虚而感冒风寒湿邪，症见憎寒壮热，头项强痛，肢体酸痛，无汗鼻塞身重，咳嗽有痰，或时疫、痢疾、疟疾、疮疡现前述表证之人参败毒散证，症兼寒热往来者益以黄芩，则小柴胡汤主药已寓其中，于消除症状、缩短病程颇有助益；遇肝胆手术后发热，酌选小柴胡汤，或大柴胡汤，或柴胡桂枝汤加减取效；对胆囊炎、胆结石或胰腺炎常用大柴胡汤加金钱草、芒硝、郁金奏功；于胸膜炎、胸腔积液，尝投本方合小陷胸汤、千金苇茎汤合十枣汤等；遇慢性迁延性肝炎或早期肝硬化，本方去半夏、生姜，视病情酌加黄芪、黄精、郁金、石见穿、水飞蓟、虎杖、丹参、桃仁、赤芍、蒲公英、鸡血藤等，不但能消除症状，改善体征，促进肝功能之恢复，久用之尚可防止恶化致肝硬化甚至肝癌；乳腺增生，以本方加王不留行、莪术、漏芦、蒲公英、连翘和路路通等；梅核气，本方加厚朴、苏梗、橘皮、茯苓、枳壳、山楂；肋间神经痛，本方加香附、瓜蒌壳、炙复花；冠心病，本方去黄芩加薤白、瓜蒌壳、赤芍、葛根。实则他引申治疗病证远不止此。各地大量报道更可供研索。

（四）疗效原理

《伤寒论》"上焦得通，津液得下，胃气因和，身濈然汗出而解"之功效，实为率直地道出了少阳"主枢机"之真谛。国内外广泛以本方治疗多种病证的同时，于本方的现代疗效原理，进行了大量卓有成效之研究，表明本方有确切之抑菌、抗炎、提高免疫功能、降低血黏度、降低血清与肝脏中过氧化脂质、保肝、抗过敏、抗癫痫、抗肿瘤、减轻甾体类激素副作用、抗动脉硬化、利胆和对放射性损伤之防护等作用（魏菊仙、陆榕影、余传隆主编．中医名方应用进展 ［M］，北京：中国医药科技出版社，1991：68～81），进一步展示了本方"古为今用"之广阔应用前景。

扬弃中药混煎应持慎重态度

近年来个别医院或中药企业，仿效日韩等国和地区，将许多单味中药制成颗粒冲剂，提供配方，已开始在一些地区和医院推广应用，声称把每味中药制成冲剂，既能保持中药以复方为主，随时加减变化的特点，又具有西药剂量小、服用方便的长处。并谓此举可以节省中药材资源和方便患者。李老认为，开展此项工作的大胆探索精神，诚属可贵，毋庸厚非。但事实证明，将每味中药制成冲剂后再调配成方，与饮片配方后混煎，大相径庭，是故眼下不宜轻率废弃中药传统混合煎煮法。据他掌握的几组资料及数据，是为有力佐证：

（1）有人（《湖南医学院论文集》，1959：137.）注意到治疟疾名方"七宝饮"中虽有常山，但其催吐作用远小于单味醋炒常山，乃序贯于该方中抽出半夏，半夏和厚朴，半夏、厚朴和槟榔，分别观察其改变常山致呕的作用。实验证明：抽出后三味时，鸽子的呕吐率自 0～20% 突增至 66.6%（$P<0.05$），遂进一步比较常山煎剂、槟榔与常山混煎、槟榔与常山分煎混服，以及分煎隔 10 分钟分服的四组呕吐率，其结果依次为 80%、20%、40%、41%，证明槟榔和常山配伍，可以减轻常山的致呕作用，而且二者必须混煎。

（2）石膏是含水硫酸钙，依其理化性质，难溶于水，在热水中微微溶解，但随着温度之增高，其溶解度反锐减，即有"石膏溶解度与温度成反比"之谓。然而，中医药学中诸如白虎汤、麻杏石甘汤、越婢汤、竹叶石膏汤和清瘟败毒饮等大量以石膏为主药的名方，疗效确乎翔实可靠，医界对斯赞誉有加。有人（《药学通报》，1964，4：163.）比较研究了生石膏单味和在 17 个成方汤剂中的含量变化，并观察与一些已知成分同煎时，对其溶解度的影响。实验表明：复方汤剂中石膏含量大多数比单味石膏有所增加，石膏与一些含有机酸、鞣质、维生素和生物碱盐类等在水中同煎时，可使其溶解度增加。石膏在成方汤剂中含量增加，在治疗上有其重大意义。

（3）有人（《新医药学杂志》，1974，4：44.）研究了煎药后的成分分布。一般汤药的 pH 值是 4～5，但有麻黄在内的方剂则酸性较强，这就使麻黄素的溶解度增加。测定 20 个含麻黄的方剂汤药，其麻黄素的溶解度并不相同，按其发汗、利尿作用来说是相符的。又如《伤寒论》中提出葛根汤应先煎麻黄与葛根，后入其他药。经过研究发现，如此煎法则葛根中淀粉先溶于水成胶状，可以帮助麻黄素溶解，可能是成为复合物，且使麻黄素在水中稳定，不易受蒸气、热等破坏。

（4）有人（《中草药通讯》，1979，2：45.）研究了大黄黄连泻心汤，方中黄连所含黄连素本是很苦的，但此汤液并不怎么苦。经研究证实，在煎煮中黄连中的黄连素与大黄中的鞣质样物质发生化学反应，生成一个沉淀物，因此失去苦味。而这个沉淀物中有生理活性物质，在药效学上不容忽视。

（5）有人（出处同上）研究牡蛎在含牡蛎方剂煎煮中的作用。共计研究六个方剂：小柴胡汤、大柴胡汤、乙字汤、柴胡桂枝汤、柴胡桂枝甘姜汤、柴胡加龙骨牡蛎汤，再加上柴胡桂枝汤加牡蛎。此七个方剂中都有柴胡，前四个方剂中无牡蛎，后三个方剂中含牡蛎。发现牡蛎的作用，主要是在煎煮过程中中和酸性物质，提高汤液 pH 而阻止柴胡皂甙 D 的分解，以加强柴胡的药效，而间接起作用。由此认为，中药有效成分在煎煮阶段的复合作用，不是在体内发挥药效时的协同作用或拮抗作用。足见1700 多年前的《伤寒论》的煎药法确实很有道理。

综上所述，说明中药复方煎剂断非单味药之机械总合，乃是历经浸泡、高温加热煎煮后，各药多种生物活性成分反复作用后，产生的若干化学基团的复合体，具备特殊的效用协同和毒理拮抗。因而，对中药的传统煎法孟浪扬弃，殊欠考虑。正确的态度应当是，先设定若干个代表性著名方剂，采用最现代化的实验手段，对传统复方煎煮后所获滤液，与单味药颗粒剂配制的未经煎煮的复方冲剂，分别进行化学成分的提取与对比分析，药理（包括药代动力学）和毒理试验对比分析，临床观察互为对照组的疗效对比分析。只有在取得大量可靠的数据，足以证明单味药颗粒剂组合的复方冲剂，疗效超过或相当于或略差于（而非明显差于）传统复方煎煮剂，就具备有一定的推广应用价值。其间可能发展不平衡，会存在有些方剂，传统方剂优于冲剂，有者冲剂优于传统方剂，可以一一记录在案，公之于众，成熟多少，推广多少，用于临床，疗效确凿，方不致事倍功半，甚至偾事。

再则，因为多种因素，致使中药材价格一涨再涨，患者早有不少意见，很多人已发出"看不起病"，"买不起药"的怨声。据知，搞成分提取制颗粒剂，较之饮片的经济成本扶摇直上，更加有形无形地明显增加患者购药开支，谁来"埋单"？这些都须得认真思索，并加以合理解决。从上观之，扬弃中药之传统混煎法应持慎重态度。在这方面，成都中医药大学附属医院（中医杂志 1986，5：31～32）研制的"血宁冲剂"，保持了古方三黄泻心汤的特点和疗效，用于治疗血证，包括吐血、便血获佳效，就是一个勇于探索取得成功的例证。同时，研究将煎药器皿和方法加以改进完善，提高煎出率即生物利用度，从而惠及广大患者。

"实践是检验真理的唯一标准"。中国传统医药学，历经数千年，数以亿万人次计的，辗转实践创制并流传迄今，历用不衰，因而逐渐升华、不断完善的深邃中医理论组合的大量方剂，本身即具有极大的实践价值及科学内核。诚然，中医方剂学也绝非尽善尽美，碧玉无瑕，为顺应科学技术的迅猛发展和时代要求，仍需在认真继承的基础上，加以整理提高，进一步发扬光大，逐步达致中药及其制剂真正走向"三小"（体积小、剂量小、副作用小）和"三效"（高效、速效、长效）等理想境界，更好地为祖国人民和全人类健康事业服务。

应当尽速推广"煮散"剂型

中医学治疗方法丰富多彩，有中药、针灸、推拿、气功和拔火罐等。就药物治疗而论，在辨证周详、立法正确和遣方用药精当前提下，药物剂型，往往对治病疗效好坏和疗程长短的影响，起着相当重要的作用。最常用剂型有汤、丸、散、膏、丹等。据晋·皇甫谧《针灸甲乙经》考证，"汤剂始于伊尹"。屈指推算，距今至少已 3000 年。关于汤剂作用，清·徐灵胎《医学源流论》云："盖汤者荡也，其行速，其质轻，其力易过而不留在荣卫肠胃，煮其效更速。"意即汤剂较其他剂型易吸收和奏效快捷，这也是医生最常用、患者最乐用汤剂防治疾病的缘由所在。

20 世纪 50 年代中期以来，我国政府采取了若干有力措施，坚定地贯彻执行毛泽东和周恩来为首的中央制定的"团结中西医"、继承和发扬中医学遗产的中医政策，使本已奄奄一息的中医药事业得以复苏，并获长足发展。中医药对暴发性流感、乙脑、腺病毒肺炎、钩端螺旋体病、流行性出血热和"非典"等危急重症与疑难病症，治绩显赫，中医药在群众中享有前所未有的崇高威望，全国各地中医机构就诊者"门庭若市"。我国中医药的以上伟大成就以及盛况，立即受到日、朝、越、新、马、泰和港澳台，以及举凡有华人华侨的国家和地区的瞩目，"中医热""中药热"一度兴起，而这些国家和地区所用中药材，主要来自中国大陆。因此，中药用量急剧增加，一度呈现出供不应求的窘境，迄今这种势头就相当部分中药材而言，尚未见到明显减缓。而许多中草药种植生长有一定周期，大多是不可再生的资源，这在一定程度上，影响和制约了中医药事业的发展。

为减缓中药的严重紧缺势头，满足广大人民群众在防治疾病时，希望提供简便（体积小、携带方便、煎煮省时）、经济（价廉）、高效和安全的中药的强烈要求，李老热忱地建议尽速推广一种雷同于汤剂，而又不尽相同，且更富于应用价值的古老而新兴的"煮散"剂型。

一、"煮散"剂型，源远流长

东汉名医张仲景《伤寒杂病论》中有七个方剂隶属"煮散"性质，如治疗瘀血症的"抵当汤"（水蛭、虻虫、大黄、桃仁），即系将方中四味药"锉如麻豆，以水五升，煮取三升，去渣，温服一升"，此时虽未将其命名为"煮散"，但委实为煮散剂型的萌芽和发端。唐代始把锉为粗末形式的汤药剂型正式命名为"煮散"，以示区别于饮片（中药生药按要求切成片状）汤剂和直接煮服细末散剂。此可见于孙思邈《千金要方》"续命煮散"（卷八）和"茯神煮散"（卷十三）。

迄至宋代，煮散剂型乃得以大量推广应用。当时，沈括在《梦溪笔谈》里指出："古方用汤最多，用丸散者殊少……近世用汤者殊少，应汤皆用煮散。"素负盛誉的方剂学专著《太平惠民和剂局方》（简称《局方》，初版刊行于 1080 年，后曾几经增补）载方剂 788 个，其中汤剂方 128 个，采用煮散法 68 个；散剂方 241 个，采用煮散法 132 个；他如丸、丹和饮剂，亦有采用煮散剂型者；总计采用煮散方剂 237 个。同时代的《太平圣惠方》《圣济总录》《济生方》和《小儿药证直诀》等书皆有大量煮散记载。足见彼时防病治病中，"煮散"已成为较常用剂型。

金元时期，战祸连绵，赤地千里，民不聊生，疾病流行。当时，被后世尊称为"金元四大家"的名医刘河间、李东垣、张子和及朱丹溪治疗疾病，多投以"煮散"剂，挽救了很多危重疑难病症，基本上克服了药源匮乏招致的困难。

颇值遗憾的是，"煮散"剂型除仅仅为极少数地区个别医者采用外，之后并没有像汤剂那样广泛地流传下来，而被众多医者渐渐淡忘，甚至被遗弃，着实令人扼腕三叹！

二、发掘宝藏，简便廉验

如前所述，一方面国内外中药材的供应，频频告急；另一方面一些医疗科研部门进行实地考察，发现汤剂煎煮后所废弃残渣中，如茯苓、薏苡仁、葛根等饮片中心部分还是干的，党参、大枣等还有甜味，深感浪费较大。

所有这些，都促使相关医疗科研单位对中药剂型改革加以探索和研究，"煮散"剂型的研究被提到日程上来。中医研究院（现中国中医科学院，下同）中药研究所，对 6 个常用方剂的煮散主要成分的煎出量测定初步结果，大致为 1/3～1/2 量的粗末同全量饮片的煎出物相当，还发现有的主要成分煎出量还较之普通煎剂显著提高，如具有清热泻火功效、治疗急性炎症的泻心汤（大黄、黄连、黄芩）总蒽醌提高 1.47 倍；具有回阳救逆功效、治疗厥逆证的四逆汤（附子、干姜、甘草）总生物碱提高 1.27 倍。

有人（《广东中医》，1962，5：25.）用银翘散粗末煎服治疗感冒 1150 例，用量不到饮片的 1/4，而取得服 1 天发热普遍降低，轻症可愈，平均 2.7 天退热，其他症状迅速缓解的卓越疗效。广东省中医药研究所报道，煮散的药物使用率提高 20%～30%。中医研究院附属医院相继发现，用 1/3 饮片量的煮散，治疗胃病、痢疾和肺炎等，疗效与全量相似；该院广安门医院近些年来，用"排石煮散"治疗输尿管结石 68 例，排石率 63.3%，有效率79.4%，与中西医结合治疗本病，疗效接近，以人平均服药 40 剂药量计算，每人可节省药材竟高达 600 斤。

三、蒲氏经验，启人心扉

我国以擅治急性热病和疑难病症蜚声中外的中医研究院副院长、名老中医蒲辅周（1888—1975）先生，曾感触良深地说：年轻时，读清代名医叶天士《临证指南医案》，见他用药甚轻，多年后才理解，人患病后，每每影响胃的消化功能，药多则加重胃肠道负担，更影响消化和吸收，很有道理。蒲老严肃批评那种以为药味多、用量大、花钱多、疗效就好的说法，认为那是一种偏见，指出疗效并不与上述因素成正比。他认为药量大，超过身体承受的限度，反伤害人的正气（抗病能力）和胃气（消化功能）；倘若用得适当，药量小亦甚为有效。因而，他治慢性病，甚至某些危急或疑难病症，竭力提倡"煮散"剂型。

李兴培

蒲老尝以玉屏风散（《世医得效方》）粗末 9～15g/日，煮散预防感冒和治疗老人或表虚感冒，收效颇佳。已故当代名医岳美中教授曾亲睹蒲老会诊 1 例"习惯性感冒"患者，一触风寒即嚏涕不止，周身渐渐恶风，翕翕发热，尚兼其他慢性疾患。因之一旦感冒，即碍手其他病的治疗。蒲老为之先治"习惯性感冒"，开玉屏风散 270g，研成粗末，分 30 包，每包水煎 1 日 2 次分服。1 月后感觉好大半。又开 1 料继续服用。2 月后虽冒风寒，亦毫不再发。他会诊 1 例严重"头痛"（视交叉部蜘蛛膜炎，咽后壁囊肿，颅咽管瘤待排除）案，头痛 9 个月，以前额、两颞为甚，双目渐视物不清，似云雾状物阻碍，左目尤著，眼底检查中心视野有双颞侧缺损，咽部常有异物感，舌质淡苔中微黄腻，脉左关沉弦急，余沉细。方予养阴血、滋肝肾、清肝火之煮散剂治疗数月，症状基本消失。再如他接诊 1 例"寒湿化热"（周期性发烧）案，女，22 岁，病程半年，会诊时体温 38℃～41.2℃，伴腰及两膝痛，恶心纳差，食后上腹痛，心烦口苦，心悸气短，手足心热，面部及上身出汗多，偶头和咽痛，舌红苔黄白腻，脉弦数。先生认为系寒湿使然，且有化热趋势，时值暑令发病之际，先投四妙丸加味治疗 1 个月，高热转低热；入秋改投五积散加味纱布包煎煮散，1 日 3 次分服，1 月后未发热，痛减，原方续调 2 月痊愈出院。又如他治疗一位久治乏效的胃阳虚（胃肠功能低下）的低烧女患者，症见乏力嗜睡，身重，关节疼痛，口苦纳差，食不知味，大便不调，月经愆期，脉弦细数，用升阳益胃汤 3 料，煮散服用，3 个月即痊愈，仅花去 2 元钱。

　　蒲老有关应用煮散剂的大量医案，以及他遣五积散

（《局方》）加减之煮散剂，还治疗暴寒所折引致寒疫症见头身痛兼胃肠不和，急性肾炎症见腰沉重、关节痛兼胃肠不和，久虚脾泄、伤食腹痛、冷泻不止；熟料五积散（《蒲辅周医疗经验》，五积散去麻黄加人参）煮散加味治疗痛经，胃痛呕吐清水，脚气，产后关节痛和产后发烧；增损双解散（《伤寒温疫条辨》）治疗春季内蕴湿热、外感风寒、营卫失和与三焦郁滞，症见壮热烦躁、无汗头身痛、目胀口苦、胸腹痞满和不思饮食者；白薇汤（《普济本事方》）治疗血厥（郁冒）因于汗出过多、血少、阳气独上和气塞不行者；麻杏苡甘汤（《金匮要略》）治疗急性肾炎风湿邪气郁遏肌表，症见无汗、苔白和脉浮者；防己黄芪汤（《金匮要略》）治疗风湿邪气稽滞，症见汗出恶风、苔白和脉浮者；麻黄附子细辛汤（《伤寒论》）治疗急性肾炎大寒犯肾，症见腰背恶寒、四肢不温、苔白、脉浮沉均细紧或沉细弦者；理中汤（《伤寒论》）治疗慢性肾炎脾肾阳虚水泛者；逍遥散（《局方》）加味治疗肝胆失和、痰瘀凝滞所致霍奇金病，症见颈部、腋下和腹股沟大小不等之结块者；四逆散（《伤寒论》）加味治疗肝胆失调及胃肠疾患；玉真散（《外科正宗》）加蜈蚣、全蝎、僵蚕、蝉蜕煮散搜风剔邪、息风解痉治疗破伤风；当归散（《金匮要略》）治疗血虚脾弱之妊娠胎动不安，亦用于气血虚弱之恶露不行；当归芍药散（《金匮要略》）治疗肝脾不和之妇人腹中疞痛、胎动不安者，皆确凿有验。

蒲老将"煮散"一类的小剂量用药比喻做"轻舟速行"，不啻为真知灼见，寓意极其深刻。从上不难窥知，蒲老深研经典，穷究医理，治病通权达变，左右逢源，其煮散剂应用的丰富经验和翔实医案，为临床和科研提供了上佳范例。

四、药材加工，有所考究

煮散剂原料药之加工质量控制，是煮散剂取得良好临床疗效之关键。一般应从以下几个方面着手，规范而灵活地进行。

1. 颗粒大小，据情酌定

从研究溶质扩散原理可知，扩散物质的量与扩散物质的粒子半径成正比，亦即颗粒半径越小，浸出物质的量越多。鉴于药材粉碎成颗粒，其半径明显缩小，故浸出物可溶成分溶解度大为增加，从而大大减少药物用量和提高疗效。不过，根据药材不同的质地，应分别对待。一般说来，质地致密、坚硬的根和根茎类药材，因其溶媒（水）难于透入木质化的致密、坚硬的药材组织中，如大黄、柴胡等，粉碎为颗粒状，其大小为 1～4mm，即如火麻仁或绿豆大小为宜；而如花粉、山药、茯苓等富含淀粉的药材，则不宜太细，以免增加药液黏度，不利于有效成分的浸出；植物全草、花、叶和质地疏松的根茎药材，因溶媒（水）易于透过薄壁细胞，故颗粒大小对有效成分的浸出影响不大，为包煎方便，粉碎为 3～5mm 为宜。

2. 亦有例外，不用颗粒

对含多量黏液质的药材，如黄柏等，含大量糖类、淀粉、胶质和质地黏腻且需久煎，有效成分才能透析出来之熟地黄、山药、天冬和黄精等，用饮片反倒比颗粒好。这是由于取颗粒煎煮时，多量糖分、淀粉和液质被浸出，大大地增加药液黏稠度，一则易于糊化，一则不利于其他有效成分扩散逸出。

五、煎服方法，至关重要

事实雄辩地证明，即令医生理、法、方、药环环相扣，药材修制颗粒合乎规范，但煎服方法失当，也必然会影响疗效，不可小觑。

1. 煎煮器皿，慎加选择

原则上以尽量不用金属器皿煎煮为好。这是由于中药有效或无效成分极其复杂，与金属器皿接触后，经高温反复煎煮，易于发生若干化学变化，降低临床疗效，甚至对人体健康造成负面影响。由此足见，我们聪慧的祖先发明砂锅煎药，并沿用迄今，最富有科学内涵。其次，完好无损的搪瓷锅也较好。应尽量不用钢精锅，避免使用铁锅，尤其不能采用不黏锅或铜锅煎药。

2. 药物包煎，避免焦化

煮散颗粒细小，直接煎煮，有者沉淀锅底，则易于糊化、焦化，采用纱布包煎，则能消除这个弊端，药液质量遂有可靠保障。

3. 温水浸泡，很有必要

质地坚硬者，事先温水浸泡 30～60 分钟，使药材组织疏松；至开始煎煮时，溶媒（水）已冷却，加温过程，亦即各种有效成分之溶解析出的过程，以及各种化学成分相互作用，产生若干新的具有生物活性的化学基团。切勿以鲜开水或烫水泡药，以免令不少中药颗粒外的诸如淀粉、蛋白质、胶质凝固，反而有碍于其他有效成分的析出。同样道理，以暖水瓶或保温杯加鲜开水浸泡中药取用，也是殊欠考虑的做法。

李兴培

4. 煎煮次数，两次足矣

有人用单相因素法考察甘草和焦山楂煎煮次数对药液质量的影响后看到，当两次煎液的得量为 1：4 时（即加 4 份水，浓煎过滤得 1 份煎液），总煎出率均可达到 70%～90%；从薄层层析图谱观察到，第二煎所含化学成分，与第一煎大致相同而略少，含量略低，只留下少量极性小在水中溶解度小的成分。说明中药煮散剂取两次煎液，混匀分温热服，较为合情合理。

5. 煎煮时间，灵活掌握

开始煎煮，用武（猛）火，待沸腾 3～5 分钟后，改文（小）火维持，15 分钟后即可过滤取液，如是共两次。惟动物贝壳、矿物药和其他质地异常坚硬的药材，可采取先煎 1 小时，再入他药的方法。滋补性药物煎煮时间，从沸腾起算，可延长为半小时或稍长时间为宜。治疗感冒的解表药，因含有多量挥发性成分，则不宜久煎。

对有热溶冷析成分者，如槐花所含的芦丁，浸煎过程中类似于易溶成分，应在煎煮规定时间刚到，立即过滤取液，否则煎剂冷却（或不注意保温）后过滤，冷析成分易于被悉数滤除，降低临床疗效。虽是个别情况，也不可大意。

综上所述，"煮散"剂之优越性已昭然若揭。如此极富战略意义的成果，如此简便、经济、高效和安全的剂型，我们不予尽速推广，更待何时！但是，这毕竟是一桩关乎人民身体健康的大事情，为慎重起见，真诚希望，在国家有关部门主持下，敦请中国中医科学院和北京中医药大学牵头，由全国有实力的中医药科研、教学、医疗单位和企业组成大型的"全国中药煮散剂科研协作组"。课题任务及时间，落实到单位到人。在统一的方法和标准前提下，总课题下设若干子课题，每个子课题不妨由 3~5 个单位共同承担，以期于制剂再做些扎实的进一步完善工作，临床方面的重复验证工作，甚至扩大到药化、药理（包括药代动力学）和毒理方面的与传统用量煎法的对比分析，找出规律性的东西，以及不相一致的原因，并予以圆满解决。当获得昭示成功的大量有说服力数据之时，就是大力推广"煮散"制剂之日。

广大农村和基层单位的患者，千呼万唤着"煮散"制剂的推广。将这一极具战略意义的举措，尽快加以实施，无疑对于方便患者，节省药源，减缓中药材紧缺势头，大幅度减少国家和人民的沉重经济负担，建立和巩固农村合作医疗，发展和巩固医疗保险事业，促进社会安定团结，以及让中医药更好地进一步走向世界，都具有现实而深远的意义。

李兴培

年

谱

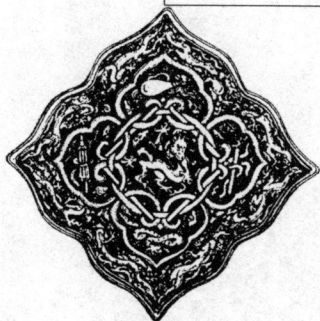

年　谱

1939 年

●8 月 11 日，出生于四川省彭州市丹景山镇。

1945 年

●2 月，入读彭州堋口乡小学，接受启蒙教育。

1951 年

●2 月，入读四川省彭州中学（初中两年半，系奉命统一提前半年毕业；高中三年）。

1956 年

●9 月，经全国高等学校统一招生考试，以第一志愿报考并被录取，入读成都中医学院（现成都中医药大学）医学系六年制本科。为保证教学质量，将三次下农村除害灭病占据的教学时间补回来，经学院报请中央卫生部批准，统一延长学制半年，于 1962 年 12 月毕业。

1962 年

●12 月底，响应中央"支援祖国边疆建设"号召，主动要求并被学院及省高教局批准，由国家统一分配至新疆工作，赴新疆维吾尔自治区教育厅报到。

1963 年

●2 月，由国家分配至新疆军区生产建设兵团第一医院（属总医院性质）工作，任住院医师。1975 年兵团交地方，建制归属改变，更名新疆维吾尔自治区第二人民医院；1978 年医院归属再变动，更名新疆医科大学第二附属医院。

1964 年

●2 月，发表《治疗三例血栓闭塞性脉管炎初步报告》（中医杂志，1964 年，第 2 期）。

1965 年

●5 月，发表《"泻痢丹"治疗泻痢 25 例报告》（中医杂志，1965 年，第 5 期）。

1975 年 4 月～1976 年 8 月

●保送赴北京在中医研究院（现中国中医科学院）晋修，被安排去学术水平最高、老中医最集中的该院西苑医院，随王文鼎、岳美中、赵锡武、钱伯煊和赵心波等当代中医泰斗深造。

1979 年

●8 月，发表《活络通脉汤治疗血栓闭塞性脉管炎 61 例报告》（陕西新医药，1979 年，第 8 期）。

●11 月，发表《中药混煎不宜马上废弃》（成都中医学院学报，1979 年，第 4 期）。

●12 月，发表《明矾的实验研究及在内科领域的应用》（浙江中医药，1979 年，第 12 期）。

1980 年

●4 月，发表《血栓闭塞性脉管炎病因证治初探》（成都中医学院学报，1980 年，第 2 期）。

●5 月，晋升为主治医师。

●7 月，发表《蒲辅周老大夫用药经验初步探讨》（辽宁中医杂志，1980 年，第 7 期）。

●9 月，发表《蒲辅周老大夫学术思想初步探讨》（中医杂志，1980 年，第 9 期）。

●12 月，发表《中医医案五则》（新疆医学院学报，

1980 年，第 4 期）。

●12 月，发表《蒲辅周老大夫学术思想之再探讨》（浙江中医学院学报，1982 年，第 6 期）。

1981 年

●3 月，发表《琥金通淋排石汤治疗尿路结石》（新疆中医药，1981 年，第 1 期）。

●4 月，发表《蒲辅周学术渊源及其治学态度》（成都中医学院学报，1981 年，第 2 期）。

●5 月，被任命为中医科副主任。

●6 月，发表《明矾在外科领域的临床应用》（新疆中医药，1981 年，第 2 期）。

●12 月，发表《活血祛风除湿法治愈结节性痒疹一例》（新疆医学院学报，1981 年，第 4 期）。

●12 月，发表《建中敛涩法治愈胃幽门窦溃疡一例》（新疆医学院学报，1981 年，第 4 期）。

1982 年

●3 月，发表《中医对三叉神经痛的认识和治疗》（中医杂志，1982 年，第 3 期）。

●6 月，发表《〈伤寒杂病论〉在祖国医学中的地位和成就》［成都中医学院学报，1982 年（增刊）］。

●7 月，发表《针灸对三叉神经痛的治疗》（成都中医学院学报，1982 年，第 3 期）。

●12 月，发表《1000 例死亡病例的医学气象学分析》（新疆中医药，1982 年，第 4 期）。

●12 月，晋升为副主任医师。

●12 月，发表《从蒲辅周先生临床经验看辨证论治在急证治疗中的地位》（上海·全国首届中医内科急证学

李兴培

术会议，大会发言）。

1983 年

●1 月，发表《大黄甘草汤治疗"食已即吐"症 20
例》（成都中医学院学报，1981 年，第 1 期）。

●3 月，经新疆医学院学术委员会评审通过，被任命
为中医学讲师。

●4 月，发表《中医药治疗急重危病症的近况》（张
天、李兴培、田德荫、韩梅．上海中医药杂志，1983 年，
第 4 期）。

●4 月，发表《葛根为主治疗脑血流图异常 50 例初
步观察》（李兴培，等．陕西中医学院学报，1983 年，第
2 期）。

●6 月，发表《矾石名实考》（上海中医药杂志，
1983 年，第 6 期）

●6 月，发表《两例三期血栓闭塞性脉管炎中医治
验》（李兴培、孟农．中级医刊，1983 年，第 6 期）

●9 月，发表《加味补中益气汤治疗乳糜尿 5 例》
（李兴培、王晓寰、张全意．四川中医，1983 年，第 5
期）。

●10 月，发表《一种古老而新兴的中药剂型——煮
散》（陕西中医函授，1983 年，第 5 期）。

●11 月，发表《甘麦大枣汤临床研究进展》（新中
医，1983 年，第 11 期）。

●12 月，发表《明矾在妇产科儿科领域的临床应用》
（成都中医学院学报，1983 年，第 4 期）。

●12 月，发表《明矾在五官科口腔科领域的临床应
用》（成都中医学院学报，1983 年，第 4 期）。

1984 年

●1 月，发表《王文鼎老大夫治疗哮喘经验琐谈》（江苏中医杂志，1984 年，第 1 期）。

●1 月，发表《下肢震颤案（病例讨论）》（陈克年整理），（陕西中医，1984 年，第 3 期）。

●4 月，发表《中医内科学科研命题设计和成果论文撰写》（受聘中华中医药学会内科学会主笔"长沙·全国中医内科科研方法研讨会"主旨文件，大会宣读。1988 年 6 月，刊登时标题更为《中医科研命题设计和成果论文撰写刍见》，内容有增删（新疆中医药，1988 年，第 2 期）。

●6 月，发表《中西医结合治疗慢性肾炎类肾病型》（李兴培、高诵芬．新疆医学院学报，1984 年，第 3 期）。

●8 月，首次被评为自治区优秀专业技术工作者。

●9 月，被任命为中医学教研室主任、中医科主任。

●12 月，发表《中医内科学科研思路与方法学刍议》（新疆医学院学报，1984 年，第 4 期）

●12 月，发表《学好〈伤寒论〉治病有遵循》在马有度主编的《自学中医阶梯》，由重庆出版社出版。

1985 年

●3 月 4 日，加入中国共产党。

●3 月，发表《活络通脉汤治疗血栓闭塞性脉管炎 71 例》（新疆中医药，1985 年，第 1 期）。

●6 月，发表《治验三则》（新疆中医药，1985 年，第 2 期）。

●4 月，发表《中医科研需向定量方向发展》（江苏中医杂志，1984 年，第 4 期）。

李兴培

●6月，发表《结节性红斑·红斑性狼疮》（黄俊峰协助整理）（陕西中医，1985年，第6期）。

●6月，发表《中西医结合治疗眼底出血53只眼病例分析》（霍继光、李兴培．新疆医学院学报，1985年，第3期）。

●8月，发表《"引经报使"小议》[中医函授通讯（辽宁），1985年，第4期]。

●10月，发表《慢性病在什么情况下补脾补肾》[中医函授通讯（辽宁），1985年，第5期]。

●10月，在农工民主党四川省委智力支教主办的中医临床提高班主讲《血栓闭塞性脉管炎的中医辨证论治经验》。

●11月，发表《痢疾·尿血·膏淋误治浅析》（黄俊峰协助整理）（湖南中医杂志，1985年，第4期）。

●12月，发表《黄寿人学术思想及经验浅探》（湖北中医杂志，1985年，第6期）。

1986年

●2月，发表《中医对白塞氏病的认识和治疗进展》（江苏中医杂志，1986年，第2期）。

●4月，发表《王文鼎临床经验琐谈》（辽宁中医杂志，1986年，第4期）。

●5月，发表《岳美中教授临床经验简介》（辽宁中医杂志，1986年，第5期）。

●5月，受新疆维吾尔自治区专业技术职称评审领导小组聘请，任新疆中医专业高级技术职称评审委员会委员、中医专业评审组副组长。

●6月，发表《中医中药治疗两例输尿管结石》（黄俊峰协助整理）（新疆医学院学报，1986 年，第 2 期）。

●6 月，在新疆中医药学会第二次会员代表大会上，当选为新疆中医药学会常务理事、内科专业委员会副主任委员。

●7 月，发表《蒲辅周先生学术思想之进一步探讨》（新中医，1986 年，第 7 期）。

●7 月，晋升主任医师、中医学副教授。

●7 月，发表《五枝膏外用治疗外疡 40 例次》（李兴培，等．上海中医药杂志，1986 年，第 7 期）。

●7 月，发表《赵锡武教授临床经验撷拾》（辽宁中医杂志，1986 年，第 7 期）。

●7 月，发表《蒲辅周治痰经验钩玄》（浙江中医杂志，1986 年，第 7 期）。

●8 月，发表《岳美中教授临床经验简介》（辽宁中医杂志，1986 年，第 8 期）。

●8 月，第二次被评为自治区优秀专业技术工作者。

●9 月，"活络通脉汤治疗血栓闭塞性脉管炎"获省级科技进步四等奖。

●10 月，发表《龙牡茯莲三才封髓汤治疗遗精 21 例》（中级医刊，1986 年，第 10 期）。

●10 月，发表"活络通脉汤"，马有度、丛林主编《中医精华浅说》，四川科技出版社出版。

●11 月，发表《蒲辅周附子运用二十三法》（上海中医药杂志，1986 年，第 11 期）。

●11 月，发表《赵锡武教授治疗血液病经验集萃》（辽宁中医杂志，1986 年，第 11 期）。

●11 月，《中医之历史及现状暨振兴中医事业文宏观战略设想》一文被选中，出席卫生部主持召开的"成都·全国中医药发展战略研讨会"交流。

●12月，发表《心律失常辨证论治20例》（陕西中医函授，1986年，第6期）。

1987年

●3月，发表《岳美中教授治疗血证经验鳞爪录》（辽宁中医杂志，1987年，第3期）

●4月，发表《中医之历史及现状暨振兴新疆中医事业之宏观战略设想》（新疆中医药，1987年，第2期）。1990年8月，本文被新疆中医药学会首届学术论文评选为一等奖，自治区科协首届论文评选为二等奖，并评为省级科技成果。

●4月，发表《王文鼎顾问治疗血证经验拾贝》（山东中医杂志，1987年，第4期）。

●5月，发表《胆汁性肝硬化1例治验》（陕西中医，1987年，第5期）。

●5月，发表《赵锡武教授临证遗珠采撷》（辽宁中医杂志，1987年，第5期）。

●6月，发表《尿路结石证治》（中医杂志，1987年，第6期）。本文1990年被宋祖敬主编《当代名医证治汇粹》一书（河北科技出版社出版）收入。2002年又被傅文录主编《肾脏病》一书（人民卫生出版社出版"专科专病名医临证经验丛书"）收入。

●8月，发表《岳美中教授医话三则》（湖南中医杂志，1987年，第4期）。

●11月，发表《蒲辅周对中医体质学说的见解和应用》（摘要）（秦皇岛·全国首届中医体质学说研讨。全文

李兴培

刊登于辽宁中医杂志，1988 年第 11、12 两期连载。）

●11 月，发表《血丝虫病微丝蚴阳性中医治疗综述》（江苏中医药杂志，1983 年，第 11 期）。

1988 年

●4 月，发表《血丝虫病象皮肿中医临床研究一瞥》（福建中医药，1988 年，第 2 期）。

●5 月，《治病之要　贵在辨证》《脱疽证治一得》两文被收入北京科学技术出版社出版的《北方医话》。

●6 月，发表《活络通脉汤为主中西医结合治疗血栓闭塞性脉管炎 50 例报告》（李兴培，等．新疆医学院学报，1988 第 2 期）。

●6 月，发表《试论高等医学院校中医学课程的设置》（西北医学教育，1988 年，第 2 期）。

●6 月，发表《麻黄附子细辛汤治少阴咽痛》（江西中医药，1988 年，第 6 期）。

●8 月，发表《乳糜尿中医临床治疗研究鸟瞰》（新中医，1988 年，第 8 期）。

●9 月，晋升为主任医师、中医内科学副教授。

●9 月，发表《桑菊驱风汤治疗热泪症有效》（中医杂志，1988 年，第 9 期）。

●10 月，第三次被评为自治区优秀专业技术工作者（二等奖）。

●10 月，发表《何复生治疗外感热病经验采撷》（辽宁中医杂志，1988 年，第 10 期）。

●10 月，发表《系统探讨当代名老中医学术思想和经验是目前中医研究工作的紧迫任务》（摘要）（北京·全国中医基础理论专题学术会议，大会发言）。

李兴培

●11月，发表《经方治验三则》［仲景学说研究与临床（大连），1983年，总第11期］。

●11月，发表《童便 一种前途广阔的抗癌药》（"北京·全国第三次中医肿瘤学术大会"交流。1989年4月，发表于《新疆中医药》，1989年第2期）。1995年4月，本文被收入孟琳昇主编《中医治癌大成》，北京科学技术出版社出版。

1989年

●3月，发表《赵锡武教授医话两则》（新疆中医药，1989年，第1期）。

●3月，发表《复发性口疮证治（摘要）》（中医杂志，1989年，第3期）。

●3月，由重庆出版社出版马有度主编《医方妙用》，有关临证应用一贯煎、五枝膏、归脾汤、选奇汤、祛风燥湿汤、宽膈汤、琥金通淋排石汤等7方经验被收入。后又收载于马有度主编《中药方剂妙用》（北京：人民卫生出版社，2005年）。

●2月，由湖北科技出版社出版王琦主编《危重疑难病证中医治疗进展》，有关三叉神经痛、血丝虫病、象皮肿、乳糜尿和白塞氏病4篇文献综述被收入该书。

●6月，发表《声嘶失音的辨证及其分型论治》［中医函授通讯（辽宁），1989年，第6期］。

●6月，在新疆中医药学会第三次会员代表大会上，当选为新疆中医药学会常务理事、副秘书长、学术工作委员会主任委员、内科专业委员会副主任委员。

●9月，被中国中医研究院（现中国中医科学院）聘为"中医药突破预测"重大科研课题咨询专家，就"

1990～2010 年中医药研究可能出现的突破与重大进展"前后共三次提供咨询意见。

●12 月，发表《蒲辅周学术思想拾萃》（中医杂志，1989 年，第 12 期）。

1990 年

●2 月，主编《蒲辅周研究》一书，新疆人民出版社出版。2001 年 10 月，经专家评审，该书获中华中医药学会学术著作优秀奖。

●4 月，发表《噎膈·面瘫·崩漏·眩晕·风疹块治验》（陕西中医学院学报，1990 年，第 2 期）。

●8 月，发表《蒲辅周运用反治法经验浅析》（中医杂志，1990 年，第 8 期）。

●9 月，发表《蒲辅周食疗防病经验探略》（新疆中医药，1990 年，第 3 期）。

●9 月，第四次被评为自治区优秀专业技术工作者。

1991 年

●5 月，晋升中医学教授。

●5 月，发表《活络通脉汤治疗血栓性静脉炎 46 例次》（李兴培，等. 新疆中医药，1991 年，第 2 期）。

●7 月，由中国医药科技出版社出版卢祥之主编《中国名医名方》，有关临床应用中虚痹症汤、断恶露汤等两方经验被收入。

●9 月，发表《中医妇科临床思路的初步探讨》（青岛·全国中医药学术研讨会）。

●9 月，发表《蒲辅周先生临证应用中成药思路和经验》（新疆中医药，1991 年，第 3 期）。

●12 月，发表《蒲辅周先生临证应用中成药思路和

李兴培

经验》（续）（新疆中医药，1991年，第4期）。

1992 年

●5月，发表《蒲辅周汗法学术见解暨临证经验》（辽宁中医杂志，1992年，第5期）。

●6月，发表《归脾汤治疗两例顽固性心律失常》（成都中医学院学报，1992年，第2期）。本文被辑要收入中国中医药出版社1993年《中国中医药年鉴·内科·顽固性心律失常的治疗》。

●6月，发表《制怒法》（大众中医药，1992年第6期）。

●6月，发表《蒲辅周吐法矩范暨临证经验发微》（实用中医内科杂志，1992年，第2期）。

●6月，发表《全国第三届中医理论研究学术会议论文综述》（新疆中医药，1992年，第3期）。

●10月，个人传略被收入《中国当代医界精英辞典》，中国社会出版社出版。

●12月，发表《桂枝汤治疗偏侧无汗》（新中医，1992年，第12期）。

●12月，被中华人民共和国国务院批准为"对我国医疗卫生事业有突出贡献"专家，享受政府特殊津贴。

1993 年

●4月，发表《风疹块验案三则》（上海中医药杂志，1993年，第4期）。

●4月，发表《口甘不尽属湿热》（中医杂志，1993年，第4期）。

●5月，《活络通脉汤治疗血栓闭塞性脉管炎157例暨实验研究》在美国洛杉矶"第五届世界中医及针灸学术

李兴培

交流大会"上被评为金奖。

●6月，发表《李兴培教授小柴胡汤治案及心法》（宁建武撰）（新疆中医药，1993年第3期）。

●8月，发表《李兴培教授良方集腋》（宁建武撰）［中医函授通讯（辽宁），1993年，第4期］。

●8月，发表《李兴培教授验案拾萃》（宁建武撰）（辽宁中医杂志，1993年，第8期）。并被评为当年该刊优秀学术论文二等奖。

●8月，在新疆中医药学会第四次会员代表大会上，当选新疆中医药学会副会长兼学术工作委员会主任委员、内科专业委员会名誉主任委员。

●12月，发表《自我保健按摩十五分钟》（新中医，1993年第12期）。同年该文被收入国家中医药管理局继承老中医经验工作办公室主编《中华名医特技集成》，由中国医药科技出版社出版。

●12月，个人传略被收入《中国当代科技发明家大辞典》，由山西高校联合出版社出版。

1994年

●6月，发表《李兴培教授补气养阴治疗心脑血管病举隅》（宁建武撰）（中医杂志，1994年，第6期）。

●6月，发表《李兴培教授补气养阴治疗疑难病证》（宁建武撰）（新疆中医药，1994年，第3期）。

●6月，发表《李兴培教授妇科病良方集腋》（宁建武撰），被收入袁今奇、蔡钢主编《杏林撷英集萃》（乌鲁木齐：新疆大学出版社出版，1994：8～13）。并被评为优秀学术论文特等奖。

●6月，发表《李兴培教授治疗尿路结石经验》（宁建武撰）［中医函授通讯（辽宁），1994 年，第 6 期］。

●11 月，发表《李兴培教授辨治神经系统疾病经验》（宁建武撰）（辽宁中医杂志，1994 年第 11 期）。并被该刊评为当年优秀学术论文一等奖。

●12 月，根据中华人民共和国人事部、卫生部、国家中医药管理局人职发［1990］3 号文件精神，1992 年 1 月被确定为我国首批继承老中医药专家学术经验指导老师。"为培养中医药人才做出了贡献"，获人事部、卫生部和国家中医药管理局联合特颁《荣誉证书》。

1995 年

●5 月，被聘为由郭子光、熊曼琪、徐木林、小川新（日）、十河孝博（日）主编《现代中医治疗学》编委，执笔有关丝虫病、慢性心功能不全（充血性心力衰竭）、心律失常、心脏神经官能症、阵发性睡眠性血红蛋白尿、真性红细胞增多症、干燥关节炎综合征、蛔虫病、蛲虫病、荨麻疹等 10 种病症 50000 余字的撰写工作，由四川科技出版社出版。其中，有关中医诊治"丝虫病"一章，填补了新中国成立以来各类中西医教材的空白。1997 年该书被评为省级二等科技进步奖。2000 年 9 月，该书第二版出版发行。

●8 月，被评为自治区优秀医学科技工作者。

●8 月，发表《李兴培教授验案三则》（宁建武撰）（新疆中医药，1995 年，第 4 期）。

1996 年

●1 月，发表《李兴培教授辨治湿热证经验》（宁建武撰）（新中医，1996 年，第 1 期）。

●8 月，发表《李兴培教授辨治食道胃疾患经验拾萃》（宁建武撰）（北京中医药大学学报，1996 年，第 4 期）。

●9 月，发表《蝉蜕临证应用一得》（新疆中医药，1996 年，第 3 期）。

1997 年

●3 月，《活络通脉汤治疗血栓闭塞性脉管炎》《试论扶正消积汤治疗恶性肿瘤》被收入中国医药百家精华丛书编委会、美国中华医学会（U. S. CMA）主编的《中国当代中医特效疗法临证精萃》（四川科技出版社出版）。2000 年 5 月，《活络通脉汤治疗血栓闭塞性脉管炎》被收入中国古籍出版社出版《中华名医高新诊疗通鉴》。

●4 月，在中国中医药学会内科分会第三届全国代表大会上，被选为第三届委员会委员。

●9 月，发表《李兴培教授温脾肾调冲任治疗不孕症》（秦毅、耿直整理）（新疆中医药，1997 年第 3 期）。

●11 月，在新疆中医药学会第五次会员代表大会上，当选为新疆中医药学会副会长。

1998 年

●4 月，发表《李兴培教授辨治疑难病证学术思想初探》（宁建武、耿直、李永强撰）（新中医，1998 年，第 4 期）。

●5 月，《女健乐雪莲药垫治疗妇科病 134 例暨实验研究》在美国旧金山"第四届世界传统医学大会暨科技成果大奖赛会"上，荣获国际金像一等奖，同时被授予"民族医药之星"荣誉称号。

●8 月，发表《中医内科诊断治疗研究概述》（新疆中医药，1998 年，第 4 期）。

●10 月，发表《益气养血宣痹汤治疗类风湿性关节炎 50 例》（马丽、秦毅撰）（四川中医，1998 年，第 5 期）。

1999 年

●3 月，发表《李兴培教授辨治妇科病经验》（宁建武、李永强、秦毅整理）（中医杂志，1999 年，第 3 期）。

●6 月，主编《中国中医理论暨临床经验》一书，新疆人民出版社出版。

●9 月，退休。

●9 月，《雪莲仙草液治疗妇科病百例暨实验研究综述》一文，获中国联合国协会人类健康研究所主持的"99 昆明全国中西医结合治疗疑难杂症学术研讨会"二等奖。

2000 年

●8 月，经验方益气养血宣痹汤被收入中国中医药报主编《中国当代名医名方录》，由中国大百科全书出版社出版。

2001 年

●10 月，在成都举办的中国中医药学会内科分会第四届全国代表大会上，被选为第四届委员会常务委员。

2002 年

●10 月，《李兴培教授经小方治病经验》（戴海安、韩荣整理）（新疆中医药，2002 年，第 5 期）。

2003 年

●1 月，谷精草、蝉蜕、刘寄奴、白茅根、白花蛇舌草、活络通脉汤、琥金通淋排石汤、选奇汤、祛风燥湿汤、宽膈汤等临证应用方药经验辑要，收入国家中医药管理局老中医药专家学术经验继承工作办公室主编《方药传真——全国老中医药专家学术经验精选》，江苏科技出版社出版。

●6月，发表《李兴培教授谈中医对非典的认识及防治》（李永强撰）（新疆中医药，2003年，第3期）。。

●10月，发表《李兴培教授临证经效方钩玄》（李永强撰）（上海中医药杂志，2003年，第10期）。

2004年

●10月，发表《李氏"活络通脉汤"治疗血栓闭塞性脉管炎102例》（宁建武、王晓寰、陈克年、张全意、彭钰弟、陈新化、孟农、刘晨波、陈阳、马丽、秦毅、王炳兰、唐晚生撰）（新疆中医药，2004年，第5期）。

2005年

●5月，《李兴培教授治疗急证学术思想的初步探讨》（李永强、宁建武、秦毅、陈阳、马丽撰）（中国中医急症）。

●6月，在新疆中医药学会第六次会员代表大会上，当选为新疆中医药学会顾问，荣获新疆中医药学会颁发的"特殊贡献奖"。

2006年

●6月，返聘回新疆医科大学第二附属医院（南湖新院）出专家门诊，指导年轻医师，承担部分院内外会诊任务。

●10月，发表《滋肾清胃汤治疗牙痛197例临床观察》（秦毅撰）（新疆中医药，2006年，第5期）。

●10月，发表中医发展战略探讨文章《发展中医当前亟待解决的几个问题》达四万余字，分上、中、下三篇在《新疆中医药》2006年第5期、第6期，2007年第1

期，三期连载。中国新闻社新疆分社曾将 2006 年第 5 期本文（上）题目更为《中医与奥运》，上传至"中新网"展示交流。

●11 月，得到财政部和国家中医药管理局全力支持、四川省中医药管理局局长杨殿兴教授等主编《四川名家经方实验录》，以"远在新疆的四川名家"之一受邀，将有关临证应用小柴胡汤、大黄甘草汤两方部分经验（李永强整理）收入该书，由化学工业出版社医学图书出版中心出版。

2010 年

●12 月，15 个疑难病医案（宁建武、李永强整理），收入王永炎主编的《中国现代名中医医案精粹·第 6 集》（人民卫生出版社出版）。王院士等在文末"编者评注"称，李"系我国第一届中医大学毕业生，理论基础雄厚，临床功底扎实，故能见解独到，辨证精审。又善于总结经验，方药娴熟，故能左右逢源而疗效显著。所收 15 例验案涉及多种疾病，足见其医术全面而高明。后学者细心研读，定能每受启迪"。

2011 年

●7 月，发表《李兴培教授治疗痹证的学术思想初探》（秦毅撰）（陕西中医，2011 年，第 7 期）。

●8 月，发表《李兴培教授治愈"咳嗽奇证"纪实》（秦毅、陈阳撰）（新疆中医药，2011 年，第 4 期）。

●10 月，李兴培、刘敏如主编《中医之路》一书，香港灵兰阁图书国际公司出版。

●10 月，刘敏如、李兴培、马有度主编《医道传承录——成都中医药大学首届毕业校友（1956～1962）医文集》（上、下）一书，香港灵兰阁图书国际公司出版。

●11 月，被聘任为国家科委主持的全国科学技术名词审定委员会第三届中医学名词审定委员会委员。

2012 年

●1 月，发表《漫漫岐黄路　探赜不回首》，编入张奇文等主编《名老中医之路》续篇（第三辑），中国中医药出版社出版。

●7 月，因"在 2010～2012 年创先争优活动中表现突出，被评为模范共产党员"，获中共新疆医科大学第二附属医院委员会表彰。2013 年、2015 年、2016 年分别被评为医院模范共产党员，获中共新疆医科大学第二附属医院委员会表彰。2013～2014 年度被评为新疆医科大学模范共产党员，获中共新疆医科大学委员会表彰。

●8 月，发表《从萝卜抗癌说开去》（新疆中医药，2012 年，第 4 期）。

2014 年

●12 月，应邀所撰《让中医在广袤环宇大地上传扬》一文，载于新疆科协主编系列丛书《我在新疆的科学事业》第三辑，新疆人民出版社、新疆科学技术出版社出版。

李兴培

中国现代百名中医临床家丛书

（第一辑）

（按姓氏笔画排列）

王乐匋	王法德	王焕禄
毛德西	方和谦	邓亚平
石景亮	田丛豁	史常永
危北海	刘学勤	刘绍武
刘嘉湘	许润三	许彭龄
张子维	张作舟	张海峰
李士懋	李兴培	李寿彭
李振华	李乾构	杨家林
邹燕勤	陆永昌	陈文伯
陈全新	迟云志	邵念方
郁仁存	周信有	周耀庭
段富津	郑魁山	赵玉庸
赵荣莱	洪广祥	贺普仁
班秀文	夏翔	柴瑞霭
晁恩祥	徐宜厚	徐景藩
高体三	郭子光	郭振球
曹恩泽	盛玉凤	屠金城
韩冰	管遵惠	蔡福养
谭敬书	魏执真	